第2版

# 医療機器への参入のためのガイドブック

編集
NPO法人医工連携推進機構



薬事日報社

# はじめに

我が国の医療機器市場は着実に拡大してきており、新規参入の動きもますます活発になってきている。

我々がガイドブックの初版を発行した当時2兆円だった市場規模は、2・8兆円になり、3兆円に届く勢いで、成長産業とよべる状況である。

しかし、医療機器の輸入比率は、依然増大傾向で、国民の安全保障に直接関係する医療機器のほとんどが輸入に依存するという危機的状況に改善の兆しは依然見えず、我が国医療機器産業の競争力が低い状況に変化は見えてこない。

私達は、ガイドブック初版当時から、競争力強化のためには、医療機器市場の活性化が必要と強く感じており、競争力がない要因は、「参入障壁の高い管理市場であるために、国内企業の参入が難しく、市場に競争原理が働いていない、この結果、既参入企業の活力、競争力が喪失され、新規参入の海外企業との競争に破れている。」との仮説を持っており、情況打破には、「新規参入の増加による市場の活性化」が必要だと考えていた。

この考えに基づき、私達は医療機器産業への参入支援を①医工連携コーディネータの活動推進と②ガイドブックなどによるわかりやすい情報提供——の二面から行ってきている。

特に、ガイドブックは、市販の医薬品医療機器法関連書籍が、どちらかというと、専門家や制度運用者のためのもので、新規参入者には理解が難しいものしかないため、新規参入者でも、薬事制度の全体像や概要をわかりやすく理解できることを主眼に編集し、初版を制作した。

おかげさまで、この初版のガイドブックは非常に好評で、大変多くの方に読んでいただいた。しかしながら、初版ガイドブックも出版から既に7年が経ち、その間、薬事法も大改正され医薬品医療機器法となるなど、制度も大きく変化したため、今般、ガイドブックの大改訂を行うこととした。

今回は、医薬品医療機器法への対応に加え、要望の大きかった価格設定の課題や、参入障壁の実態も詳しく最新の情報に書き換え、さらに福祉機器の状況を追加するなど、参入のための情報を充実させたつもりである。

本書は、新たに医療機器分野に参入しようと考えている企業の担当者、経営者にとってはもとより、既に医療機器産業に従事している関係者の方々にとっても医療機器産業の全貌を知る手助けになるものであると確信しており、引き続き、自信をもってお勧めできる書籍であると思っている。

本書が皆様の活動の一助となり医療機器産業の活性化につながることを祈念するところである。

平成29年秋

特定非営利活動法人医工連携推進機構
理事長　許　俊鋭
前理事長　立石　哲也

目次

# 第1章　医療機器とは　10


1　医療機器の種類と特徴……10
1・1　医療機器とその関連分野……10
1・2　医療機器の基礎技術……12
1・3　医療機器の特質と参入環境……13
2　医療機器の市場……14
2・1　医療機器の世界市場と動向……14
2・2　医療機器の我が国の市場と動向……18
2・3　医療機器市場に影響を及ぼす環境要因……23
3　医療機器産業の状況……29
(1)　製造販売業者……29
(2)　流通構造……39
(3)　リスクマネジメント……42


# 第2章　医療機器ビジネスの特徴　50


1　医療機器ビジネスへの参入……50
1・1　医療機器ビジネスへの参入経路……50
(1)　部品・部材供給業者としての参入……50
(2)　製造業者としての参入……52
(3)　製造販売業者としての参入……54
1・2　参入時に考慮すべきこと……56
(1)　どの立場で……56
(2)　どの商品を……59
(3)　どんな基準で……64
2　医療機器商品化のプロセス……65
(1)　基礎研究・開発段階……66
(2)　治験から承認段階……67
(3)　製造段階……68
(4)　医療保険点数と製品のライフサイクル……70
(5)　PL保険……72
(6)　流通……73
3　参入のきっかけをどこに求めれば良いか……77
(1)　「光る技術」の確認……77
(2)　対象分野の選択……78
(3)　開発の初期段階がすべてを決める……78
(4)　リーダーシップ……79
(5)　マーケティング戦略……80
(6)　販路を求めて……80
4　新規参入に成功した企業……82
(1)　機械加工からの参入……82
(2)　電子機器・部品からの参入……83
(3)　自主独立型の参入（ベンチャー型の参入）……83
5　福祉機器のビジネス……84
5・1　医療機器と福祉機器……84
(1)　福祉機器の特性……84
(2)　福祉機器ビジネスを見る視点……85

(3) 福祉機器の市場……86
5・2 法令や制度との関係（その1：規制と規格）……88
(1) 規制法との関係……88
(2) 規格と認証……89
5・3 法令や制度との関係（その2：利用の促進）……90
(1) 高齢者向け制度（介護保険制度）……90
(2) 障害者向け制度（障害者総合支援法ほか）……94
(3) 福祉用具法……95
5・4 福祉機器への参入（医療機器と福祉機器の共通点・相違点）……95

## 第3章 医薬品医療機器法による医療機器の規制 98

はじめに……98
1 医薬品医療機器法による規制……100
1・1 医薬品医療機器法の目的と必要な規制……100
1・2 製造販売業の許可と製造販売の承認……103
1・3 医療機器の範囲と分類……105
(1) 医療機器の範囲……105
(2) 医療機器のクラス分類と一般的名称……110
(3) 承認審査上の分け方……113
(4) その他の分け方……116
2 製造販売業……118
(1) 製造販売業の許可の基準等……118
(2) 製造販売業の許可の申請……122
(3) 製造販売業者の遵守事項等……123
3 製造業……124
4 製造販売の承認・認証・届出……126
4・1 製造販売品目の届出……126
4・2 製造販売の認証……127
4・3 製造販売の承認……132
(1) 承認と承認の拒否要件……132
(2) 承認申請に必要な資料……134
5 QMS……137
(1) QMSとは……137
(2) QMSの基準……138
(3) QMS適合性の確認とQMS適合性調査……139
(4) 基準適合証の利用（基準適合証による調査の省略）……141
(5) QMS構築のために……142
6 その他の規定……142
(1) 非臨床試験……142
(2) 臨床試験（治験）……143
(3) 特例承認……144
(4) 表示と添付文書……145
(5) 広告……145
(6) 使用成績評価……147
(7) 回収……148
(8) 承認の取消し……148

(9) 承認の承継……149

## 第4章 医療保険制度と医療機器の価格……150

はじめに……150
1 国民皆保険制度における保険診療……153
2 技術料とは……156
3 保険医療材料とは……159
3・1 評価の対象とする医療材料の範囲……160
3・2 保険医療材料の評価の原則……160
(1) 技術料に平均的に包括して評価すべき保険医療材料：A1（包括）……160
(2) 特定の技術料に一体として包括して評価すべき保険医療材料：A2（特定包括）……160
(3) 技術料の加算として評価すべき保険医療材料：A2（特定包括）……161
(4) 価格設定をすべき保険医療材料：B（個別評価）……161
4 特定保険医療材料の価格……163
4・1 機能区分と保険償還価格……164
4・2 新しい特定保険医療材料の保険償還価格……164
(1) 新規性の低い医療機器（既存の機能区分があるもの）……165
(2) 新規性の高い医療機器（新規の機能区分の設定が必要なもの）：C区分……165
(3) 新規機能区分（C1・C2）の基準材料価格の算定方法……167
4・3 保険償還価格と販売価格と価格改定……170
(1) 医療機器の販売価格と診療報酬の関係……170
(2) 保険償還価格の改定……171
5 保険適用に関する相談窓口……173

## 第5章 PL法……174

1 PL法とは……174
(1) 民法とPL法……174
(2) PL法と医薬品医療機器法……176
2 PL法の概要……179
(1) 製造物の範囲（第2条第1項）……179
(2) 欠陥の概念（第2条第2項）……179
(3) 責任主体（第2条第3項・第4条第2号）……180
(4) 期間の制限（第5条）……180
(5) 開発危険の抗弁（第4条第1号）……180
(6) 部品・原材料供給者の抗弁（第4条第2号）……180
(7) 欠陥の推定規定なし……181
(8) 民法の適用（第6条）……181
3 医療機器の事故例……182
(1) 都立豊島病院乳児死亡事件……183
(2) 脳血管内カテーテル破裂事件……184
(3) 骨接合プレート折損事件……185

(4) 介護用ベッド死亡事件……186
4 欠陥とは……188
(1) 「安全性」と「危険な状態」……188
(2) 消費者期待基準と危険効用基準……188
(3) 欠陥の事例……189
(4) 欠陥の種類……192
(5) 証拠の優越……193
5 PL対策……194
(1) PL対策とは……194
(2) 製品安全活動……196
(3) 事故対策……197
6 PL保険……200
(1) PL保険の種類……200
(2) 権利保護機能……201
(3) PL保険への加入……203
(4) 団体PL保険……206

## 第6章 医療機器参入に関する支援制度 209

1 政府による医療機器産業の振興……209
2 医療機器産業の支援策……211
(1) 国による支援策……211
(2) 地域による支援策……215
(3) 医療機器の部材供給に関するガイドブック……215
3 医療機器業界団体の活動……216
4 民間団体による支援……216
(1) 医工連携推進機構……216
(2) 医療機器アイデアボックス（医療機器開発支援ネットワーク）……218
(3) 日本医療機器テクノロジー協会……218
(4) 日本医療機器協会……218
(5) 次世代医療システム産業化フォーラム……219
(6) 日本医工ものづくりコモンズ……219
5 医療機器関係の展示会……220
(1) 医療機器展示会（国内）……221
(2) 医療機器展示会（海外）……222
(3) 医療機器技術展示会・見本市（国内）……223
(4) 医療機器技術展示会・見本市（海外）……224
6 その他の問い合わせ先……225

〈コラム〉

○公的な医療保険と医薬品医療機器法の間……28
○立会いと貸出し……43
○医療機器のコスト……44
○医療機器企業の利益率……48
○医療機器近接分野での成功例……56
○医療機器プログラム……63
○G～Pについて……68
○単回使用医療機器の再製造……75

○医療機器の「基準」…… 115
○訴訟社会アメリカ…… 178
○ＢＡＡ法と部材供給企業の事例…… 181
○エキスパート…… 199
○ディスカバリ…… 199
○トライアル…… 199
○懲罰的損害賠償…… 206
○リコール費用保険と瑕疵保証責任保険…… 206
○医療機器のグローバルＰＬ保険制度…… 208

特定非営利活動法人医工連携推進機構の概要…… 242
ガイドブック編集委員会委員リスト…… 243

# 第1章 医療機器とは

## 1 医療機器の種類と特徴

### 1・1 医療機器とその関連分野

医療機器業界への新規参入、あるいはすでに医療機器関連事業を展開している事業者にとって、「医療機器業界」全体を俯瞰してみる機会はそう多くはありません。実際、自社で進めている事業が業界全体のどのあたりに位置づけされているのか、それを認識することがきわめて重要です。自社の立ち位置を確認することによって、事業遂行の効率化や将来の方向性を探ることが可能、と考えられるからです。

そこで、まずは「医療機器」とその周辺の関連分野について記しておくことにします。図1に示したのがごく大まかな概念図です。

ここでいう「医療機器」は、法規上の定義に基づくものであり、その対極に「非医療機器」あるいは「雑品」といういい方の機器類が存在します。医療の現場で使う機器は、医療機器と非医療機器に大別されるということになります。

医療の場で使用するということを念頭におきますと、それ以外の関連分野としては介護領域やヘルスケア領域などがあげられます。これらの分野で使用される機器群も図の中に示してありますが、大部分は非医療機器です。しかし、一部分は医療機器として併用される機器群が存在します。

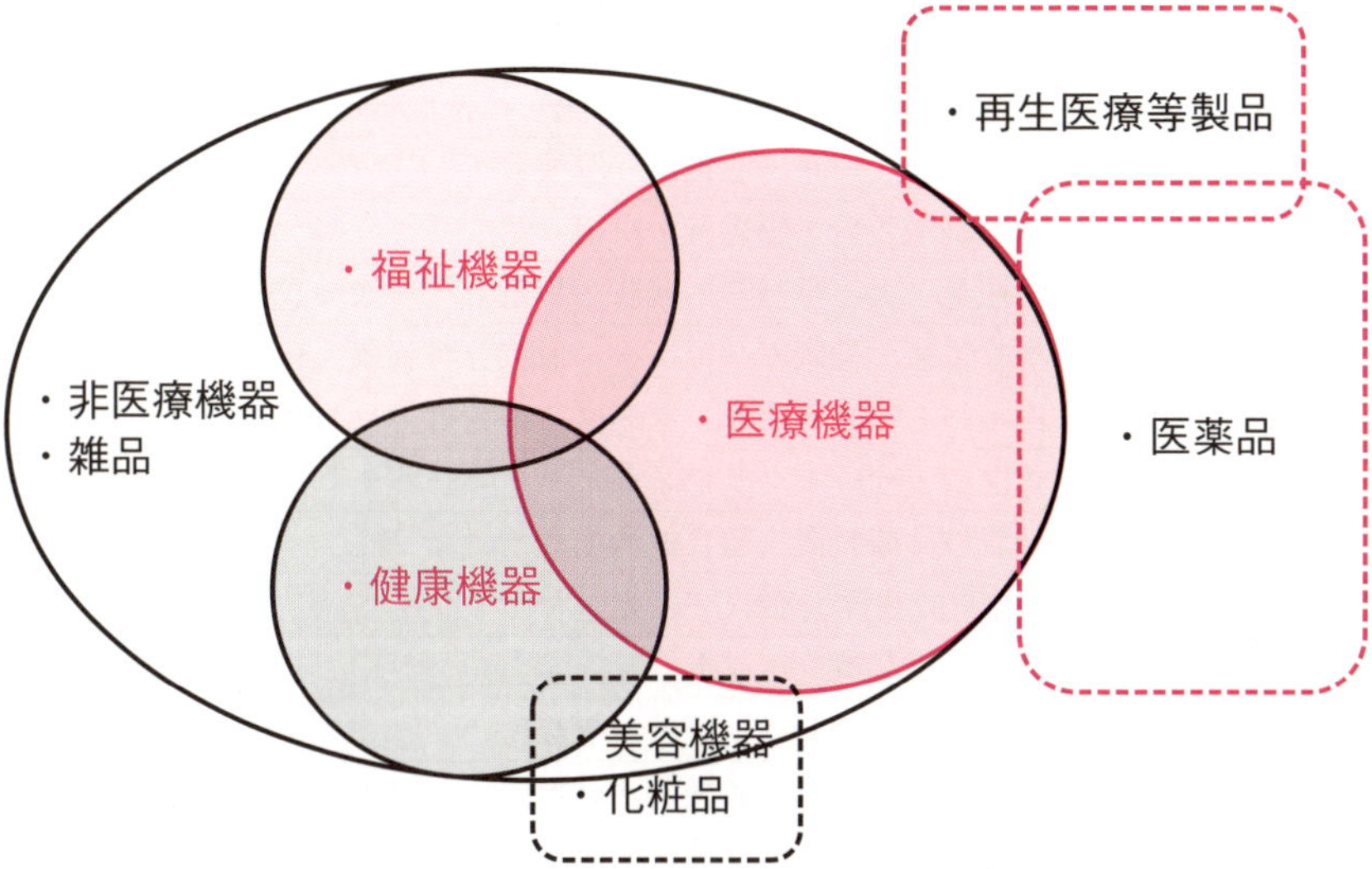


図1　医療・福祉・健康機器群とその関連分野

一例として「ベッド」をあげると、ベッドは医療機器や福祉機器であるだけでなく日常の寝具でもあります。つまり一品でいろいろな領域で使用される機器というものも存在するわけです。このような事例では、医療機器なのか非医療機器なのか、はっきりとした線引きができないケースも多々あります。いわゆる、グレーゾーンと呼ばれる領域で、監督官庁にとってもメーカにとっても判然としない分野といえるでしょう。

一番困るのは、開発したメーカ自身にその判断が迫られるケースです。というより、機器開発の時点で、その範疇を確認しておくことが望ましいといえます。ちなみに、医療機器なのか非医療機器なのか判然としない場合、その法律的な相談窓口は都道府県の薬務課となっています。

また、この図中に示した周辺産業をあげるなら、「医薬品」「再生医療等製品」「美容機器・化粧品」などがあります。とくに法規制の観点で考えますと、我が国において「医療機器」は、「医薬品医療機器法（略称）」

表1　医療機器関連の技術分野と医療機器等の例

| 技術分野 | 医療・健康・福祉機器例 |
|---|---|
| 電気・電子 | 生体情報モニタ・心電計・脳波計・AED・ペースメーカ |
| 磁気 | 磁気刺激装置・脳磁計・MRI |
| 機械・力学 | 血圧計・人工呼吸器・義肢・歩数計・輸液装置・バイブレータ |
| 化学 | 生体電極・炭酸ガスモニタ・血液分析装置・麻酔器 |
| 光 | 内視鏡・パルスオキシメータ・手術灯・コンタクトレンズ |
| 温熱 | 体温計・サーモグラフィー・ハイパーサーミア |
| 超音波 | 超音波診断装置・超音波治療器 |
| X線・ガンマ線 | X線診断装置・X線CT・ガンマナイフ |
| 原子核 | 質量分析装置・ポジトロン |
| ワイヤレス | ワイヤレステレメトリー・無線LAN |
| ソフトウエア | 心電図解析装置・各種測定分析機器・電子カルテ・画像解析・診断ワークステーション |
| IT・AI | 手術支援ロボット・生活支援ロボット・遠隔診断機器 |

のもとに「医薬品」と同じ範疇で規制されているのが現状です。

## 1・2　医療機器の基礎技術

医療機器の基礎となっている技術は、多岐にわたっています。というより、あらゆる技術が医療機器に利用されているというほうが適切でしょう。表1には、医療機器に関連した技術分野とその技術を応用した機器の代表例を掲げてあります。

この表の医療・健康・福祉機器は主たるものを例示してあるだけで、実際にはこれ以外に非常に多くの種類の機器が存在します。医療機器産業は多品種少量が特徴といわれるだけあって、その数は30万種ともいわれ想像を絶するほどです。

ただし、医療機器は単一の技術分野だけで成り立っているわけではなく、ほとんどが複数の技術の混合によって成り立っています。もちろん、単純な要素技術だけで成り立っているものもありますが、大部分は複数技術が併用されているというのが現実です。

医療機器産業への参入を考えている企業があるとしますと、これだけ多くの「利用範囲」があることがわかっていますので、こうした観点から、以下に示す単純な法則を見出だすことが可能となるでしょう。どんな異業種産業あるいはどんな企業であっても、医療機器への参入チャンスは存在すると。

## 1・3 医療機器の特質と参入環境

医療機器の特質をあげますと、まずは「医療に関わり、人命を助ける、あるいは人命を維持するために使用される機器」ということで、この世の中に必須の機器群だといえます。

この本質的な面からすれば、使用前、使用中はもとより使用後についても故障や不具合が許容されるものでなく、その点からのリスクマネジメントが強く要求される機器といえます。

さらには、本来の目的である「人命を助ける」という面からすれば、その機器が「人体に対して安全かつ有効性を有すること」も必須なものといえます。「助ける」という基本特性に反して、「危害を加える」「害となる」ようでは本来の目的の逆効果になってしまう危惧があるためです。

こうした特性の上に立って考えてみますと、医療機器産業の最大のポイントは「医薬品医療機器法」をはじめとする法律によって定められた規制産業という点でしょう。この法律が、かなり複雑で難解というところがあるため、医療機器産業には容易に参入できないという風潮を生んでいるのです。

このような特性を有する機器であることを前提として、図2には医療機器産業への参入という視点から医療機器産業の業態別の状況を示してあります。前述のとおり、新規参入はそう簡単でないという視点は変わりません。しかし、法律の骨子を理解し、それに対応する体制を整えることにより、その参入バリアを低くすることが可能となります。この図には、いくつかの参入への道筋について、それらの具体例も入れてあります。

前項の技術別に分類した機器群の多様性と合わせて

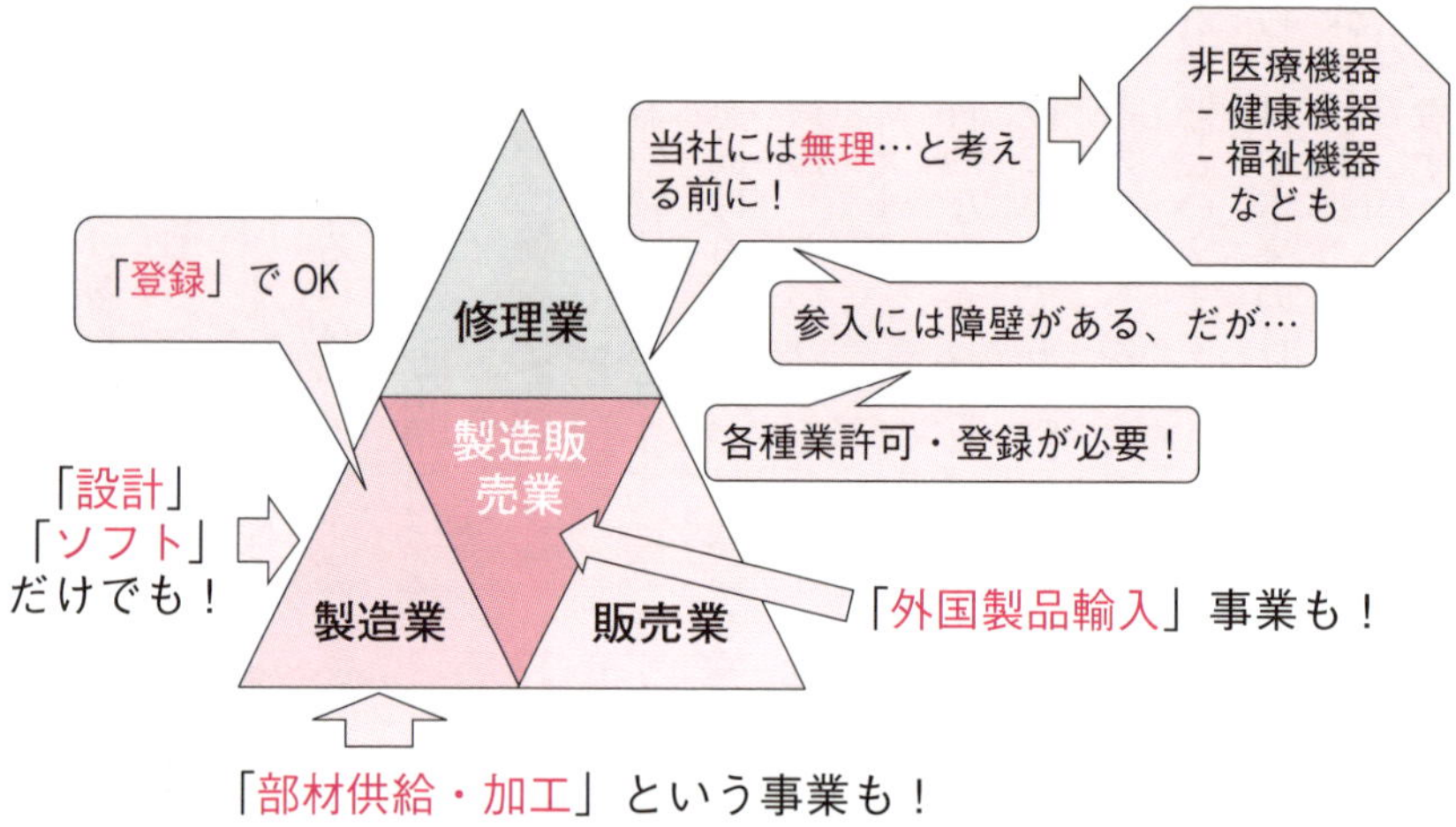


図2　医療機器産業参入を取り巻く環境

考えますと、業態分野別から見ても医療機器業界への参入チャンスが多く存在するといえるでしょう。

## 2　医療機器の市場

### 2・1　医療機器の世界市場と動向

医療機器の世界市場に関しては正確なデータを継続的には得にくい状況にありますが、いくつかの調査会社や米国、欧州及び我が国の政府や医療機器工業団体などから公表されるデータが比較的よく利用されています。図3、図4もその1つで、経済産業省及び日本貿易振興機構（ＪＥＴＲＯ《ジェトロ》）の資料から引用したものです。図4は、国・地域別状況を図3よりやや詳しく表示したものです。図3から市場全体及び地域別の成長率とシェアを見てみると表2に示すようになります。

図3、図4からは、9年間の世界の医療機器市場は年6％程度の成長をしており、米国、欧州、日本、日本を除くアジアのいずれの地域でも成長を維持してい

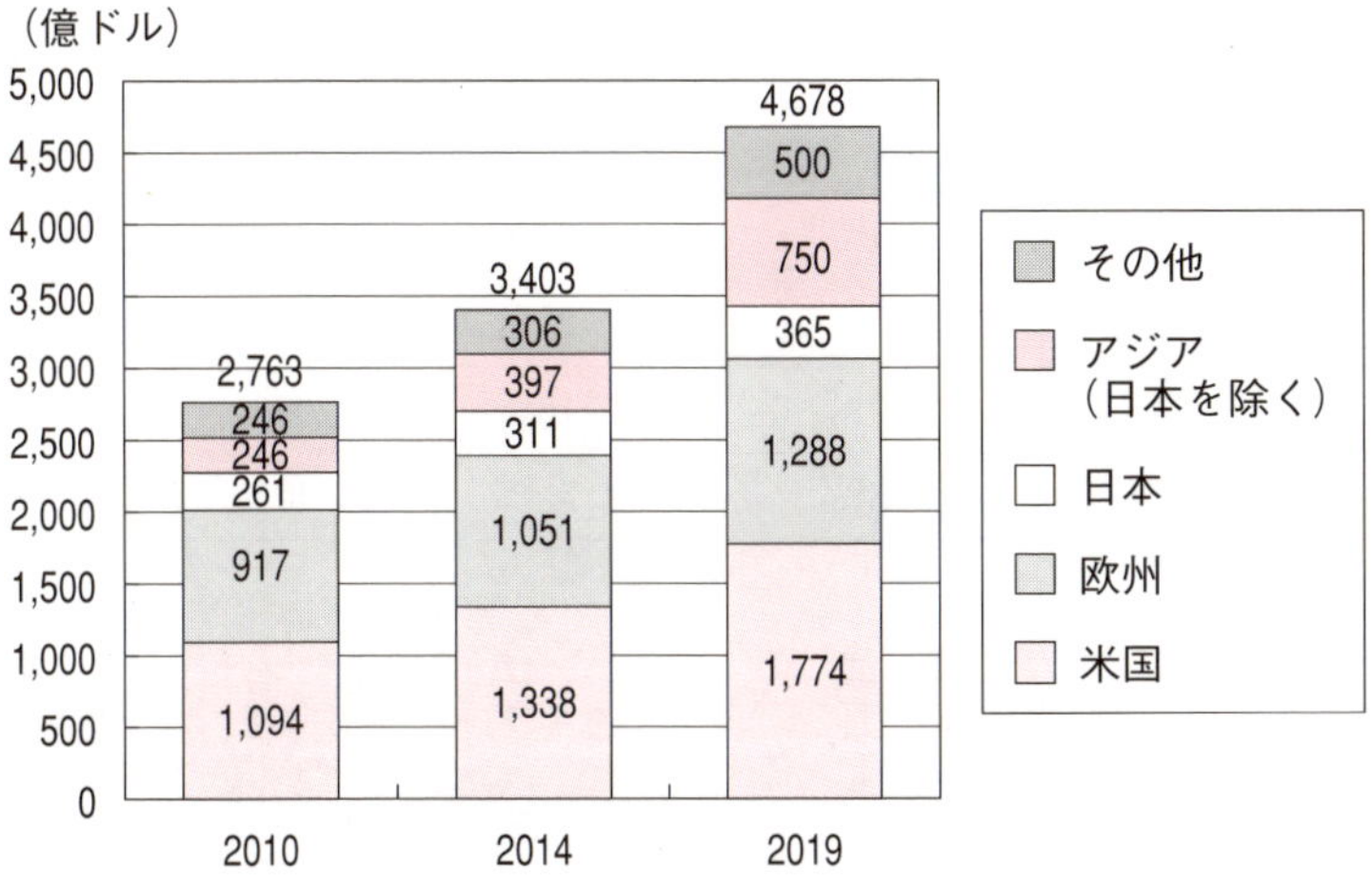


図３　世界の医療機器市場の見通し

出典：経済産業省編：経済産業省における医療機器産業政策について、Feb. 2017（原出典：World Medical Market Forecasts to 2019より作成）

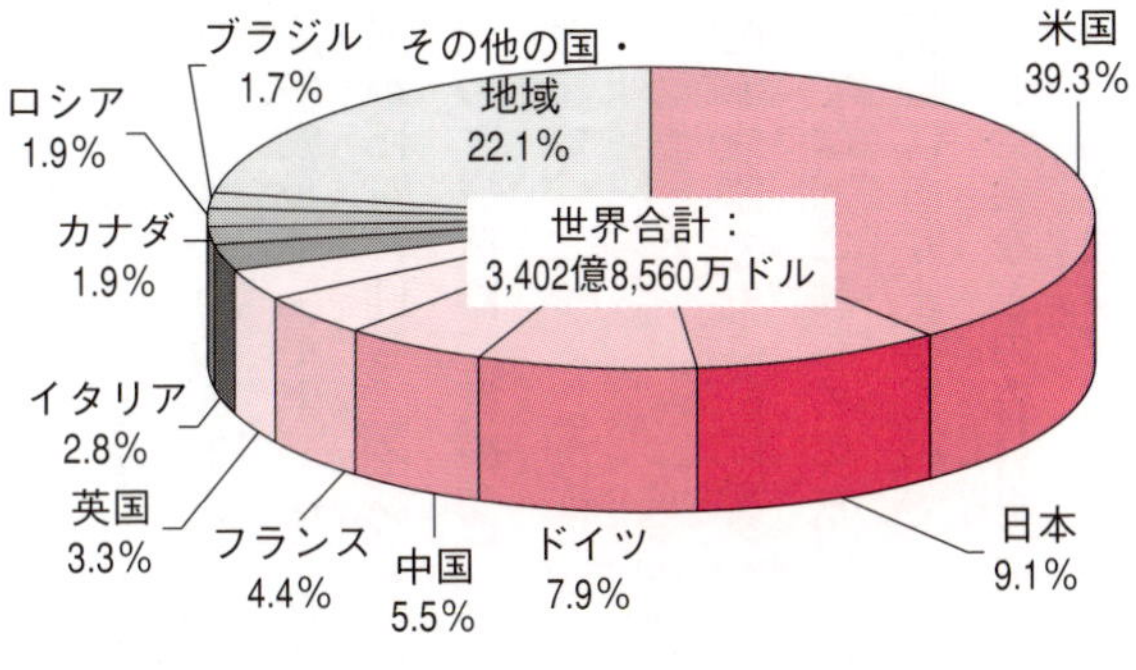


図４　医療機器の国別市場規模（2014）

出典：日本貿易振興機構（ジェトロ）、サービス産業部ヘルスケア産業課、桜内政大編資料：世界の医療機器市場の最近動向、7, Dec. 2016（原出典：Espicom, The World Medical Markets Fact Book 2014）

表2　世界および地域別の医療機器市場の成長率と地域別シェア

| 国・地域 | 2010シェア | 2019シェア | 2010～2019成長率 |
|---|---|---|---|
| 世界 | | | 1.69%（6.0%／年増） |
| 米国 | 39% | 38% | 1.62%（6.5%） |
| 欧州 | 33% | 28% | 1.40%（3.8%） |
| 日本を除くアジア | 8.9% | 16% | 3.05%（13.2%） |
| 日本 | 8.8% | 7.8% | 1.40%（3.8%） |

ること、先進国群の市場シェアは下がる傾向にあるものの、米国のシェアは堅調で約38%あり、比較的に高い成長率を維持していること、欧州ではドイツ、フランスの市場が大きいこと、日本を除くアジアの成長率が著しく、この間で約3倍に成長し、年13%前後の成長率を続けていることなどが分かります。

図5は、市場規模の大きさ、成長率、一人当たりの医療機器支出額をプロットした図ですが、急成長する新興市場の中に、中国をはじめとして、インド、韓国、タイ、インドネシア、マレーシア、ベトナムが挙げられています。

市場規模ではありませんが、日本を除くアジアで市場の大きい中国、韓国、インドの医療機器輸出入の2009年からの5年間の統計[2)]によると、輸出および輸入の成長率（年率）はそれぞれ、中国が16%、23%、韓国が15%、11%、インドが15%、13%であり、特に中国の医療機器産業の顕著な成長性を伺い知ることができます。

## 医療機器の市場への影響因子

医療機器の市場には多くの要素が影響を与えます。ここでは、これらの要素について立ち入った検討をする紙幅はありませんので、JETROや日本医療機器産業連合会などの資料[1)3)4)5)6)]を参考に一般的な要素について記しておきます。

各地域・国の市場は、人口規模や人口構造、疾病構造、保険制度を含む医療インフラ、経済力、貿易収支、産業規模、産業構造、医療技術革新力、知的財産を含

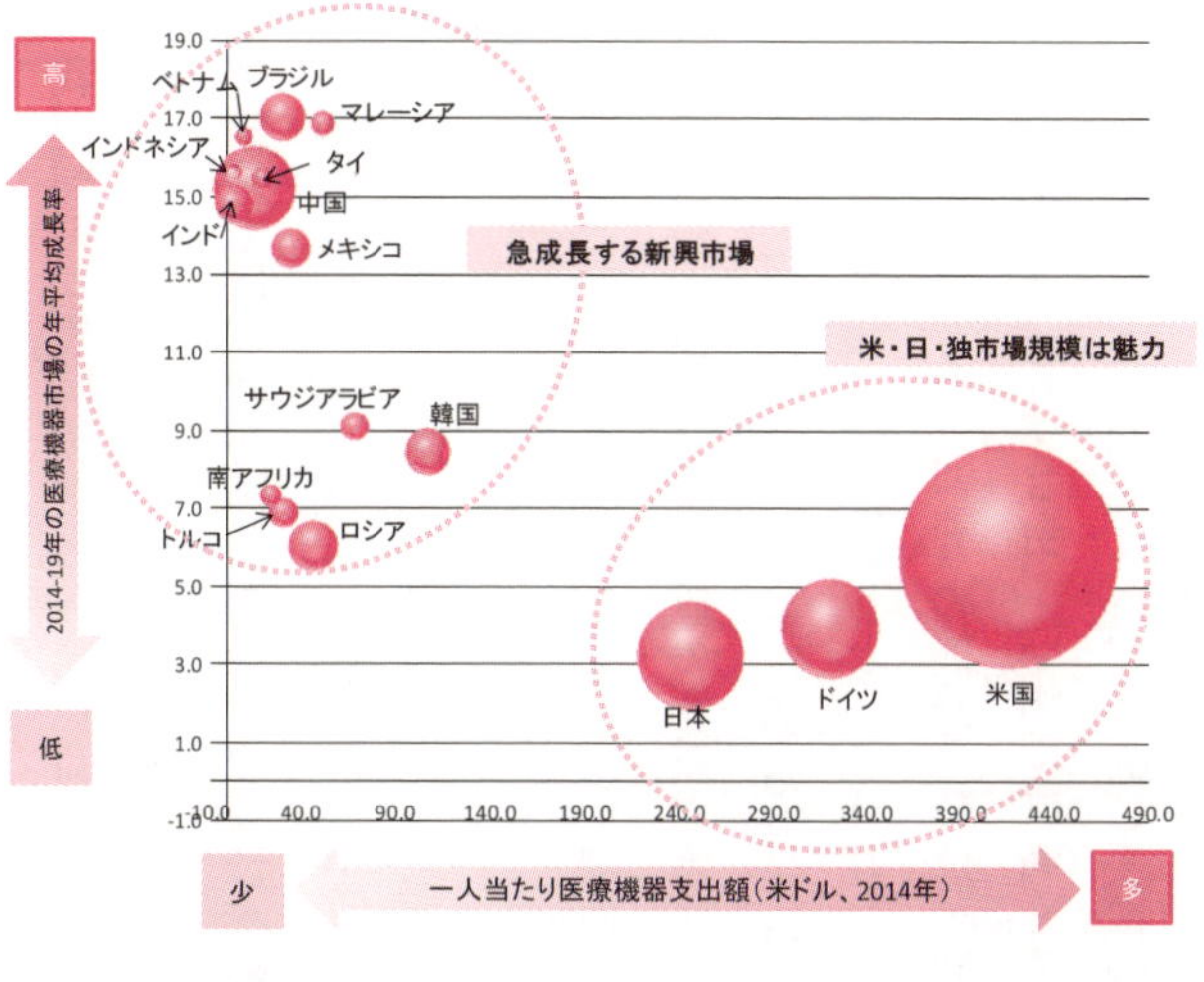


注：各国の円の大きさは市場の大きさを示す。
出所：Espicom Worldwide Medical Market Forecasts to 2019を基に作成

**図５　国別医療機器市場の成長率と一人当たりの医療機器支出額**

出典：日本貿易振興機構（ジェトロ）、サービス産業部ヘルスケア産業課、桜内政大編
資料：世界の医療機器市場の最近動向、7, Dec. 2016

む資産、規制、規格、医療政策、科学政策、産業政策等々様々な要素によって影響を受け、それぞれに特徴があります。産業におけるR&D（研究開発）投資水準、ベンチャーの資金調達容易性、企業統合の活発さ、マーケティング力なども影響すると言われています。

先進国では、高齢化の進展と医療費の効率化が喫緊の共通課題になっていますが、開発途上国にとっても明日の問題になりつつあります。

経済協力開発機構（ＯＥＣＤ）の「Health Statistics 2016」によると、ＯＥＣＤ加盟34カ国の２０１５年の医療費の対ＧＤＰ（国民総生産）比率は、最も低いトルコの５・２%から圧倒的に高い米国の16・９%までに分散し、平均は９・０%であります。米国に次いで高い医療費比率は、スイスの11・５%、日本の11・２%、ドイツ、スウェーデンの11・１%です。この比率は特に先進国では年々上昇してきています。

図５には、代表的な国の２０１４年の一人当たりの医療機器支出額が示されています。ＥＵ委員会の報告書[4]に示されている、２００２年における１人当たり

の医療機器支出額と比較すると、日本の医療機器に対する1人当たりの支出は、米国の半分以下から0・6前後に比率が上がってきていることが分かります。

我が国の国民医療費と医療機器市場規模との相関を分析した医療機器センター附属医療機器産業研究所の[6]研究結果では、我が国の国民医療費に占める医療機器市場規模の割合が平均6・3％で推移していて、この割合は欧州でも米国でも概ね同様な水準であると分析しています。

地域ごとの特徴の例として、我が国の画像診断装置の設置台数や血液透析装置の普及が米国や欧州に比較して突出して高いということが取り上げられますが、EU委員会の報告書によると、2002年のデータですが、100万人当たりの機器台数は、MRIについては、米国では8・2台、欧州では高くても12・5台に対して、日本は35・3台、X線CTについては、米国では12・8台、欧州では高くても24・7台に対して、日本は92・6台となっていますし、10万人当たりの透析患者数は欧州では高くても81・4人に対して日本は180・2人となっています。なお、世界保健機関（WHO）の「World Health Statistics 2015」によると、2013年のデータでX線CTの設置台数に関するその後の普及を見ることができ、日本101・2台、韓国35・4台、トルコ14・5台、マレーシア6・4台などとなっています。

## 2・2 医療機器の我が国の市場と動向

### 薬事工業生産動態統計

我が国の医療機器の生産統計は、「薬事工業生産動態統計」（薬事統計）に集約されます。医療機器のある特定の分野ごとには、たとえば日本画像医療システム工業会のように、同工業会が関わる分野の機器についての自主的な統計というものもありますが、多くは公的な統計である薬事統計をもとにいろいろな分析が行われています（図6～図9）。

### 国内市場規模

図6は、この薬事統計年報で公表される数値から国内医療機器市場規模と対前年比の推移を示したもので

す。国内市場規模は国内生産額と輸入額を加えた値から輸出額を差し引いて求めた値です。２００９（H21）年以降増加を継続していることが大きな特徴です。２０１４（H26）年には約2・8兆円の過去最大の市場規模に成長しましたが、２０１５（H27）年には対前年比マイナス１・４％と減少しています。

図7は、２０１４年の我が国の医療機器の大分類製品別市場規模を示しています。市場規模が大きいのは、処置用機器（構成比26・４％）、生体機能補助・代行機器（構成比20・４％）、画像診断システム（同10・６％）、生体現象計測・監視システム（同９・８％）、眼科用品及び関連製品（同８・５％）です。２００５年から２０１４年までの製品大分類別の平均成長率をみると、処置用機器、生体現象計測・監視システム、治療用又は手術用機器、衛生材料及び衛生用品、歯科材料、歯科用機器などが高い方ですが、画像診断用X線関連装置及び用具、家庭用医療機器はマイナス成長です。市場を治療系機器、診断系機器に大別して見ると、構成率では治療系機器が市場の53％を占め、診断

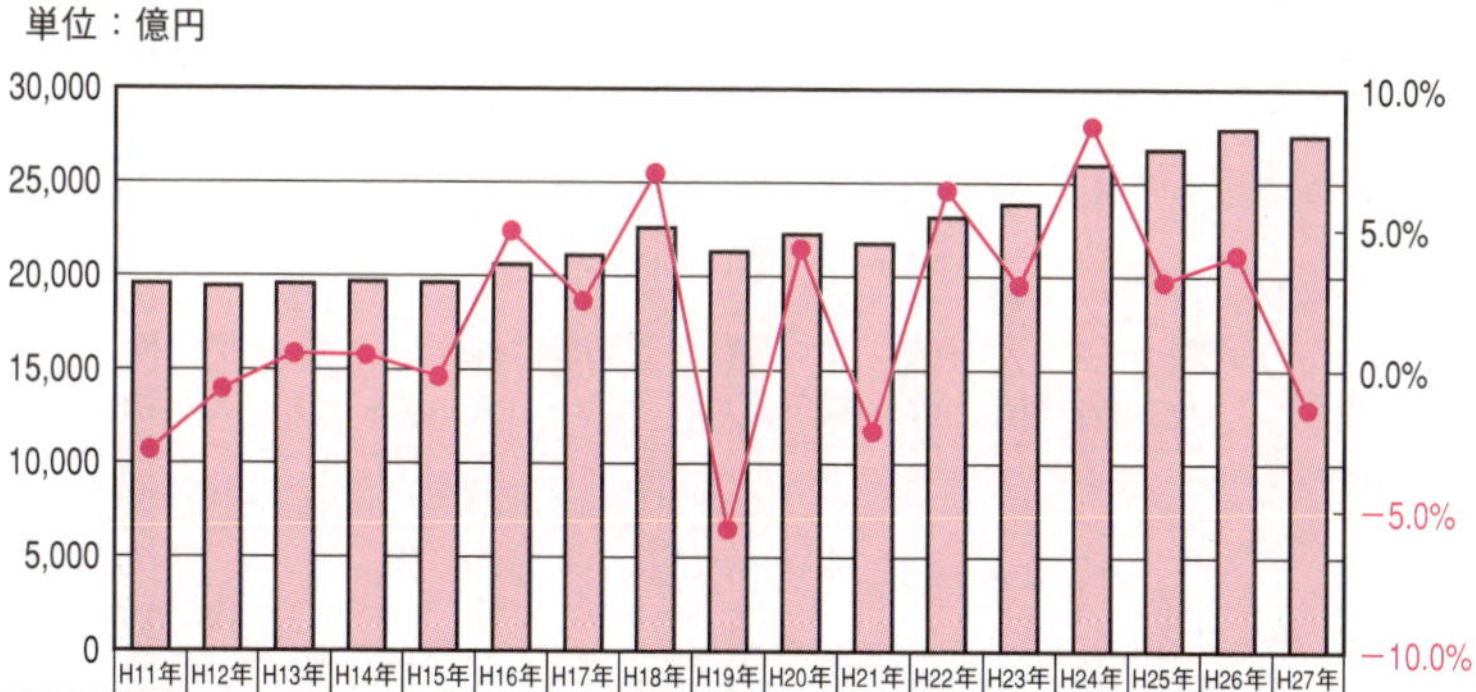


| | H11年 | H12年 | H13年 | H14年 | H15年 | H16年 | H17年 | H18年 | H19年 | H20年 | H21年 | H22年 | H23年 | H24年 | H25年 | H26年 | H27年 |
|---|---|---|---|---|---|---|---|---|---|---|---|---|---|---|---|---|---|
| 国内市場（億円） | 19,572 | 19,442 | 19,558 | 19,667 | 19,622 | 20,595 | 21,105 | 22,587 | 21,314 | 22,239 | 21,760 | 23,155 | 23,860 | 25,936 | 26,758 | 27,857 | 27,479 |
| 対前年伸び率 | −2.8% | −0.7% | 0.6% | 0.6% | −0.2% | 5.0% | 2.5% | 7.0% | −5.6% | 4.3% | −2.2% | 6.4% | 3.0% | 8.7% | 3.2% | 4.1% | −1.4% |

図６　我が国の医療機器の市場規模と対前年伸び率の推移
出典：厚生労働省編：薬事工業生産動態統計（平成29年）より作成

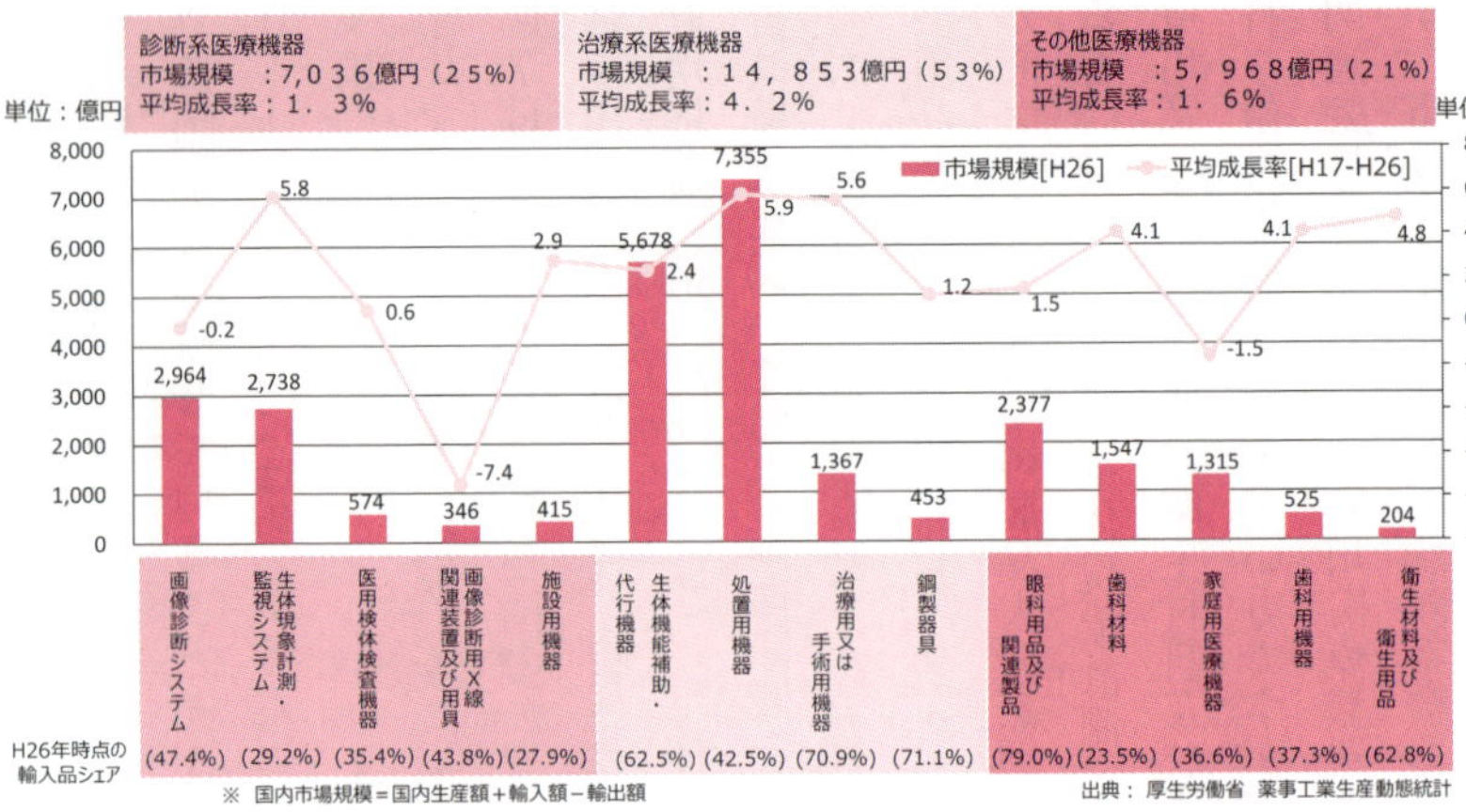


図7　我が国の分類別医療機器市場規模と成長率（2014）

出典：内閣官房（健康・医療戦略室）、文部科学省、厚生労働省、経済産業省編：平成28年度医工連携事業化推進事業、医療機器開発支援ネットワーク、医療機器開発支援ハンドブック、Jan. 2017

系機器がその約半分です。また、治療系機器が診断系機器の約3倍の成長率になっています。

## 輸出入

図8は、我が国の医療機器の貿易収支の推移を示したものです。また、図7には、我が国医療機器市場における大分類ごとの2014年の輸入品の比率が示されています。かつて我が国は医療機器の輸出国であったのですが、近年は輸入超過の状況が続いており、しかも、輸入への依存度が増加する傾向にあります。しかし、診断系機器では、輸出額が輸入額を上回っています。医療機器輸入額の約60％は治療系機器で、輸出額は輸入額の4分の1以下です。市場成長率の高い治療系医療機器の輸入依存度が高いというのが我が国の特徴の1つです。輸入依存度の高い方から、大分類で示すと、眼科用品及び関連製品、鋼製器具、治療用又は手術機器、衛生材料及び衛生用品、生体機能補助・代行機器となっており、逆に、輸入依存度の低い機器は、歯科材料、施設用機器、生体現象計測・監視システム、医用検体検査装置、家庭用医療機器という状況

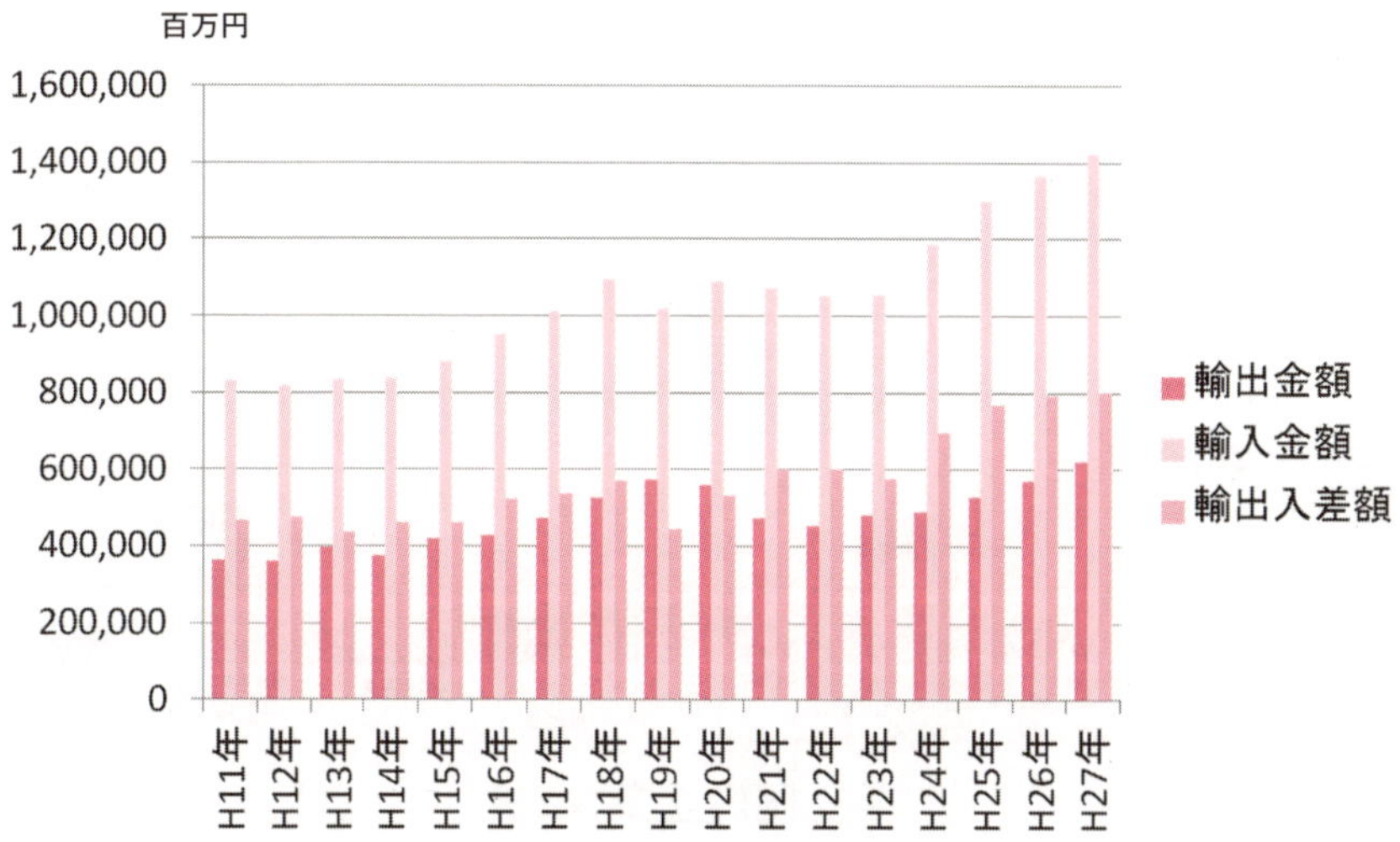


図８　医療機器の輸出入金額の推移

出典：厚生労働省編：平成29年薬事工業生産動態統計

です。さらに個別機器に立ち入って見ていくと、事情は複雑で、たとえば超音波診断装置では、普及型の装置は主力輸出機種ですが、循環器専用の先進的な機器は輸入比率が高いというような状況があります。なお、輸出入に関して注意しておく必要があるのは、国内企業の海外工場で生産された医療機器のうち、海外に直接販売された金額は輸出額には反映されませんし、国内出荷製品であっても輸入された金額は輸入額の内数に含まれていることです。

図9は、主要な医療機器の国際競争力に関する分析結果の1つです。ここで、円の大きさは国内市場（生産金額＋輸入金額－輸出金額）の規模を表し、横軸の国内市場シェアは、（生産金額－輸出金額）／国内市場で求められた指標を、縦軸の国際競争力指数は、（輸出金額－輸入金額）／（輸出金額＋輸入金額）で求めています[7)]。医療機器センター附属医療機器産業研究所では、図9のような競争力マップを4年ごとに作成し、機器のマップ上の変遷から当該機器の国際競争力の推移を研究していますが、我が国の医療機器産業全体と

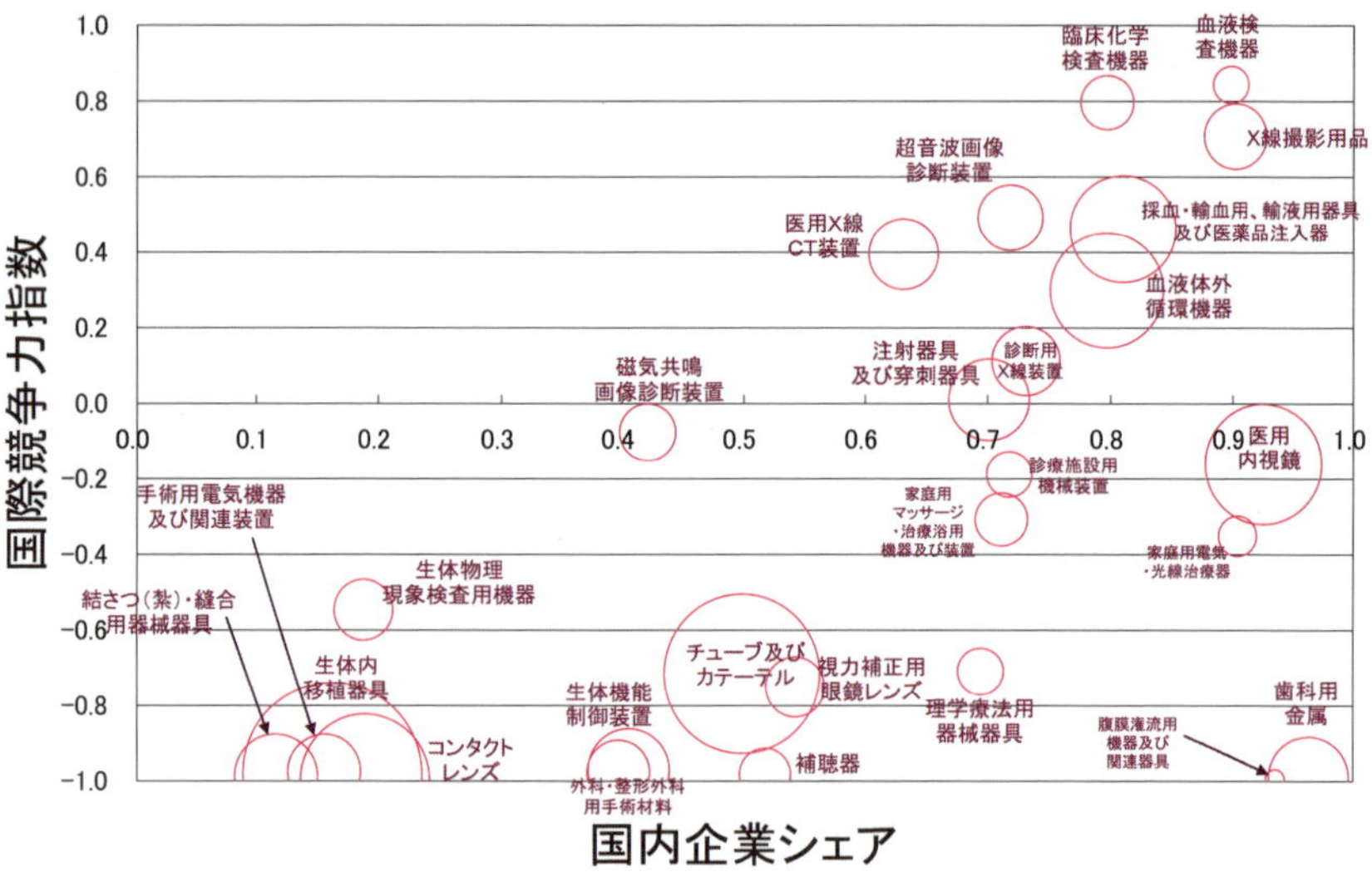


図９　医療機器の2009年～2011年の競争力マップ

出典：中野壮陛：日本の医療機器市場の長期動向Ⅱ、財団法人医療機器センター附属医療機器産業研究所、リサーチペーパーNo. 8、Mar. 2013

しては競争力を低下させてきていると分析しています。

## デバイス・ラグ

先進的な治療機器が我が国の臨床現場に導入されるまでには、欧米諸国での導入からかなり遅れる、場合によっては導入されない場合もあるという状況について、デバイス・ラグあるいはデバイス・ギャップという表現が用いられています。デバイス・ラグの理由としては、我が国の市場の大きさ、治験制度、審査制度、国民皆保険制度、先進的な医療技術を利用する医療機関の集中化の困難性、さらに、これらもろもろの事情を背景とした我が国の医療機器開発企業ならびに部材供給企業のリスク回避の姿勢など多くのことが挙げられています。この辺の事情に関しては、朝日新聞のGLOBE2010年3月28日号の特集記事でも取り上げられましたが、厚生労働省による「医療機器の審査迅速化アクションプログラム」（2009年～2013年）及び「医療機器審査迅速化のための協働計画」（2013年～2018年）の策定、独立行政法人医薬品医療機器総合機構の審査要員増強その他の施策により、2015年度のデバイス・ラグは0・8年で、2018年度にラグ「0」を目指すことになっています。なお、デバイス・ラグを申請前の開発ラグと申請以降の審査ラグに分けると、後者に関しては2012年度以降「0」になっており、審査期間が米国より短い例も出てきています。

### 新規参入の余地

医療機器は人の命に直接かかわることが多い機器ですので、ある程度のリスクが伴うのは当然ですが、我が国の医療界が必要としている医療機器で、市場が成長しているにもかかわらず、我が国では開発が進んでいない分野があるということは、見方を変えれば、新規参入の余地が広がっているということもできます。先述の朝日新聞GLOBEの記事には、人工臓器に関する我が国の研究者や企業の挑戦の例も紹介されていますので、興味のある方はご参照ください（ウェブサイトで閲覧可能）。

## 2・3 医療機器市場に影響を及ぼす環境要因

新型インフルエンザの流行が心配された折に、ワクチンの製造とともに、注射器や人工呼吸器といった医療機器が緊急事態に間に合うのかということが問題になりました。医療のニーズが医療機器の市場に直接影響することを示す端的な例でした。

さて、医療機器の市場に影響を与える一般的な要因については、前項でも触れましたが、ここでは主として我が国に関するこれらの要因のうち、医療保険制度や高齢化等に係わる事項を概観しておきます。

### 医療保険制度

他の先進国と同様、我が国でも医療費抑制の政策が続いていますが、2016年度の診療報酬改定では、全体の改定率は診療報酬本体部分（技術料）の改定率がプラス0・49%、薬価改定率がマイナス1・22%、材料価格改定率がマイナス0・11%と基調は変わりません。改定の基本的視点として、①「地域包括ケアシステム」の推進と「病床機能分化・連携」の進展、②

「かかりつけ医機能」の強化、③重点的な医療分野の充実、④制度の持続性維持を高めるための効率化、適正化――があげられています。医療機器としては、特に、③に含まれる、「イノベーションや医療技術の評価」が注目されます。なお、2016年の改定では、「費用対効果評価（アウトカム評価）の試行的導入」が図られた点も、今後の改定への影響が予想されます。

我が国は国民皆保険制度ですので、医療にかかった費用はある割合で公的な医療保険から支払われます。歯科では保険の適用されない材料で治療する場合もありますし、出産においても正常分娩は保険の対象にはなっておりませんが、大部分の診療行為は保険の対象となっています。言って見れば公定価格が決まっています。

公的な医療保険や診療報酬の詳細に関しては、第4章を参照いただきたいのですが、医療機器の使用に関して、公的な医療保険では大別すれば2つの方法で費用負担をしています。1つは技術料（診療報酬本体部分）に含まれた形での負担として、他方は当該診療で用いられる材料の価格としての負担です。診療報酬（薬価、材料価格を含む）は2年ごとに価格が改定されます。公的な医療保険制度はいくつかの法律に準拠して組織される保険者が運営していますが、基本的な事項は国が定めますので、2年ごとに時代の要請に即して診療報酬を改定しているわけです。近年、利用が限定的と想定されていた高額医薬品が予想外に多量に使用された結果、急遽、薬価改定が行われた事例がありましたが、これに伴って診療報酬の毎年改定という考え方も出てきています。

医療機器の市場価格（類似機能を有する医療機器の一般的な売価）は、診療報酬（薬価、材料価格を含む）改定に決定的な影響を受けることになります。技術料に費用が包括されている医療機器に関しては、その技術料包括部分がどの程度かということは明らかにはなりませんから、診療報酬改定の市場価格への影響は間接的といえますが、競争原理だけで市場価格が決まる一般消費財とはまったく異なる様相を持った市場であることに変わりはありません。一方、保険医療材料の市場価格は材料価格基準という公定価格の改定に直接的な影響を受けます。

話を医療費に戻すと、高齢化を背景にして、総医療費の増大は避けられません。我が国の医療費のGDPに占める割合は、徐々に上昇してきていますが、2016年においても米国の約3分の2だという事実は、良質な医療が低廉な費用で実施されているという評価にもなりますし、一方では、医療経営のいろいろな側面に無理が生じているという評価にもつながります。

### 産業政策

公的な医療保険制度のみならず、時の政策が市場に大きな影響を与えるのも医療機器の市場の大きな特徴です。我が国政府は、2016年6月2日の閣議で改訂新成長戦略「日本再興戦略2016」を定めました。その中の「新たな有望市場の創出」として取り上げた5つの市場の1つに「世界最先端の健康立国へ」があります。そしてこの健康市場を2011年の16兆円から、2020年には26兆円に、2030年には37兆円に成長させ、雇用も2011年の73万人から、2020年には160万人に、2030年には223万人に拡大するという目標を掲げ、目標達成のために、①健康・予防に向けた保険外サービス活用促進、②ロボットやセンサーを活用した介護の負担軽減、③ビッグデータ等の活用による診療支援、革新的創薬、医療機器開発、④IoT等の活用による個別化健康サービス、⑤日本式医療の国際展開や国際保健への貢献を通じてグローバル市場を獲得——などの施策が示されています。この戦略が具体化され、我が国の医療機器市場の活性化や世界市場におけるシェアの拡大に寄与することが期待されています。

### 高齢化

図10は世界各国の高齢化率の推移を示したものです。高齢化率とは、全人口に占める65歳以上の人口の割合です。我が国は世界でもっとも高齢化が進んだ国ですが、韓国は我が国を上回る速度で高齢化が進みつつあることが分かります。図11は、総務省の人口推計

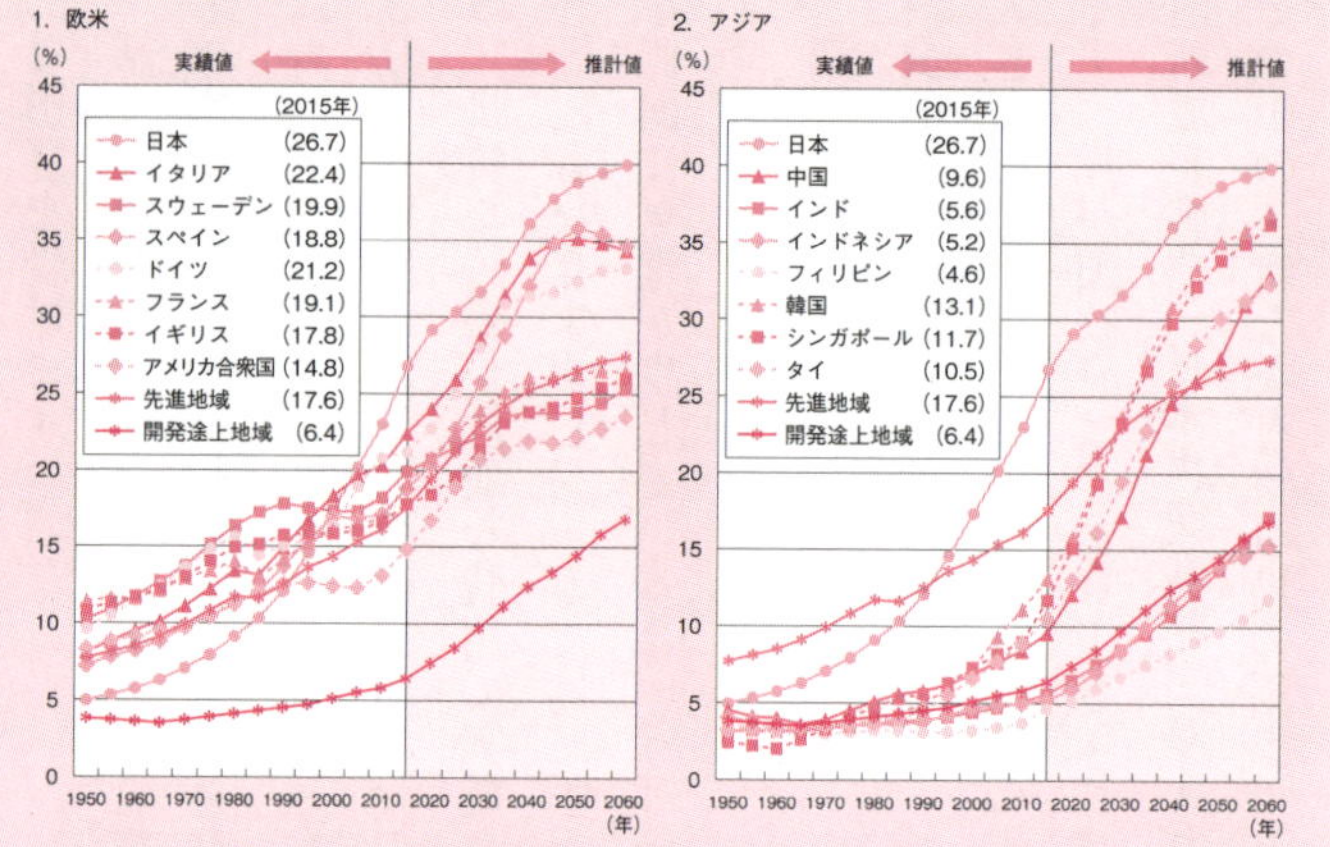


資料：UN, World Population Prospects：The 2015 Revision
ただし日本は、2010年までは総務省「国勢調査」、2015年は「人口推計（平成27年国勢調査人口速報集計による人口を基準とした平成27年10月1日現在確定値）」及び2020年以降は国立社会保障・人口問題研究所「日本の将来推計人口（平成24年1月推計）」の出生中位・死亡中位仮定による推計結果による。
（注）先進地域とは、北部アメリカ、日本、ヨーロッパ、オーストラリア及びニュージーランドからなる地域をいう。
開発途上地域とは、アフリカ、アジア（日本を除く）、中南米、メラネシア、ミクロネシア及びポリネシアからなる地域をいう。

図10　世界の高齢化の推移

出典：内閣府編：平成28年度高齢社会白書

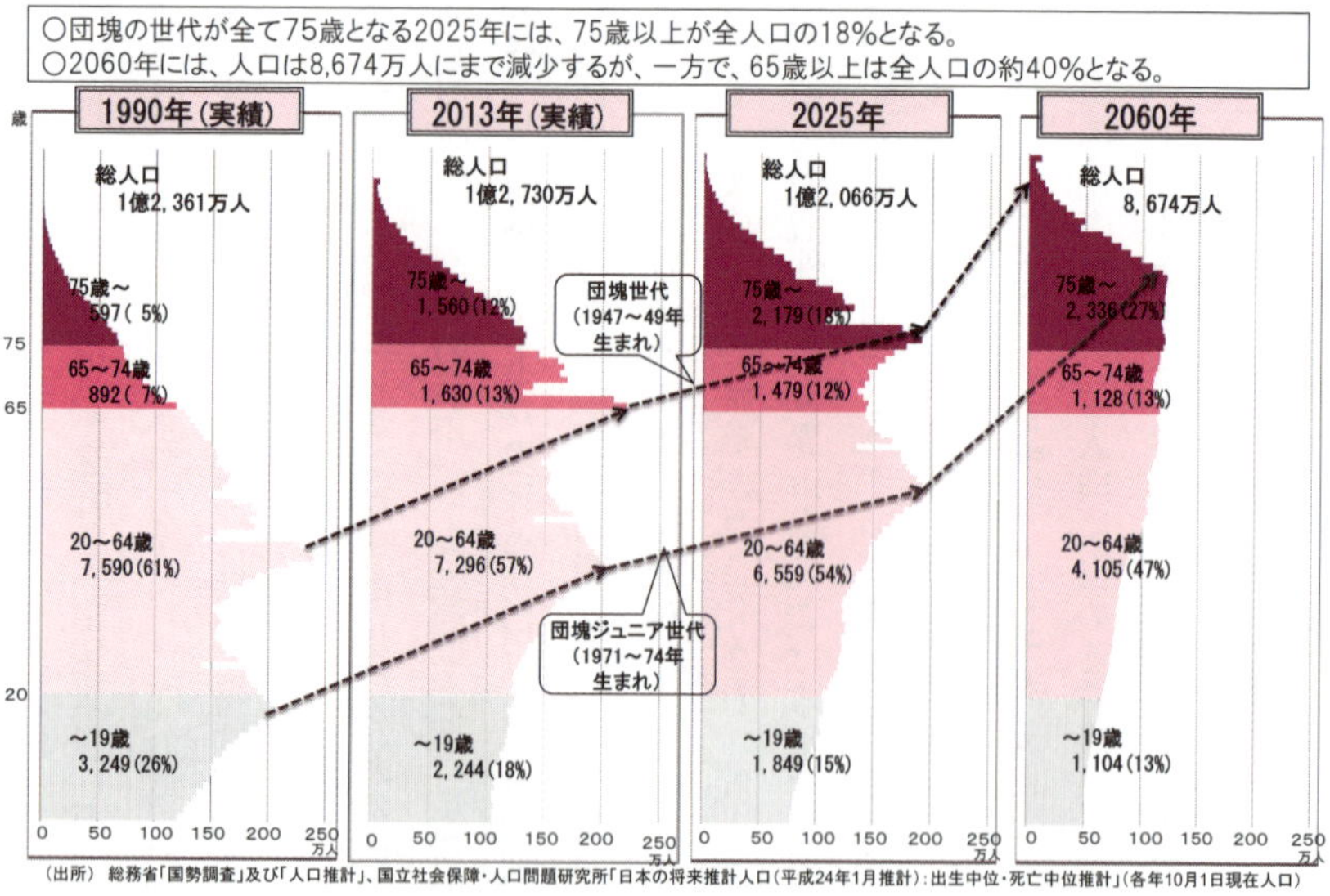


（出所）総務省「国勢調査」及び「人口推計」、国立社会保障・人口問題研究所「日本の将来推計人口（平成24年1月推計）：出生中位・死亡中位推計」（各年10月1日現在人口）

図11　我が国の人口ピラミッドの変化

出典：厚生労働省編：平成27年（2015年）人口動態統計の概況、5, Dec. 2016

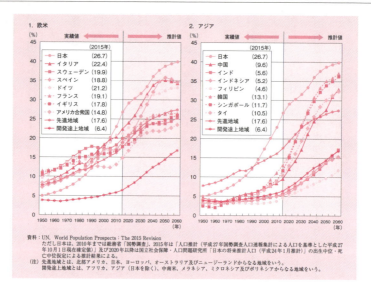

等に基づいて作成された人口分布の変化の予測です。我が国の総人口は2010年をピークに減少に転じていますが、高齢化率は上昇する傾向にあります。

医療ニーズの動向を別の観点から探ったのが図12です。死因の第1位はがんですが、第2位の心疾患、第3位の肺炎、第4位の脳血管疾患が主要な死因となる疾患ということになります。これらの疾患とメタボリック症候群といわれる慢性疾患等がこれからの医療ニーズの大きな部分を占めてくることになります。

## 医療費抑制策

医療機器の世界市場も我が国の市場も、成長していく基調にありますが、先進国はもとより、開発途上国においても医療費抑制が大きな課題となっていることは先に記しました。我が国においてもその基調は大きく変わることはないと思われます。また、我が国では、米国と比べると、医療機器よりも医薬品により傾斜した医療費の配分が行われてきたという特徴があります。そのような状況の中では、予防や医療費の効率化に寄与する医療機器、薬に代わるあるいは薬の効果を

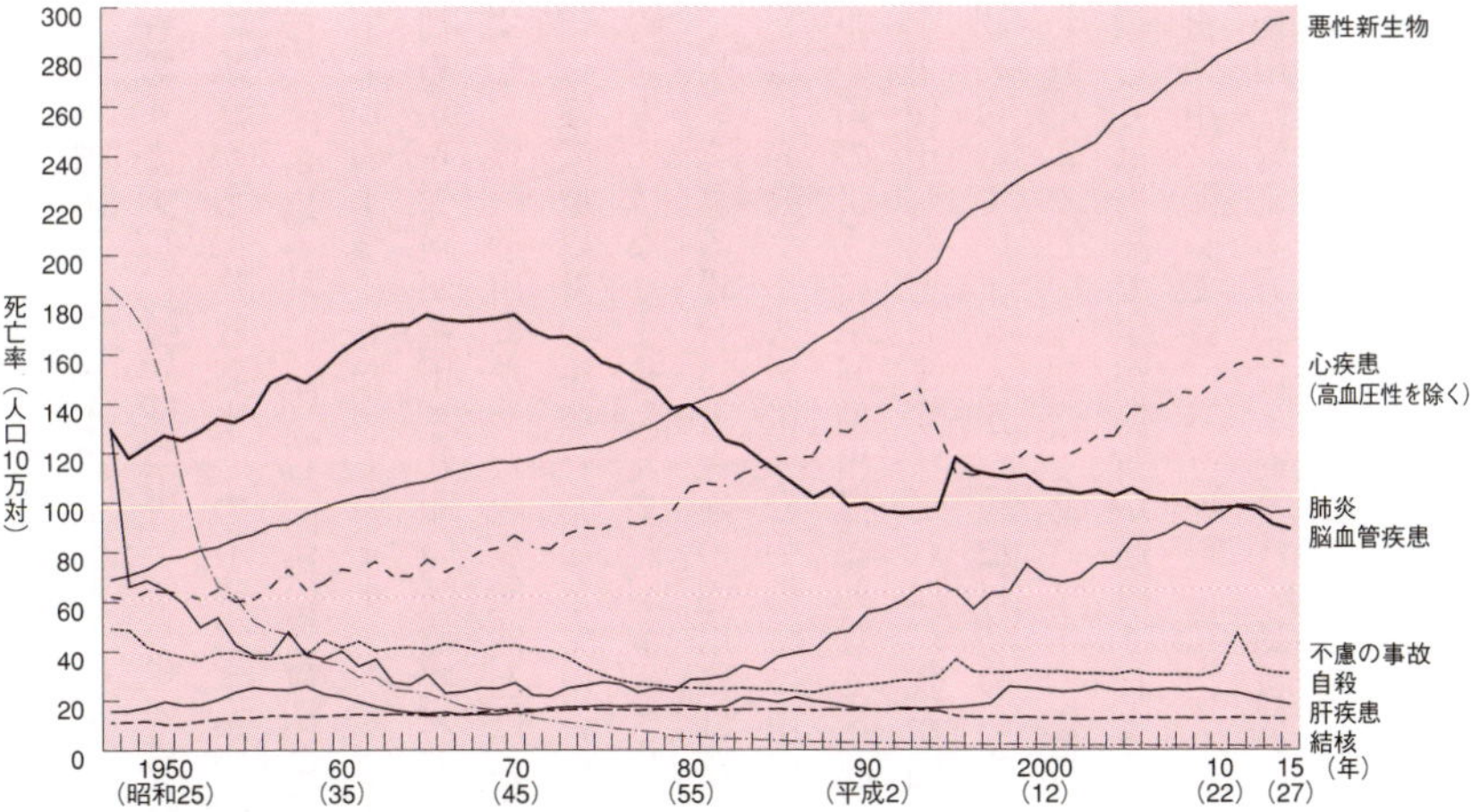


資料：厚生労働省政策統括官付人口動態・保健社会統計室「人口動態統計」
（注） 1．死因分類等の改正により、死因の内容に完全な一致をみることはできない。
2．2015（平成27）年は概数である。

図12 我が国の主要死因別にみた死亡率の推移（人口10万人対）
出典：厚生労働省編：平成28年度厚生労働白書、資料編

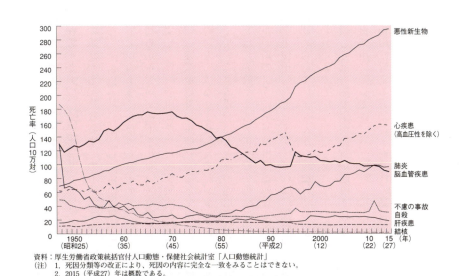

高める医療機器、さらには、医療機器ではないが健康維持を促進する機器が求められるという方向性もあると予測されています。

## コラム
## 公的な医療保険と医薬品医療機器法の間

医薬品医療機器法は医療機器を市場に供給する側に対する規制要因であるのに対し、公的な医療保険制度及びそのもとでの診療報酬制度は需要に大きなインパクトを与える要因であります。

診療報酬が適用される医療技術、そこに用いられる医療機器（国内市場から入手できる機器）は、原則として医薬品医療機器法の規制に基づいて、医療機器として承認、認証または届出された医療機器でなければなりません。しかし、逆に、医療機器として市場に供給された医療機器であっても、必ずしも診療報酬の対象とはなりません。医療機器は、医薬品医療機器法の規制とは全く別に、公的な医療保険制度の適用条件を満たすと判断されるまでに相当の期間を必要とします。新しい医療機器では、市場に出てから10年以上もたって保険適用となる場合もありますし、結局は適用にならない場合もあります。この承認から保険収載までの不確実さが、医療機器産業に参入する場合の、医薬品医療機器法とは別の大きなハードルの1つにもなっています。

初めから保険が適用されない医療機器もたくさんありますし、保険適用になった医療機器とはいえ、当然ですが、保険医療以外の医療行為などで用いられる場合は保険の対象にはなりません。また、承認された条件の範囲外で用いられる場合にも保険の適用にはなりません。たとえば、心臓ペースメーカや手術時に用いられるカテーテルの類のように単回使用機器として承認された医療機器を再使用したとします。これは、我が国の法では本来は認められていませんが、医療材料の一部では現実には行われているという報告もあります。このような再使用に際しては当然ですが保険が適用されません。医療材料の再使用に関しては、資源節約、環境保全という側面と、再使用に耐える有効性・安全性・品質保証技術の確立という側面で、多くの検討がなされていて、我が国でもその取扱いに関する検討が始まっています。２０１７年7

月に公布された医薬品医療機器法施行規則の一部改正は、単回使用の医療機器の再製造に係る規制を導入したものです。

　また、承認された医療目的以外、たとえば別の疾患にも有効であることがわかったような場合でも、そのことだけでは保険適用にはなりません。医薬品医療機器法による規制に戻って、新たな承認手続きと同様なプロセスを踏まなければなりません。この辺の取り扱い方の仕組みも、我が国と欧米では違います。デバイス・ギャップを少なくする方策としてこの仕組みの再検討も必要になるでしょう。

## 3　医療機器産業の状況

### 業態と業者数

　医薬品医療機器法では、医療機器に関しては、次の４つの業態が定められています。すなわち、製造販売業、製造業、販売業・貸与業、修理業です。厚生労働省の調査では、平成27（２０１５）年末では、製造販売業は２６０５社、製造業は３９３７社、販売業・貸与業者は約５万社（実際に販売活動している業者数の概数は、卸売業者１２０社の販売先から推定すると、４万社から６万社）、専業修理業者は６５８０社ということになっています[8,9]。

　なお、これらの業態のうち、製造業は登録制、販売業の一部は届出制ですが、ほかの業態はいずれも業許可を必要とします。製造販売業者は法人単位（地方営業所も本社と一体の形で許可される）で、他の業態は事業所（営業所）単位で許可が与えられます。製造販売業の地域分布では、京浜地区と京阪神地区に圧倒的に集約されています。

### (1)　製造販売業者

#### 企業の規模

　この４つの業態の中で、医療機器を市場に供給する点で最も重要な役割を担うのが、製造販売業者です。自社製品（製造業の登録もしている企業の場合）あるいは輸入製品を販売業者経由（製造販売業者で販売業の許可を有する企業も多い）で市場に供給するとともに、市販後の安全管理に関しても中心的な責任を負う業態です。製造販売業者596企業の資本金と従業員に関する調査結果が図13と図14です。いずれも、2015年度の厚生労働省の「医薬品・医療機器産業実態調査報告書」からの引用です。この図からは、医療機器には大企業から中小企業まで幅広く参入していて、資本金が1千万円から1億円の企業が大半を占めていることが分かります。従業員規模では、100人未満の企業が約5割を占めています。ただし、この統計のサンプル数は、母集団の20%程度なので、サンプル数を拡大すれば小規模の企業数の割合が増加します。

企業の規模と扱う医療機器の種類との関係に関しては、2008年の厚生労働省の「新医療機器・医療技術産業ビジョン」で触れています。それによると、資本金200億円以上の企業が「画像診断システム」、「診断用X線関連装置」、「生体現象計測・監視システ

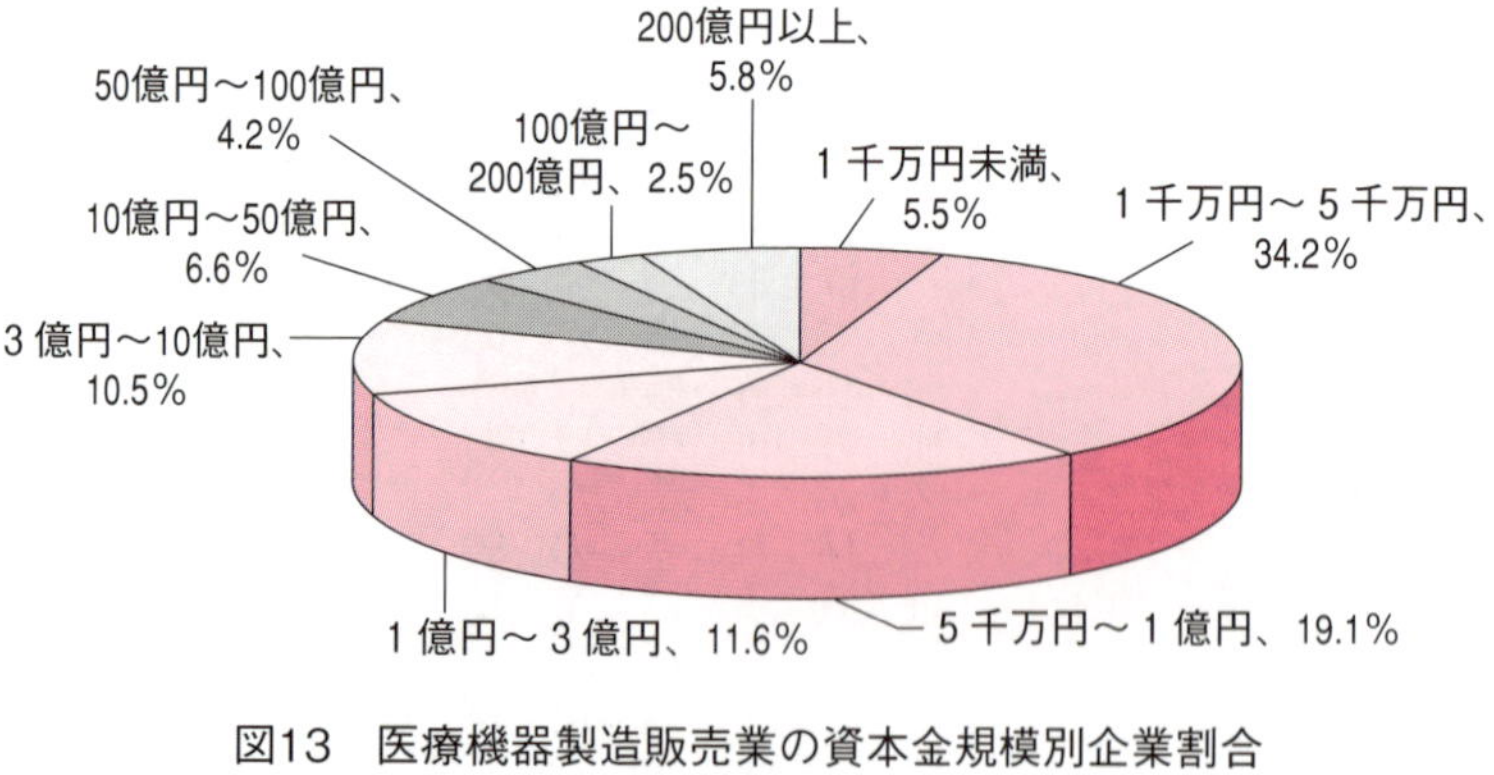


図13　医療機器製造販売業の資本金規模別企業割合

出典：2015年度医療機器産業実態調査（厚生労働省）、Mar. 2017

ム」の分野で大きな割合を占めておりますし、「施設用機器」、「鋼製器具」の分野では小企業の占める割合が大きくなっています。この傾向は現在でも大きく変わっていません。

### 国際競争力と研究開発

我が国の代表的な企業の世界での位置づけについては、図15を参照してください。世界には、圧倒的に大きな企業が多く存在しています。この点は、企業の国際競争力という点においても、我が国の医療機器業界の大きな課題であるといわれています。２０１６年には、従来のジョンソン・エンド・ジョンソン社に代わって、メドトロニック社が売上高首位に立ちました。２０１４年当時第３位のメドトロニック社は、２０１４年６月に第８位のコヴィディエン社を４・４兆円で買収し、この買収によりメドトロニック社が、世界最大手であったジョンソン・エンド・ジョンソン社の売上規模を超える可能性があると言われていました。この企業再編はグローバル展開が求められている我が国の企業にとっても重大な関心事であります。

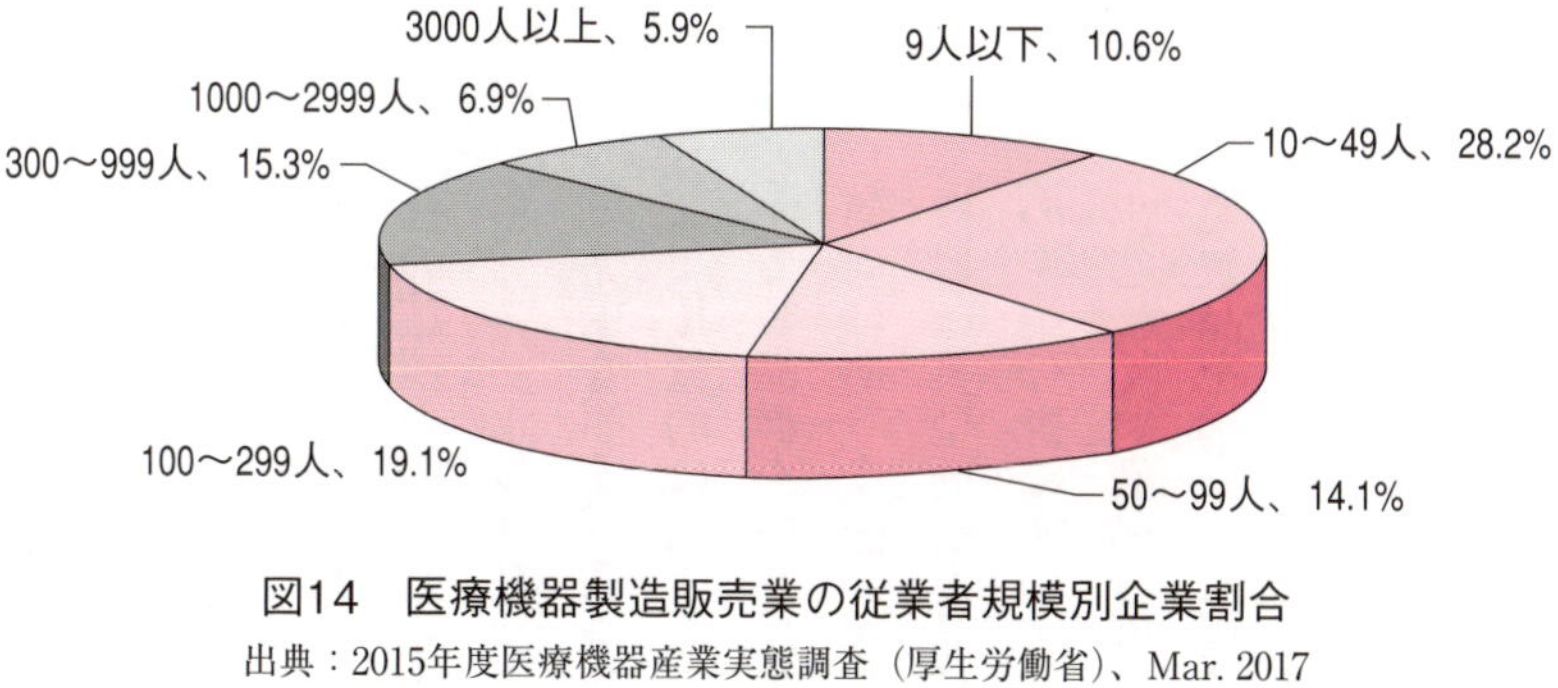


図14　医療機器製造販売業の従業者規模別企業割合

出典：2015年度医療機器産業実態調査（厚生労働省）、Mar. 2017

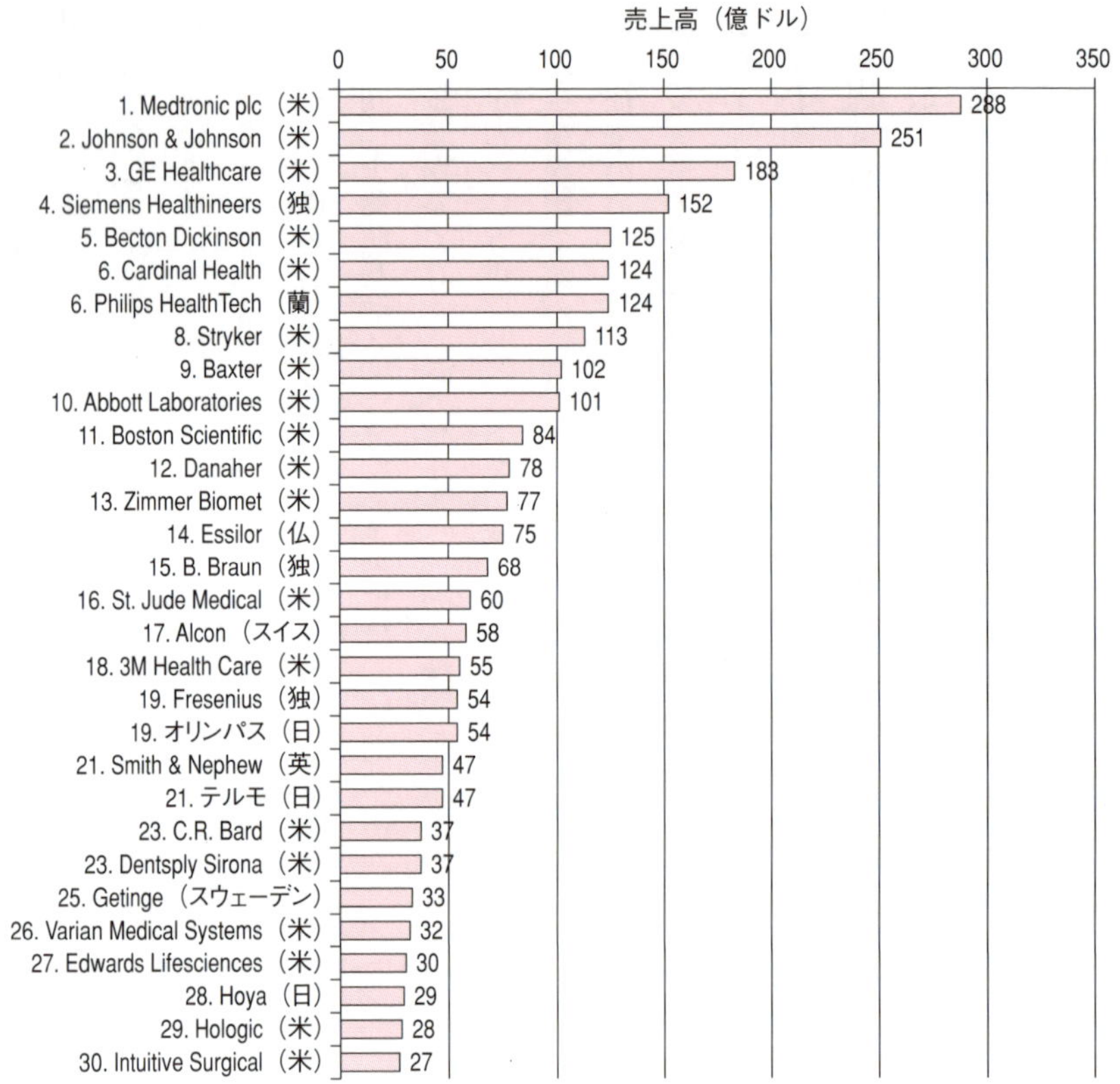


図15　主要医療機器企業の売上高（2016）
出典：MPO Magazine（July, 2017）より作成

研究開発投資の面では、一般的にある程度の売上規模が必要ですし、大企業が多額の投資を行うという構図にならざるを得ません。とはいえ、大企業にとっては、自社の技術力の特長を生かしながらも、スケールメリットを考慮して効率的な事業運営を行おうとすれば、比較的に大きな市場規模を有する製品群を中心に集中投資する傾向にあります。ところが、医療機器は典型的な多品種・少量生産の産業分野ですので、大企業が進出しにくい製品分野あるいは大企業製品を補完する製品分野がたくさんあり、特色ある中小企業が活躍できる分野が多いことも確かであります。自社の特徴ある技術を基に、比較的に小さな投資で先進

技術を開発し、ある程度、事業の見通しがついてきたら、大企業に育てていってもらうというような連携も、今後は多くなると予想されます。

主要各国の医療機器の研究開発費の売上高比に関しては、厚生労働省の「新医療機器・医療技術産業ビジョン」（２００８年）では、米国12・９％、ドイツ８・０〜10・０％、フランス８・７％、日本５・８％、英国５・０％という図が示されていました。各企業の経理システム、企業規模、企業特性、医療機器の分野などによる違いなどもあって、相互比較をするのは難しいと考えられますが、最近の動向に関しては、いくつかの統計が参考になると思われます。

米国エバリュエイト社は、世界の企業から医療技術のR&D投資額トップ３００社を調査し、２０１４年の全体のR&D投資額は売上高比平均６・４％であるが、R&D投資額は２０２０年にかけて年率３・５％で上昇するものの、その売上高比は６・２％に減少する（トップ20社に限れば７・９％から７・７％に推移すると予測しています[10]。ここにあげられている２０２０年のR&D投資額トップ７社とその売上高比は、メドトロニック社７・１％、ジョンソン・エンド・ジョンソン社６・０％、シーメンス社８・５％、アボット・ラボラトリーズ社10・９％、ロシュ社９・０％、ゼネラル・エレクトリック社10・１％、フィリップス社７・９％で、日本のテルモは７・１％と予想されています。

図16ａ及び図16ｂは、サンプル数が限られていますが、我が国の内資系医療機器製造販売業４０２社に関する研究開発費の売上高比（２０１５年度実績）です。平均値は７・２％です。小売上高の企業としては、たまたま、研究開発型の企業が選ばれたと思われますが、サンプル数も数社です。

## 特許の状況

特許出願を特許協力条約（PCT：Patent Cooperation Treaty）に基づいて提出すると、一つの出願ですべてのＰＣＴ加盟国に同時に出願したことと同じ効果があるというＰＣＴ国際出願制度があります。加盟国は２０１７年２月現在で１５２カ国です。図17は、この

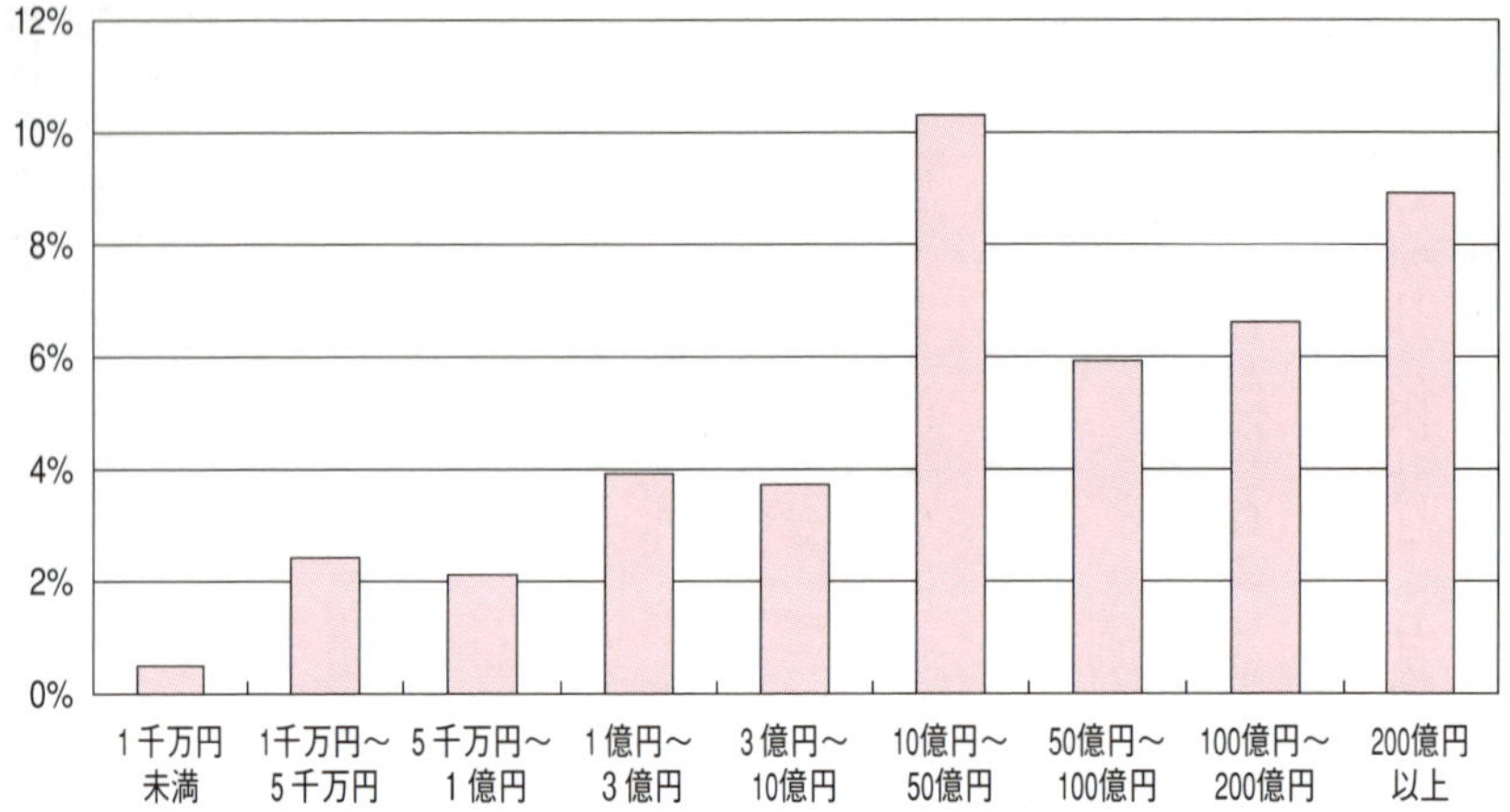


図16a　医療機器企業の資本金規模別、売上高に対する研究開発費割合

出典：2015年度医療機器産業実態調査（厚生労働省）、Mar. 2017

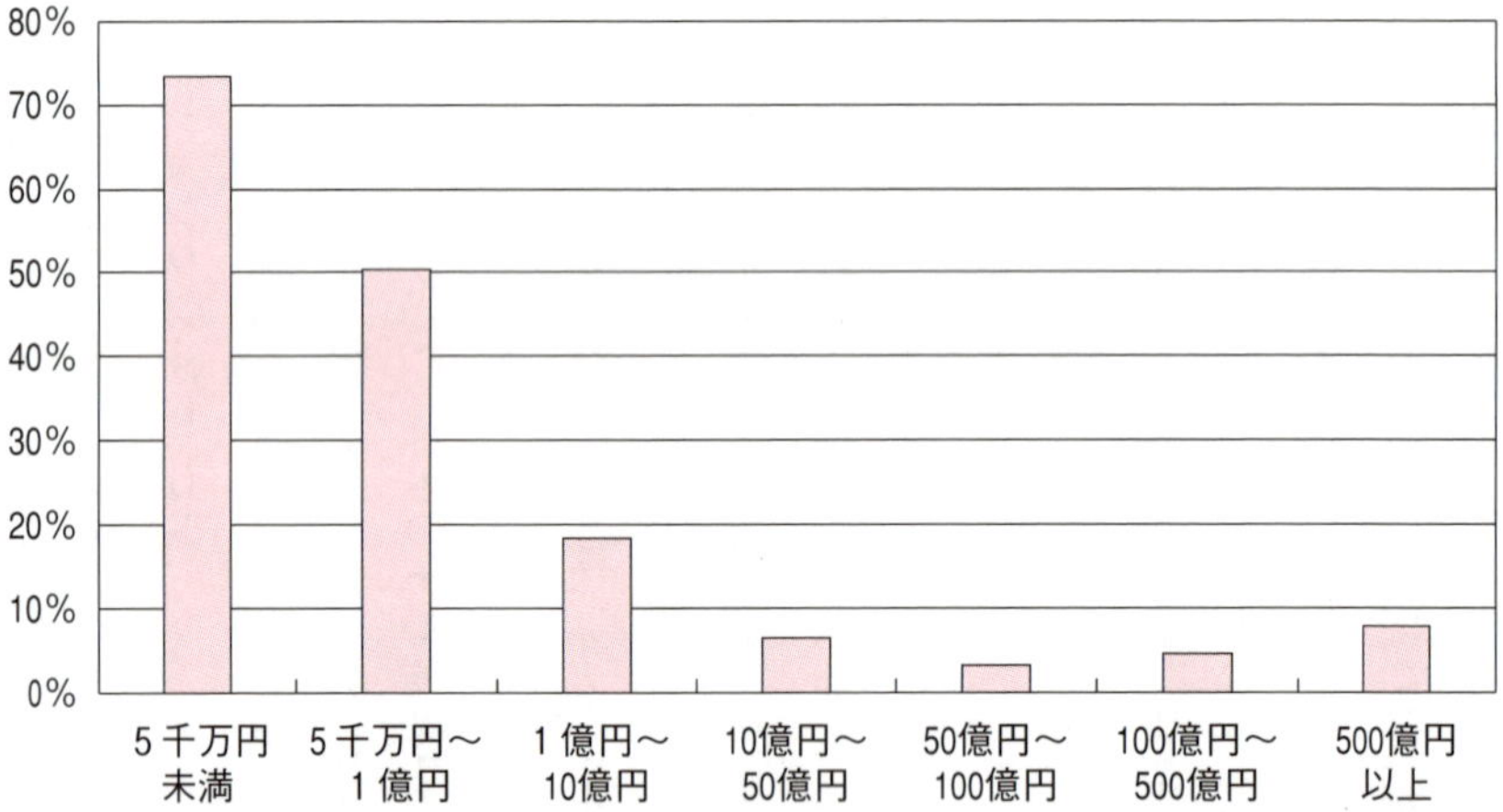


図16b　医療機器企業の売上高規模別、売上高に対する研究開発費割合

出典：2015年度医療機器産業実態調査（厚生労働省）、Mar. 2017

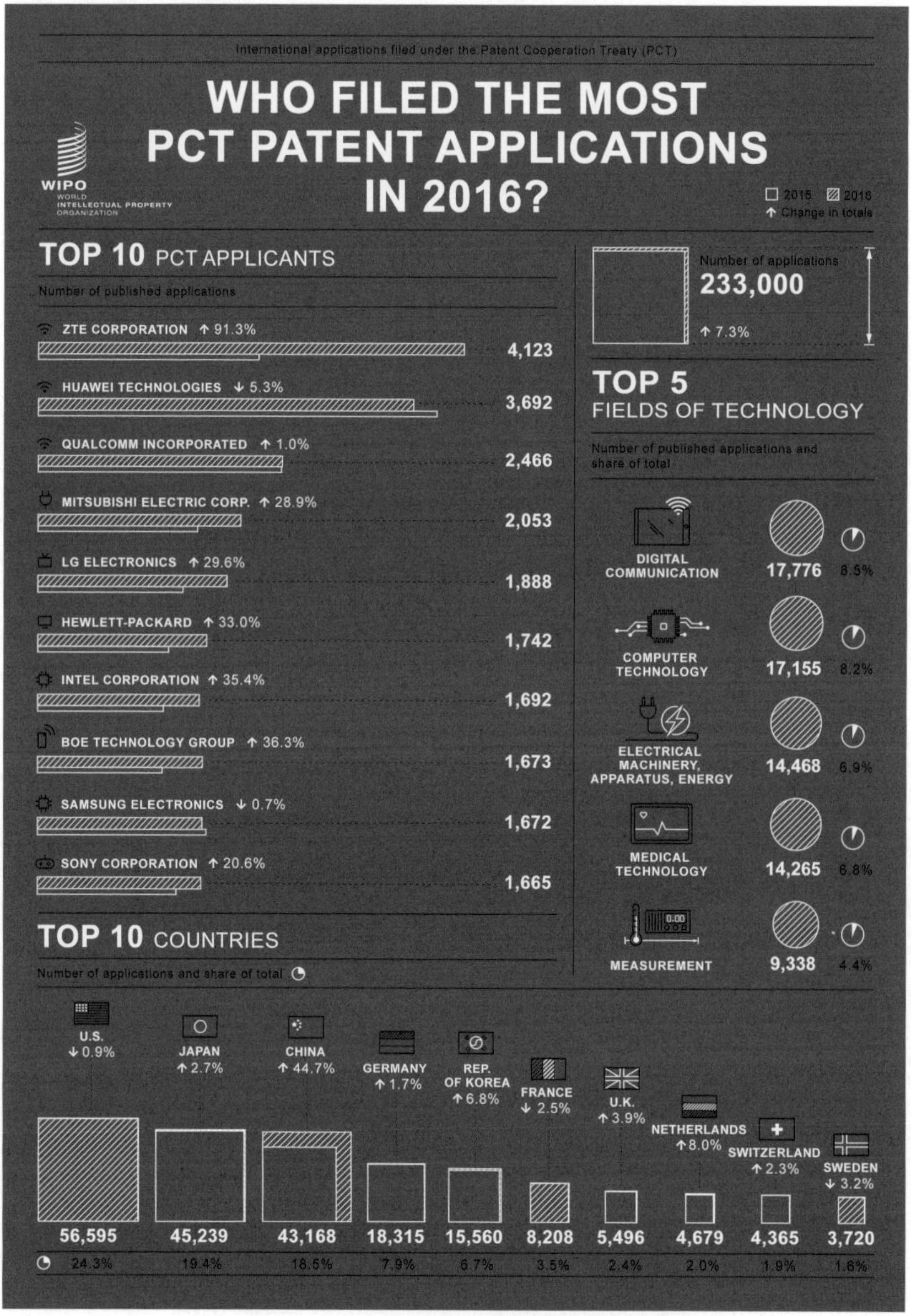


図17　PCT国際特許出願状況（2016）

出典：世界知的所有権機関（WIPO）ホームページ

ＰＣＴ出願状況（２０１６）の概要を示しています。出願企業では、我が国の主力医療機器企業であるオリンパス、日立、東芝が20位ないし30位に入っています。我が国のＰＣＴ国際出願が米国に次いで2位であること、「Medical Technology」（医薬品関係は別項目）の出願数が第4位であることが分かります。ＰＣＴ出願件数は毎年著しく伸長していて、２０１７年2月には累積出願数が３００万件を超えてきていますので、事業のグローバル化の進展とともに、国際出願のニーズが高まってきていること、特に医療技術領域ではその比重が高いことなどを認識させられます。

図18～図19に医療機器に関する特許の動向を示します。図18～図20は、医療機器センター附属医療機器産業研究所[11]のリサーチペーパーから転載した図です。図18、図19は我が国、米国、欧州、中国、韓国のそれぞれの国または地域における特許出願件数と特許登録件数の推移を、図20は医療機器の最大市場である米国の特許登録における出願人の国籍別推移を示しています。これから同リサーチペーパーでは次のように分析

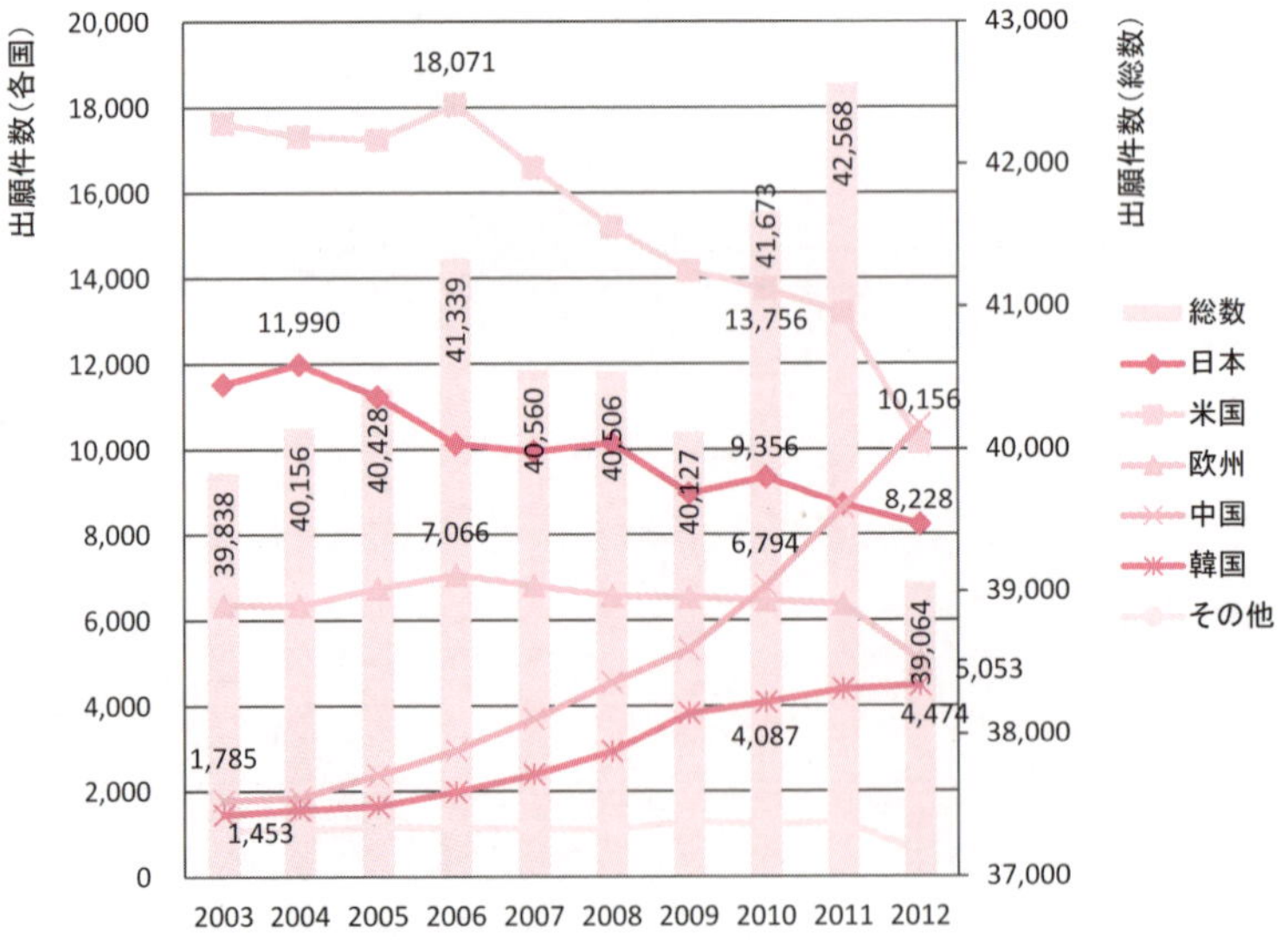


図18　日米欧中韓への出願件数（医療機器）

出典：山越淳：日米欧中韓における医療機器の特許出願動向、リサーチペーパーNo. 27、（公財）医療機器センター附属医療機器産業研究所

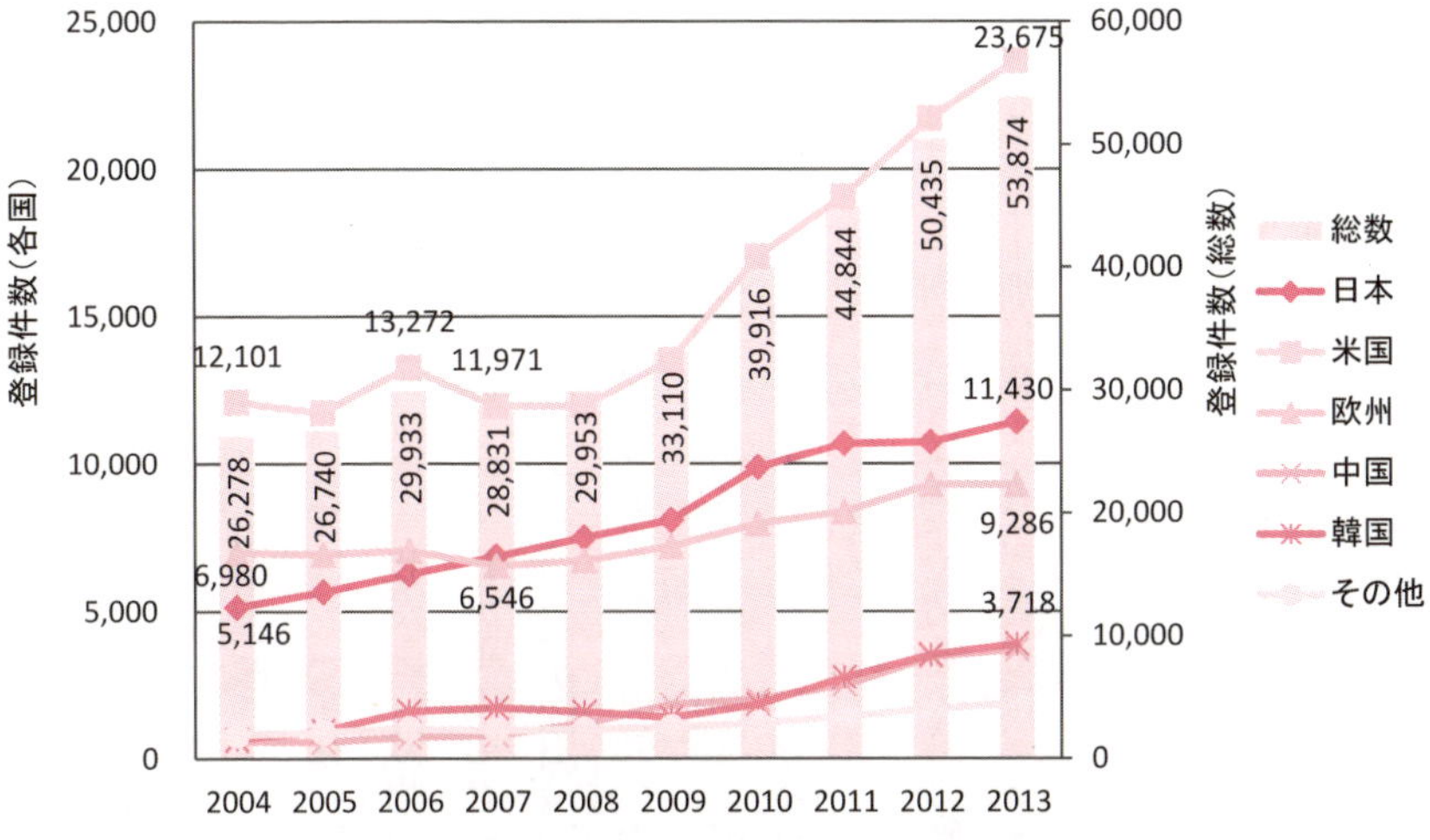


図19　日米欧中韓の登録件数（医療機器）

出典：山越淳：日米欧中韓における医療機器の特許出願動向、リサーチペーパーNo. 27、（公財）医療機器センター附属医療機器産業研究所

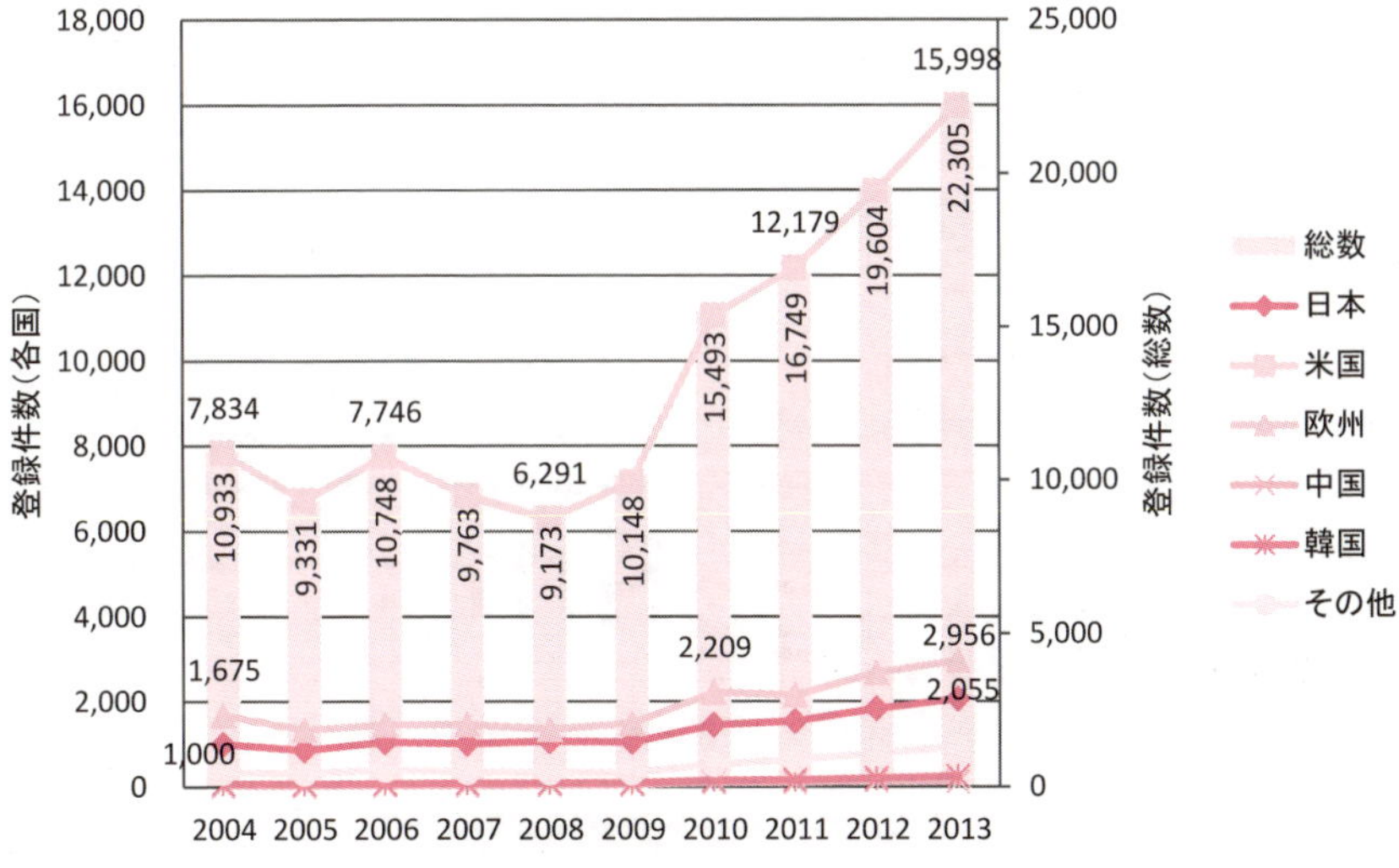


図20　米国の登録件数（医療機器）

出典：山越淳：日米欧中韓における医療機器の特許出願動向、リサーチペーパーNo. 27、（公財）医療機器センター附属医療機器産業研究所

しています――特許出願の総数は年々増加傾向にあるが、我が国、米国、欧州籍の出願人による出願は減少傾向にあり、韓国、中国籍出願人による出願は増加、特に中国籍出願人による出願が顕著に増加している。ただし、登録件数に関しては、いずれの国または地域でも増加しており、米国、我が国、欧州で全体の80％を占めており、中国、韓国籍出願人の登録は出願ほどの増加傾向にはない。また、我が国の出願人の出願、登録件数とも上位にあるものの、海外への出願・登録に関しては、米国出願人及び欧州出願人の割合の3分の1〜2分の1程度と少なくなっている点が課題である。

図21は、米国における医療機器分野の特許登録件数のプレーヤー別推移です。ここでは、メドトロニック社とコヴィディエン社が別の企業として掲げられています。

我が国の医療機器の分野別特許件数では、診断技術の分野での割合が高く、治療分野に関してはきわめて低い状況ですが、これは、我が国の分野別の医療機器

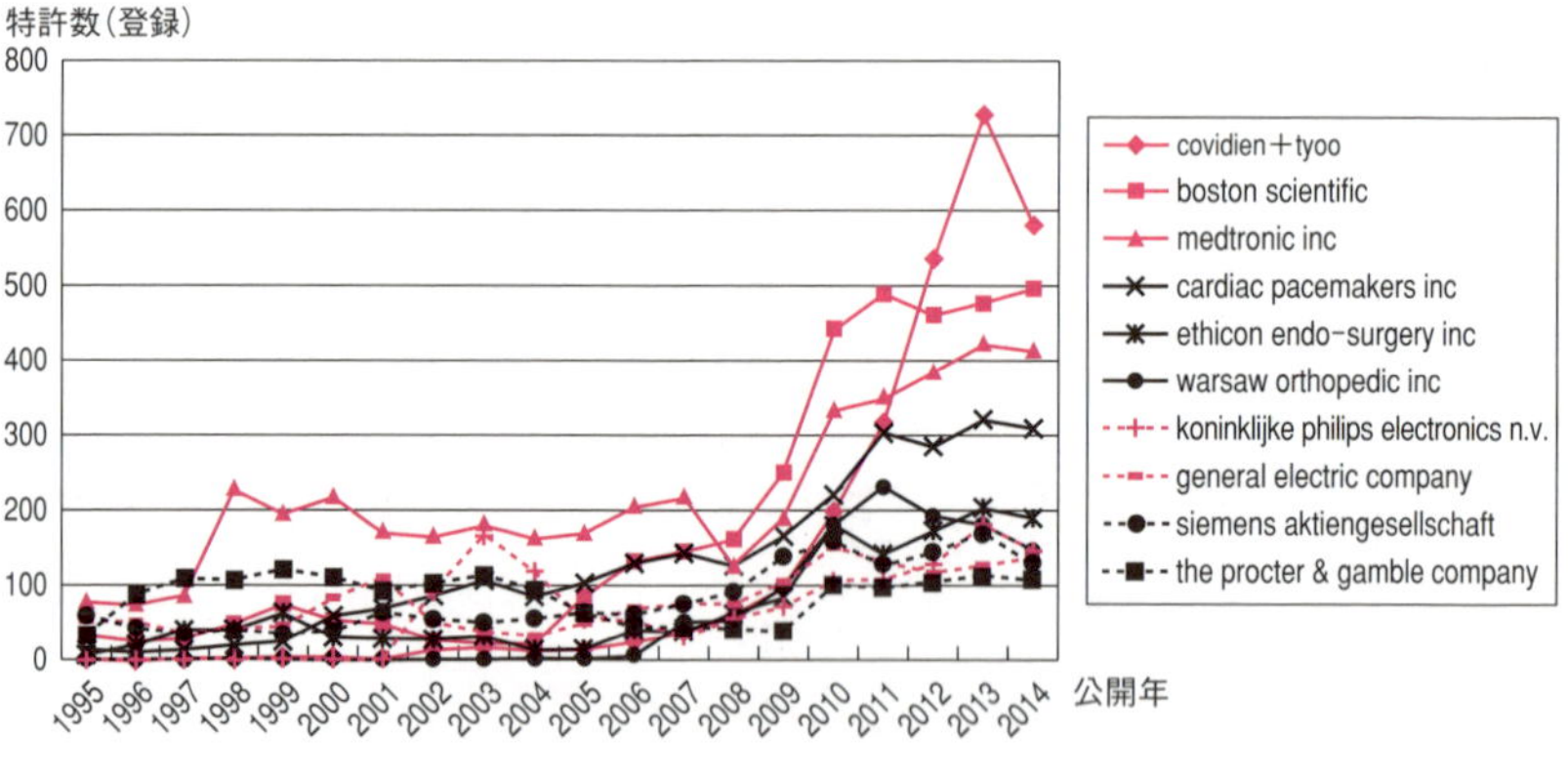


図21　米国の医療機器特許登録件数の企業別推移

出典：データから見る医療機器開発における特許の重要性、㈱日本医療機器開発機構

産業の国際競争力とも密接に関連しています。治療分野の技術開発型のベンチャー企業では、早期に事業を育成する方策として、当該分野に強い海外資本の企業との提携を目指すという選択肢も考えられます。

なお、特許庁では、各年度で特許出願技術動向調査テーマを選定し、調査分析を行っています。医療機器技術に関連するテーマとしては、以下のようなテーマが取り上げられていますので参考になります。

医療機器（2000年度）、医用画像診断装置（2002年度）、先端癌治療機器（2003、2010年度）、内視鏡（2005、2014年度）、人工器官（2005年度）、医用画像の利用技術（2011年度）、低侵襲医療機器（循環器系カテーテル及び関連機器）（2014年度）、人工臓器（2016年度）、超音波診断装置（2017年度）。

## (2) 流通構造

### 複雑な流通構造

さて、我が国の医療機器の流通構造に関して、簡単に触れておきます。一言でいえばかなり複雑な構造です。大別すれば、①大型の医療機器を中心に、製造業、製造販売業、販売業の許可をともに取得している企業から医療機関へ直接販売する形態と、②いくつかの販売業者を経由して医療機関等に販売する間接販売の形態――があります（第2章参照）。

図22は、販売業の中で医療機器卸といわれる企業の業務による分類を示しています。

### 公正競争規約

販売業者の多くは比較的に小規模の企業で、多品目を扱っています。現行の医薬品医療機器法の下では、医療機器の供給先への適正使用情報の提供や不具合情報等に関する使用者情報の入手など、従来以上に重要な責務が課せられていますが、さらに、時折メディアでもとりあげられるような不適正な取引慣行を是正するために、医療機器業公正取引協議会が設立され、「公正競争規約」の徹底を図り、不当な取引誘引行為の制限を行っています。「立会い基準」や「貸出し基準」などの基準を遵守することにより、長年の商習慣を改

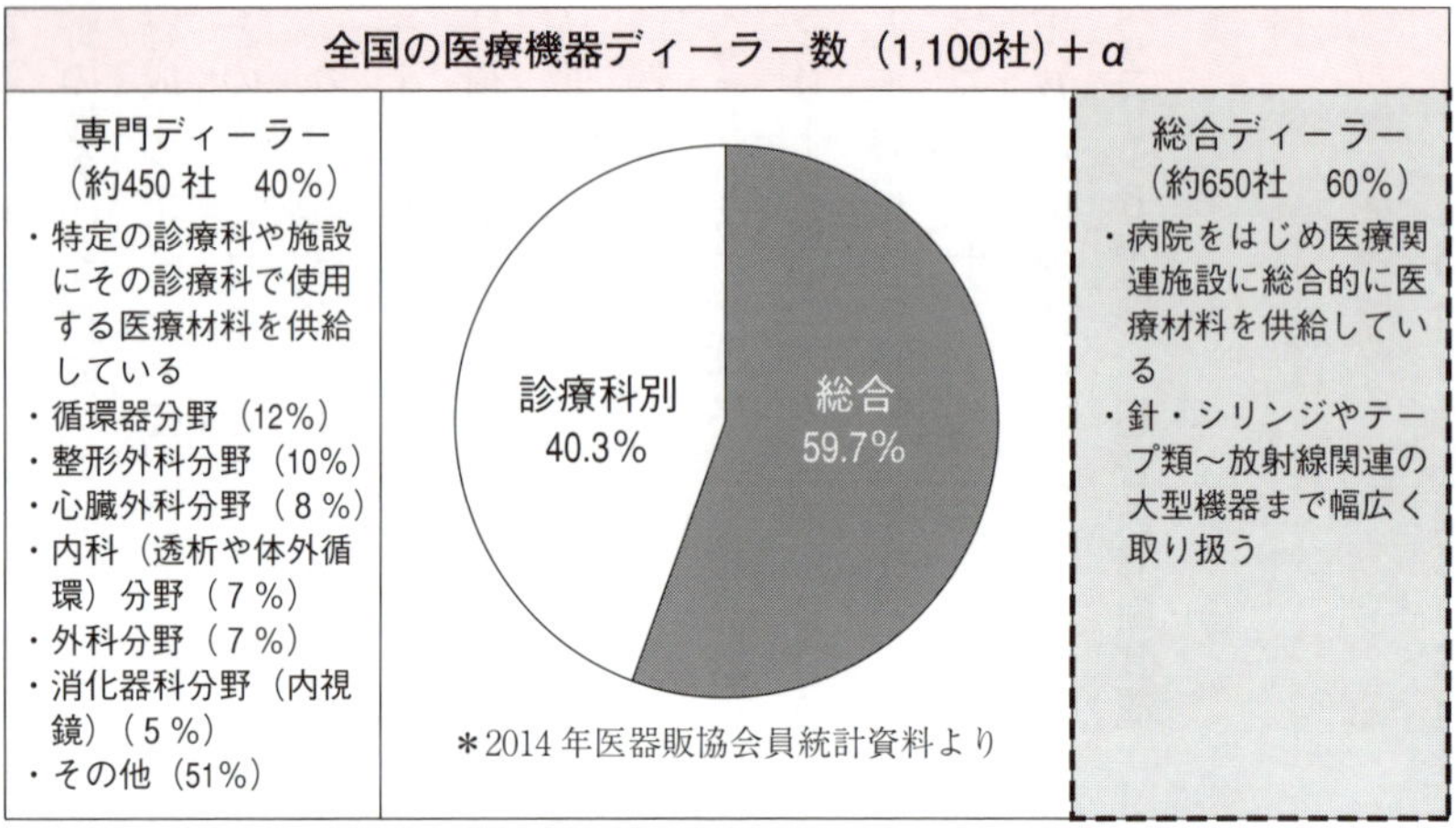


※総合ディーラー、専門ディーラー問わず売上げ規模順、上位50社（４〜５％）で医療機器市場約60％の割合を占める。

※R&D2014年のデータより

図22　医療機器卸会社の分類

出典：阿部篤仁：医療機器流通過程におけるリスクとそのマネジメント、第９回リスクマネジメントセミナーテキスト、（一社）日本医療機器産業連合会、Feb. 2017

めていく努力を継続しています（コラム参照）。

なお、「公正競争規約」は景品表示法に基づき業界の自主規制として設けられたものでありますが、さらに、広い視野と高度な立場から、医療機器業界団体としては、倫理綱領、企業行動憲章、医療機器業プロモーションコードなどを制定し、その普及による自主規制の徹底を図りつつあります。

### 透明性ガイドライン

販売業よりむしろ製造販売業に深く関係のある事ですが、企業倫理に関わる新たな動きですので、ここで触れておきます。

医療技術の進歩は、大学等研究機関・医療機関等との産学連携によってもたらされる側面が多いので、これらの医療機関等への研究委託や共同研究、寄付などの学術活動への助成・支援が行われてきました。このような医療機関等との関係の透明性を高めるために、医療機器企業の自主規制として、医療機関側の同意を得ながら、医療機関等に提供した研究開発費、学術研究助成費、原稿執筆料、情報提供料などの費用を年度ごとに公表していくことを進めています。このため、「医療機器業界における医療機関等との透明性ガイドライン」が策定され、2014年度から各企業から公表されています。この動きの背景には、海外における同様の動き、日本製薬工業協会の透明性ガイドライン策定、医学会等での産学連携における利益相反に関する指針の策定などがあります。

### 適正広告基準

医療機器は第3章に述べられるように、承認、認証あるいは届出を経て上市されるものであり、一般には、十分な知識と技術を有する医療関係者が使用してはじめて安全に使用され、効果を発揮するわけですから、一般人が使用した場合には保健衛生上の危害を発生するおそれのある機器も多くあります。この種の医療機器に関しては一般人を対象とした広告には制限が定められています。医薬品医療機器法では医薬品等の広告に関する規制が定められており、また局長通知の形式で医薬品等広告基準（昭和55年10月9日薬発第1339号）も発せられていますので、医療機器の広告はこれらに準拠して行う必要があります。

### 医療機器固有（個体）識別子（Unique Device Identification：UDI）

我が国では、「医療機器等への標準コード付与（バーコード表示）の実施要領」（2008年3月）に基づき、医療機器、医療材料等に標準バーコードを表示するとともに、当該医療機器に関するデータをデータベースに登録することが、努力義務として進められてきました。米国では、医療機器を個体識別するために、UDIの表示（たとえばGS1基準に従ったデータマトリックスコードによる表示）、FDA所管のグローバル・医療機器固有識別データベース（Global Unique Device Identification Database：GUDID）へのデータ集約、機器本体へのマーキングが2014年より強制化されました。欧州でも同様な動きにありますから、我が国でも規制となるのは時間の問題かと思われますし、米国、欧州へ輸出する機器に関しては、すでに適用が始まっています。

コード化は、我が国では流通の円滑化が趣旨で始められましたが、ＦＤＡでは医療安全のためのトレーサビリティ確保に主眼が置かれています。

#### 保守点検・修理

医療機器は、医薬品と異なり、保守を必要とする機器が多数存在します。現行の医薬品医療機器法では、独立の業態として医療機器修理業が認められています。修理を業として行うには、定められた要件を備えて、医療機器の種類ごとの業許可を取得する必要があります。修理業は、医療機器の修理のほか、本来は医療機関が行うべき医療機器の保守点検を医療機関から受託して代行することもできます。修理業は、臨床現場で医療機器が適正に稼動することを担保するという重要な役割の一端を担っています。技術革新が激しい医療機器にあっては、常に、新しい知識・技術を身につけ、効率的な保守点検、修理に当たる必要があります。一部の分野で始まっているリモートメンテナンスのより効果的な活用も求められています。

### (3) リスクマネジメント

#### 基本要件基準

本章の終わりにリスクマネジメントについて触れておきます。医療機器は、程度の違いはあれ、人に関わる機器ですので、機種に応じた、また、使い方に応じたリスクがあることは避けられません。医薬品医療機器法には、すべての医療機器が満たすべき基準として基本要件基準（41条基準）というのがあります。この基準を満たさないと、どんな医療機器も市場に出すことはできません。その基準では、リスクマネジメントを行うこと、すなわち、リスクを可能な限り許容できる範囲にまで低減することが定められています。

#### ＱＭＳ省令

さらに、製造販売業、製造業が遵守すべき、製造管理及び品質管理の基準（ＱＭＳ省令）でも、製品実現に係るすべての工程でリスクマネジメントを行うよう要求しています。ここでは、製品の持つリスク、製造工程におけるリスクのマネジメントが対象です。医療機器に関するリスクマネジメントには、医療機器プログラムを含めて、国際規格ISO14971（「リスクマネジメントの医療機器への適用」：対応国内規格JIS T 14971）の適用が求められています。

なお、QMS省令の基礎になっている国際規格であるISO13485が2016年に改正されましたが、これによりプロセス管理にリスクベースアプローチが求められるなどリスクマネジメントの適用がQMS全体に拡大されています。

多くの医療機器がネットワークに接続される時代を迎えて、ネットワークセキュリティに関するリスクマネジメントも不可欠になってきました。

## 不具合等への対応

企業経営においては、さらに、大きな視点でリスクマネジメントを実施しておく必要があります。たとえば、提供した医療機器の不具合等により、損害賠償の請求を受けるようなケースに対する対策が大事です。

ここでは、独立行政法人医薬品医療機器総合機構が実施している健康被害救済制度について触れておきます。これは、医薬品の副作用等による被害を受けた人を裁判によらずに救済する制度です。もともと、医薬品に関して制度化されましたが、医療機器に関しては、生物由来製品による感染等の被害救済に限って実施されています。2004年4月に制度が創設されてから、2013年度末までの10年間の救済給付件数は46件です。一般医療機器に関しては、このような制度はありませんので、その分、各企業での対策を考えておく必要があります。

## コラム 立会いと貸出し

「医療機器業における景品等の提供の制限に関する公正競争規約」（1998年公正取引委員会告示第26号）第4条第2号に規定する医療機関等に対して提供する便益労務のうち、医療機器の立会いについては、「医療機関等における医療機器の立会いに関する基準」が定められ、2006年11月に厚生労働省から通知が発せられ、

2008年4月から実施されています。

この基準では、「立会い」を次のように定義しています。

> 「立会い」とは、医療機関等の管理下にある患者に対して、医師等の医療担当者が診断や治療を行うに当たり、事業者（たとえば医療機器の販売業者）がその医療現場に立ち入り、医療機器に関する情報提供や便益労務の提供を行うことをいう。（以下略）

立会いは、医療機器の高度化、複雑化に伴い、医療機器の医療現場での適正かつ安全な使用のために医療機器事業者が医療現場に立ち入って情報提供をしてきた経緯があり、現在でもその必要性が失われたわけではありませんが、その行為が公正な取引を阻害する要因になりうるという観点から、その目的、期間、回数などに制約を設けたのが、この立会い基準の趣旨です。医療職ではない医療機器事業者が医療現場に立ち入って行いうる行為は、医療法、医師法等の関連法規に抵触しない範囲でなければならないことは言うまでもありません。

同様に、医療機器の無償貸出し期間の長期化が、公正な取引の阻害要因になりうるという観点から、医療機器の貸出し基準が、2001年8月から実施されています。

医療機器の無償貸出しは、我が国の商慣行として行われてきましたし、必要な貸出しは現在でもあります。この基準では、その貸出し行為が不当な取引誘引行為にならないように、貸出しの目的（たとえば、医療機器のデモ、試用、研究、事故・故障、災害等の緊急時対応、研修、納期遅延対策など）ごとに貸出し期間を設定しています。

立会いといい、長期の無償貸出しといい、医療機器の流通に関わる独特な慣行といわれてきましたが（それが、我が国医療の一端を支えてきたことも事実ですが）、これからは新しい商慣行のルール作りとその徹底が求められていく時代を迎えています。

## コラム 医療機器のコスト

医療機器の付加価値は他の製品に比べて高いといわれていますが、医療機器のコストについては、注意すべき事項がいくつかあります。

医療機器は、一般に、製造業、製造販売業、販売業を経由して市販されますが、それぞれの立場で、その機能に応じた費用が発生します。全体の費用構造（価格構造）を決めるのは製造販売業の役割ですが、どの立場でビジネスに参画するにせよ、この構造の特徴を理解しておく必要があります。

まず、売値ですが、これは一般製品と同様、類似製品があれば、市場価格で決まります。個々の売価が市場競争で決まるという点に関して言えば、医療機器も例外ではないのです。ただし、その背景には、公的医療保険制度における診療報酬（技術料）や材料価格基準という公定の価格体系ともいうべき大枠があることが、医療機器の大きな特徴です。材料価格基準が下げられれば、それに応じて市場価格は低減せざるをえません。売価のリストプライス（定価）に対する割合（値引き率）に関しては、かつては、「半値8掛け2割引き」という巷間の噂が流行したこともありましたが、現状では一般製品と同様適正な割合にあると考えられます。複数の流通経路を有する場合は、流通コストの違いがこの割合に影響することも一般製品と同じです。

流通コストにはいくつかの特徴があります。一つは、複雑な流通構造を経る製品はそれぞれ機能の異なる複数の販売業におけるコストの発生を考慮する必要があることです。また、医療機器の種類によっても違いますが、ユーザーへの取扱い説明や研修（ユーザーの担当者の交代に伴って再研修を求められることも少なくありません）なども必要になります。そのほか、制限はありますがいわゆる「立会い」が求められる製品もありますし、緊急時を考慮した流通在庫の管理コスト、医薬品医療機器法で定められた使用者への適正使用に関する情報提供、不具合、副作用などの情報入手などの市販後安全管理コストも考える必要があります。また、特定医療機器（植込み医療機器の一部）では植込みに関する情報（手術日や植込まれた患者の連絡先など）を入手し記録を保管するなど独特のコストも考慮しておかねばなりません。

製造販売及び製造におけるコストにも特徴があります。一般管理コスト以外のコストを大別すれば、正味の製造コストと開発コスト（エンジニアリングコスト）から構成されます。前者は製造工程・設備・治具などいわゆる製造レイアウトが決定されたあとで、個々の製品（ロット）を製造するに必要なコストで、資材費や組立て、検査などに係る労務費が主体で、後者は、設計開発や製造レイアウトの構築に要するコストです。製造コストと開発コストの割合ですが、一般製品に比べて、医療機器は後者の比重がかなり大きいという特徴がありま す。その大きな理由は、一般に少量生産でスケールメリットが作用しにくいこと、レギュレーションコストともいうべきコストが大きいことがあげられます。

製造コストにおいても、量産効果が働かない製品が多く、主として人体への安全性への配慮から特別仕様の部材を使用するということもあり、資材費も一般製品に比べて割高ですし、作業員の習熟にも限界があります。普通、部材の市場ライフと医療機器の市場ライフとはかなり違いますので、製造中止になる部材を将来何年間分かを一括購入して在庫しておく必要があります。製造機種によっては、特殊な資格や能力を有する作業者や製造設備が求められます。たとえば、滅菌、高圧ガス、放射線、高磁界などです。

レギュレーションコストについては、主として医薬品医療機器法との関係で、特に新製品やリスクの高い製品で大きな費用が発生します。承認申請料だけでも高額ですので注意が必要です。また、製造における品質管理は一般製造業では、企業の任意努力に任せられているわけですが、医療機器分野にあっては法によって強制されています。承認・認証ごとの品質管理調査や定期フォローあるいは業許可に伴う立ち入り調査などは、基準適合証と製品群省令の導入により、多少の効率化が図られたとはいえ、かなりの頻度で実施されますので、それらへの対応を含めて、一般製品とは異なる社内体制と継続的なコスト発生を考慮しておかねばなりません。なお、製造機種によっては、医薬品医療機器法以外の規制法への対応コストも必要ですし、規制には含まれませんが、企業の自衛手段としての必要なリスク対策コストも考慮しておく必要があります。

市販後のコストについては、医薬品医療機器法で定められた市販後安全管理に係わる経費のほかに、無償保証期間の発生費用があります。この費用が発生すること自体は一般製品と変わりはありませんが、医療機器では、一般に、無償保証期間が他の製品に比べて長く、有償保証への移行が難しいケースが多いなどの特徴があります。

表３　医療機器製造販売会社の資本金別損益計算書

単位：百万円　（　）内％縦

| 項目 ＼ 資本金規模 | １千万円未満 | １千万～５千万円 | ５千万～１億円 | １億～３億円 | ３億～10億円 | 10億～50億円 | 50億～100億円 | 100億～200億円 | 200億円以上 | 合計 |
|---|---|---|---|---|---|---|---|---|---|---|
| 売上高 | 26,136<br>(100.0) | 347,957<br>(100.0) | 749,789<br>(100.0) | 651,428<br>(100.0) | 1,036,472<br>(100.0) | 2,256,935<br>(100.0) | 1,837,291<br>(100.0) | 4,191,274<br>(100.0) | 45,237,807<br>(100.0) | 56,335,089<br>(100.0) |
| 売上原価 | 19,495<br>( 74.6) | 246,951<br>( 71.0) | 493,367<br>( 65.8) | 465,003<br>( 71.4) | 688,640<br>( 66.4) | 1,427,882<br>( 63.3) | 1,165,265<br>( 63.4) | 3,321,587<br>( 79.3) | 31,912,406<br>( 70.5) | 39,740,596<br>( 70.5) |
| 売上総利益 | 6,641<br>( 25.4) | 101,006<br>( 29.0) | 256,422<br>( 34.2) | 186,425<br>( 28.6) | 347,832<br>( 33.6) | 829,053<br>( 36.7) | 672,026<br>( 36.6) | 869,687<br>( 20.7) | 13,325,401<br>( 29.5) | 16,594,493<br>( 29.5) |
| 販売費及び一般管理費 | 5,979<br>( 22.9) | 90,144<br>( 25.9) | 203,683<br>( 27.2) | 148,503<br>( 22.8) | 257,897<br>( 24.9) | 646,230<br>( 28.6) | 524,617<br>( 28.6) | 662,310<br>( 15.8) | 10,097,232<br>( 22.3) | 12,636,595<br>( 22.4) |
| 営業利益 | 662<br>( 2.5) | 10,862<br>( 3.1) | 52,739<br>( 7.0) | 37,922<br>( 5.8) | 89,935<br>( 8.7) | 182,823<br>( 8.1) | 147,409<br>( 8.0) | 207,377<br>( 4.9) | 3,228,169<br>( 7.1) | 3,957,898<br>( 7.0) |
| 経常利益 | 699<br>( 2.7) | 12,193<br>( 3.5) | 52,278<br>( 7.0) | 40,536<br>( 6.2) | 90,336<br>( 8.7) | 188,071<br>( 8.3) | 158,222<br>( 8.6) | 223,395<br>( 5.3) | 2,044,963<br>( 4.5) | 2,810,693<br>( 5.0) |
| 当期純利益 | 513<br>( 2.0) | 6,563<br>( 1.9) | 28,169<br>( 3.8) | 23,121<br>( 3.5) | 64,136<br>( 6.2) | 110,643<br>( 4.9) | 98,918<br>( 5.4) | 135,817<br>( 3.2) | 2,080,366<br>( 4.6) | 2,548,247<br>( 4.5) |
| 集計企業数 | 31 | 202 | 112 | 64 | 59 | 36 | 23 | 14 | 35 | 576 |

・損益計算書に記入の無い企業（26社）を除く
・表中の数値については、端数処理の関係上合計と一致しないことがある。

売上総利益：売上高から売上原価を引いた額
営業利益：売上総利益から販売経費と一般管理費を引いた額
経常利益：営業利益から営業外損益を加除した額
当期利益：経常利益に特別損益（税金等）を加除した額

出典：厚生労働省「平成27年度医薬品・医療機器産業実態調査」、Mar. 2017

## コラム 医療機器企業の利益率

EU（欧州連合）委員会の報告書には、欧州に限定していますが、種々な産業分野における生産額に占める付加価値の割合の比較データが示されています。それによると、自動車産業が17・9％、家電産業が23・8％、医薬品産業が37・8％であるのに対して、医療機器産業は45・8％ということで、調査された産業分野の中では最も高い値を示しています。大雑把にいえば、医療機器産業は、「利益＋人件費」の割合が高いということです。

一方、最近の我が国の医療機器企業に関しては、厚生労働省の行っている「医薬品・医療機器産業実態調査」がありますので、参考に紹介しておきます。表3は、2015年度の調査結果で、医療機器製造販売業の許可業者約600社から得た情報をまとめたものです（製造販売業の多くは製造業や販売業の業許可を有していますし、医薬品医療機器法の業態別に経理を分ける企業は無いと思いますので、ここでは、製造販売業の業許可を有している企業の企業総体としての損益計算書を取りまとめたものと考えられます）。この統計では、平均の経常利益率は5％であります。なお、上記の「付加価値」に該当する金額は、細かにいえば、損益計算書の「経常利益」の項目の金額に、売上原価、販売費、一般管理費などの項目の金額の一部に計上される人件費、減価償却費、金融費用、租税公課、賃貸料なども加えられます（付加価値の計算法にはいくつかあります）。

**引用文献**

1) 日本貿易振興機構（ジェトロ）、サービス産業部ヘルスケア産業課、桜内政大編資料：世界の医療機器市場の最近動向、7. Dec. 2016

2) 一般社団法人電子情報技術産業協会・ヘルスケアインダストリ事業委員会編：平成26年度医療機器調査報告書～世界49カ国の輸出入統計～、Mar. 2015

3) 日本医療機器産業連合会訳：米国国際貿易委員会報告書「医療機器―日本及びその他の主要市場において米国の貿易に影響を及ぼす競合条件」、㈱薬事日報社、July, 2008
（原著はUnited States International Trade Commission：Medical Devices and Equipment：Competitive Conditions Affecting U.S. Trade in Japan and Other Principal Foreign Markets, 2007）

4) 日本医療機器産業連合会・技術委員会訳：医療機器の競争力および公的保険医療支出への影響、日本医療機器産業連合会、Mar. 2007

（原著はMedical Devices Competitiveness and Impact on Public Health Expenditure, July 2005）

5）佐藤あい、松尾未亜：高齢化する世界と医療機器産業への期待、知的資産創造、野村総合研究所、July 2014

6）中野壮陛：日本の医療機器市場の長期動向Ⅱ、財団法人医療機器センター附属医療機器産業研究所、リサーチペーパーNo.8、Mar. 2013

7）中野壮陛：日本の医療機器市場の長期動向、財団法人医療機器センター附属医療機器産業研究所、リサーチペーパーNo.2、Aug. 2010

8）厚生労働省編：平成28年度厚生労働白書、資料編

9）厚生労働省編：平成27年度医薬品・医療機器産業実態調査、3, Mar. 2017

10）Evaluate Ltd.：EvaluateMedTech, World Review 2015, Outlook to 2020, Oct. 2015

11）山越淳：日米欧中韓における医療機器の特許出願動向、リサーチペーパーNo.27、（公財）医療機器センター附属医療機器産業研究所、Dec. 2015

# 第2章 医療機器ビジネスの特徴

第1章では医療機器産業を俯瞰してきましたが、本章では医療機器産業に参入する際の方法や注意点などについて解説します。医療機器は人の身体に影響を与えるということから、医療機器産業は他の産業にはない規制や慣行をベースに成り立っています。参入に当たっては、これらを十分に理解した上で、自社の技術や他の経営資源をどのように活かしていけるかを検討していただきたいと思います。

## 1 医療機器ビジネスへの参入

### 1・1 医療機器ビジネスへの参入経路

医療機器産業に新しく参入するには様々な経路が考えられます。参入企業の持つ技術や資源、経営環境など与えられた条件の下で参入の道を選択することになりますが、基本的には図1に示すような(1)部品・部材の供給者としての参入、(2)医療機器製造業者としての参入、(3)医療機器製造販売業者（医療機器メーカー）としての参入、の3通りが考えられます。

#### (1) 部品・部材供給業者としての参入

光る技術が成功のカギ

特別な事情がない限り、地域中小企業、特に加工業が医療機器産業に新規参入する場合、部品・部材・半製品・構成品等（以下「部品・部材等」という）の供給から入るのが最も無難です。なぜなら、医療機器の

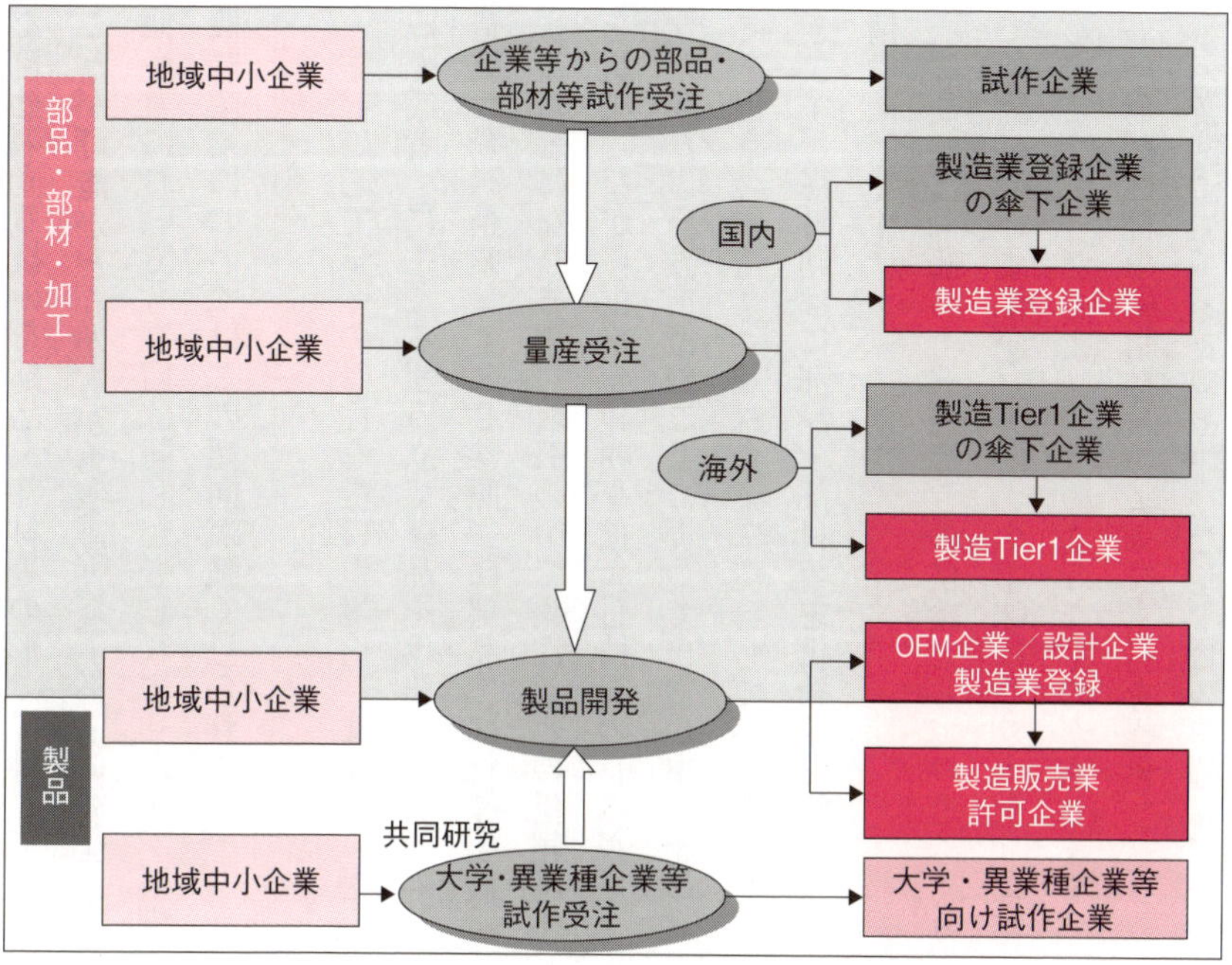


《各ステージにおいて左側から参入して右側に至る》

図１　地域中小企業の医療機器産業への参入経路

Tier 1 企業：ティアワン企業。部品・部材等を医療機器メーカー（Manufacturer＝日本でいう製造販売業者の機能を持つ）に直接納入する一次供給業者（サプライヤー）。

出典：経済産業省商務情報政策局医療・福祉機器産業室，医療機器分野への参入・部材供給の活性化に向けた研究会報告書，2010を一部改変

部品・部材等を供給する立場では、医薬品医療機器法の縛りを受けず、また、製造業や製造販売業より小さいリスクで参入ができるなど、現在、自社の参入している産業分野と同じ姿勢で参入できると考えられるからです。この部品・部材等供給分野では、発注元企業が試作品として当該部品・部材等を求めているのか、あるいは量産品として求めているのかによってビジネスの大きさや将来への展望も異なってくると思われがちですが、提供する部品・部材等に含まれている技術がどれだけ光っているか、どれだけユニークなのかこそが真のビジネスの大きさや将来への展望を決める重要な要素なのです。いかに発注量が多かったにしても誰でもが供給できるような汎用部品・部材等であれば利益性も低く将来への期待も持てません。発注元の要望に見合っ

た自社の光る技術を部品・部材等の形で提供していくことが可能かどうか、が事業成功への鍵となります。他産業においても事情は同じかもしれませんが、医療機器産業においてはこの傾向が強く見られます。

### 経験を積んでレベルアップ

幸いにして量産の受注を受けた場合、まずは「製造販売業者」に主たる組み立て製品を供給している「製造業」登録企業（1・2参照）に部品・部材等を供給することになります。取引の中で発注元との信頼関係を醸成しながら供給の範囲を拡大し技術のレベルアップを図り、経験を積むことによって自らが主な組み立てを担う「製造業」登録企業に変容していくこともできます。海外向けに部品・部材等を供給する場合も事情は同じです。

ここでは「部品・部材等」の供給としてひとくくりで議論していますが、実はこの中味はバラエティに富んでいます。たとえば、次のようなものがあります。

- ・金属材料や樹脂材料のような素材を提供
- ・素材に加工・成型といったサービスを施して形のある部品を提供
- ・部品を一部組み立ててサブ・アッセンブリ（半製品や構成品）として提供
- ・一連の工程の中で、表面処理など一定の加工サービスのみを提供

こうした部品・部材等を提供する企業のほとんどは、医薬品医療機器法に規定された「製造業」としての登録を必ずしも必要としませんが、医療機器として品目登録された附属品を提供する場合や滅菌サービスを提供する場合、製品の設計工程を請け負う場合などについては、「製造業」登録が求められます。

## (2) 製造業者としての参入

### 試作品の製造

地域中小企業が新規参入し、いきなり医療機器の完成品を開発・製造するというのは稀ですが、可能性がないわけではありません。ゼロから出発してすべて自らの手で開発・製造するのは難しいですが、大学や研究機関の要求に応じる形で、あるいは開発を行ってい

る企業の求めに応じる形で試作品の製造だけを請け負うことはよくあります。

大学・研究機関からの試作品製作依頼は今後、益々増えてきますし、異業種から参入しようとしている大手企業からの試作品製作依頼も増えてきています。特に、レベルの高い精密加工を施した試作品の需要は高まっています。機械加工、樹脂加工、電子部品、繊維、光など多くの分野でミリ単位、ミクロン単位の精度対応が要求されますが、それだけではなく、これら各種技術の融合を図る能力も求められます。このような試作品の製造請負という場合は、医薬品医療機器法上の「製造業」登録は不要です。

### OEMの受託等

一方、医療機器の製造販売業者がいわゆるファブレス（生産設備を自社で所有しない企業）として自社ブランド品の量産製造を外部にOEM委託するケースがあります。製造販売業の要求仕様通りの製品を設計・最終組み立てするだけでも、医薬品医療機器法上の「製造業」登録が必要です。最終製品の医療機器として引き渡すのではなく、製品に至らぬ中間段階のサブ・アッセンブリの状態で引き渡す契約であれば、医薬品医療機器法上の「製造業」の登録は不要な場合がほとんどです。

### 製造販売業者への委託

最終製品である医療機器に近い段階までの製造ができるようになってくると、より高付加価値が得られる「製造業」登録、さらにはその先の「製造販売業」許可の取得も事業展開を考える上で視野に入ってくることになります。

製造販売業の求めに応じるわけではなく、自らの創意で医療機器を開発・設計・製造する一方、薬事申請や販売、市販後の監視など当該医療機器の市場に対する全責任は他の製造販売業に委託するというケースもあります。この場合も当然、医薬品医療機器法上の「製造業」登録が必要になってきます。

### それなりに高い法律のハードル

医療機器メーカー（製造販売業者）は、企業規模が押し並べて小さいことは第1章でも述べました。こうした小規模な企業は、高い技術と商品を持ちながら法的要求を満たすだけの後継者がなく、許可のハードルの高い「製造販売業」として生き残ることができずに廃業していくケースが増えています。こうした企業がハードルの低い「製造業」に専念して生き残っていく道がありますが、「製造業」としての要求も満たせず、廃業していくケースもあります。

医薬品医療機器法における「製造販売業」は許可制で、サプライチェーン全体の管理責任を持つものです。一方、「製造業」は登録制となっていますが、登録が必要な製造工程は「設計」「主たる組立」「滅菌」「最終製品の保管」などに限定されています。

### (3) 製造販売業者としての参入

「製造業としての参入」では、他社である製造販売業の機能を活用して医療機器の事業に参入するケースを紹介しましたが、製造だけではなく、自ら製造販売を手がける場合も考えられます。この場合は、医薬品医療機器法上は「製造販売業」許可が少なくとも必要で、「製造業」登録も必要となります。

### 経験と体力を考えて登ろう

製造販売業者として参入した場合に直面する問題を理解するには、これを山登りにたとえてみると分かりやすくなります（図2）。

医療機器産業は他の産業と異なり、山の裾野が広いため、参入を図ろうとしても何をどこから手をつけて良いのかさえも分からず戸惑っている企業が多く見られます。あたかも山登りを始めるに当たって、前面に霧がかかっていて、どの方向へどのように歩いて行けば良いのか分からないのに似ています。歩いて行ってみて、初めて自分がどこに居るのかが分かって、びっくりして怖くなるケースが多いのです。たとえば、自分の体力も省みず、無謀にも最も登頂の難しいクラスⅣやクラスⅢの医療機器の山に向ってしまい、そのことに後で気づくといった場合などです。

各々の山へ登頂するにも、人が歩いた道をたどる場合（後発）、少しだけ冒険をして新しい道を歩く場合（改良・改善）、全く新しい道を探して登る場合（新規）

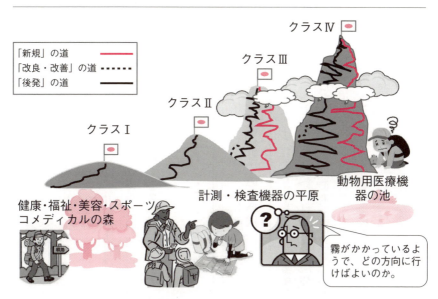

図２　医療機器の製造販売業として参入する場合の問題

があり、これも経験と体力によって判断することが必要です。クラスⅠ、Ⅱの医療機器でも、全くいままでなかった機能を持ったものが出てきた場合は、新規として取り扱われますので、山は険しくなり、登山は難しくなります。

### 商品完成後の問題

いずれの方法であれ製造販売業者の道を選ぶ場合、商品として完成した後の販路についても初期の段階から十分に考慮しておく必要があります。医薬品医療機器法、ＰＬ法などによる規制、保険収載の問題、教育とメンテナンスの問題など多くの問題に対峙しなければなりません。参入に当たっては、こうした問題に対処する覚悟を持って参入をして欲しいと思います。こうした「製造販売業者」の商品化にまつわる問題解決の負担の大きさは想像以上のものがあります。そうしたことから、米国のベンチャー企業の多くに見られるように、開発過程において技術や商品の完成度を高めて、知的財産権ともども製造販売業者に商権を売却するという選択肢をとっている企業が日本でも現れてきています。

### 他のルート

さらに、本当に医療機器の山に登るのか、それとも動物用医療機器、健康・福祉・美容・スポーツ・コメディカル用機器、あるいは、計測・検査機器など医療機器の近接分野に行くのが得策なのか、自らの経営資源を評価・分析し、決断する必要もあります。

#### コラム 医療機器近接分野での成功例

医薬品医療機器法の対象とならない非医療機器分野への参入はハードルが低いため、自社技術で十分に勝負できるそうした分野に多くの企業が新規参入し、事業化に成功しています。たとえば、「手術シミュレーター」があります。研修医の外科手術訓練用として大学ベンチャーが開発した「吻合手技訓練用冠動脈モデル」や「心拍動下冠動脈バイパス手術訓練装置」、航空訓練用シミュレーターの企業が開発した「腎臓手術用シミュレーター」などがあり、既に国内外で販売されています。また、樹脂の加工技術を持つ企業が参入している「臓器模型」も非医療機器の例です。実際の手術の前に執刀医が血管走行を考慮しながら目的臓器へのアプローチ、進入方法、切開方法などのシミュレーションを実施、術前の訓練をする臓器モデルが開発、販売されています。

## 1・2　参入時に考慮すべきこと

前節でどのような経路で医療機器産業に参入するのか？　どのような山登りをするのかについて説明しました。ここでは参入の決定的な尺度となる医薬品医療機器法に則って、(1)どの立場で、(2)どの商品を、さらには事業リスクの観点から、(3)どんな基準で商品化を目指すべきか、について考えてみましょう。

### (1)　どの立場で

医薬品医療機器法上、医療機器に関わる事業者は

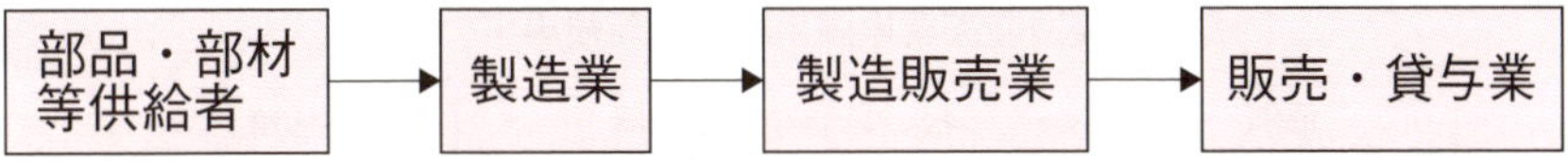


図3　医療機器の製造、流通の流れ

「製造販売業」、「製造業」、「販売・貸与業」、「修理業」がありますが、医薬品医療機器法から外れる「部品・部材等供給者」という立場もあります。医療機器の製造、流通の流れを概観すると図3の通りになりますが、これらについて説明します。

### ①「製造販売業」

医療機器の委託製造・調達、輸入を行い、その医療機器を販売業者などに販売するいわゆる医療機器メーカーです。自らの責任において医薬品医療機器法上の製造承認（又は認証、届出）を受けた自社ブランドの商品だけでなく、海外から調達したブランド商品や再製造単回使用医療機器（Single-use device：SUD）も加えて市場に提供し、製造から販売、さらには安全性の確保を含めて医療機器の持つリスクを全て担うことになります。許可制となっており、製造販売業としての遂行能力のあることを証明する書類を整え、都道府県に申請して許可を得ます（ＳＵＤについては後述のコラム参照）。ただし、次に説明するように、「製造販売業」の許可を得ていても、自ら製造するには「製造業」の登録、自ら販売するには「販売・貸与業」の届出や許可を取得しなければなりません。

「製造販売業」の許可を得るためには、3人の責任者（総括、品質、安全）を社内に置いておくことが必要となりますが、総括製造販売責任者は常勤であることが求められます。「製造販売業」は、次項「(2) どの商品を」で説明しますが、扱う商品のクラスによって「第1種」「第2種」「第3種」と区分されています。申請先は都道府県で、必要な手数料は表1のようです。標準的な事務処理期間は東京都の場合、35日です。

### ②「製造業」

文字通り医療機器の製造をする事業で、市場への出荷、販売行為は行えません。品質管理をきちんと行い、製品の製造責任を取って「製造販売業」の企業に製品

表1　製造販売業申請手数料（新規申請の場合）

| 種別 | 扱い可能な医療機器 | 手数料 |
|---|---|---|
| 第一種製造販売業 | 高度管理医療機器（クラスⅣ、Ⅲ） | 146,200円 |
| 第二種製造販売業 | 管理医療機器（クラスⅡ） | 128,500円 |
| 第三種製造販売業 | 一般医療機器（クラスⅠ） | 92,900円 |

2017年4月現在



を供給します（一部他の「製造業」にも供給）。製造所ごとに責任技術者を配置しておくことが必要で、また製造所ごとに「登録」を受けることが必要です。登録が必要な製造工程は、「主たる組立作業」や「最終製品の保管」、「滅菌」工程などに限定されており、多くの組立工程や包装・表示工程は製造業の登録が必要ありません。「設計」工程は、製造販売業許可施設内あるいは「設計」以外の製造業登録施設内に置く場合は登録不要です。しかし、独立した施設で実施する場合は登録が求められます。また、２０１７年７月31日から単回使用の医療機器の再製造に係る制度が設けられ、再製造に対応する「使用された単回使用の医療機器の受入、分解、洗浄等」工程が登録を要する工程に加えられました。

### ③「販売・貸与業」

「製造販売業」企業から供給された医療機器を直接又は他の「販売・貸与業」企業経由で医療機関等のユーザーに提供します。高度管理医療機器及び特定保守管理医療機器を扱う販売・貸与業のみ許可が必要で、都道府県によって異なりますが、申請には手数料がかかります。たとえば、神奈川県の場合、手数料は２万９１００円（新規申請の場合）です。管理医療機器の販売・貸与業の場合は届出が必要ですが、一般医療機器は何も要求されません。

### ④「部品・部材等供給者」

部品・部材等供給者は「製造業（主たる組立）」登録事業所に部品・部材等を提供することになります。この場合、医薬品医療機器法による規制を受けることはありませんが、完成品に近いサブアッセンブル製品を提供する場合、そのサブアッセンブル製品が医療機器の品目（一般的名称）として規定されているものであれば、「製造業」登録が要求されますので、注意が必要です。また、医薬品医療機器法的には問題のない部品・部材等であっても、納入先企業の要請で、医薬品医療機器法に規定された品質管理体制と同等の体制整備が求められることがあります。ただし、既に自動車業界などで品質管理をしっかりと行っている企業の場合、医薬品医療機器法が求める品質管理体制を整備することは比較的容易だと言われています。

### (2) どの商品を

どの商品を扱うかによって医薬品医療機器法の縛りが大きく異なってきます。

#### 医療機器のクラス分類

医薬品医療機器法において医療機器と規定されている品目は、不具合が生じた場合の人体へのリスクの大きさに応じてクラスⅠ（最もリスクが低い）からクラスⅣ（最もリスクが高い）に分類されています（表2参照）。

**① クラスⅠの品目（一般医療機器）**

クラスⅠの品目は、人体へのリスクが極めて低いために届出（自己認証による基本要件基準への適合が必要です）だけ行えば商品として販売することができます。一般の商品とほとんど同じ扱いで商品化できるという手軽さはありますが、よほど独自性がない限り激しい競争にさらされることになります。

**② クラスⅢ、Ⅳの品目（高度管理医療機器）**

クラスⅢ、クラスⅣの品目は医薬品医療機器法に基づく承認（認証対象となる指定高度管理医療機器を除く）が必要で、製品によっては治験を経て独立行政法人医薬品医療機器総合機構（以下「PMDA」という）による審査を受けなければなりません。新規参入企業がクラスⅢ、Ⅳの商品を「製造業（主たる組立）」や「製造販売業」の立場で直接扱うことは、商品の開発・承認期間が長いなど参入に際しての負荷があまりにも大きいので、安易に参入せず、事業リスクを十分に検討して判断してください。しかし、これらの商品を取り扱っている「製造業（主たる組立）」登録企業に部品・部材等の形で自社技術を売り込める可能性は大いにあります。

### ③　クラスⅡの品目（管理医療機器）

クラスⅡの品目は、新規参入を目指す企業にとって参入しやすいと思われる分野です。とりわけ適合性認証基準がある品目については、ＰＭＤＡではなく民間の第三者の登録認証機関が、当該品目が基本要件基準、ＱＭＳ基準ならびに適合性認証基準に見合っているかどうかを書類及び実地の調査を行います。これらの審査に合格することを、②の「承認」に対して、「認証」と言います。このように比較的簡単な手続のみで認証されるため、参入のハードルは低くなります。従来、クラスⅡでも認証基準がなく、ＰＭＤＡの承認が必要であった医療機器がありましたが、迅速審査のアクションプランによって、現在そのようなものは実質上ほとんどなくなっています。

表2　医療機器のクラス分類

| クラス分類 | | リスクの考え方 | 製造販売承認規制 | 品目の一例 | 一般的名称数 |
|---|---|---|---|---|---|
| 一般医療機器 | Ⅰ | 人体へのリスクが極めて低いもの | 承認・認証不要（届出／自己認証） | 体外診断用機器、鋼製小物類、歯科技工用用品 | 1,196 |
| 管理医療機器 | Ⅱ | 人体へのリスクが比較的低いもの、かつ、適合性認証基準があり、基準に適合するもの | 登録認証機関による認証（指定管理医療機器）又は大臣による承認 | マッサージ機、電子式血圧計、電子内視鏡、消化器用カテーテル、超音波診断装置、CT撮影装置、X線診断装置、MRI装置 | 1,974 |
| 高度管理医療機器 | Ⅲ | 人体へのリスクが比較的高いもの | 大臣による承認（PMDAによる審査）又は登録認証機関による認証（指定高度管理医療機器） | 人工骨・関節、バルーンカテーテル、コンタクトレンズ、透析器、放射線治療装置、人工呼吸器 | 778 |
| | Ⅳ | 生命の危険に直結する恐れがあるもの | | ステント、ペースメーカ、人工心臓弁 | 354 |

（一般的名称数は2017年４月現在）

ちなみに、2015年度の実績としてクラスⅡの適合性認証基準に基づいて認証を受けた品目は1198、主としてクラスⅢ、Ⅳで承認された品目は1211ありました。

## 医療機器申請時の手数料や関連費用

参入する品目によって申請時の経済的負担が変わってきます。表3～表5はその一覧表ですが、申請時の手数料だけではなく、それに付随する各種試験、QMS適合性調査にも費用、手数料がかかります。最もリスクの高い商品の場合、手数料が1000万円を超え、治験に億円単位の費用がかかることがあります。承認が遅れ、競合会社が先駆けて市販してしまうと、それまでの投資が全て無駄になるという事業リスクもあります。

参入のハードルが低く、新規参入企業が参入しやすい「クラスⅠ」及び「クラスⅡの認証基準あり」の品目について見てみましょう。クラスⅠは届出だけですので、申請時の経済的負担はありません。クラスⅡの「認証基準あり」の品目の審査は、民間の登録認証機

表3　医療機器申請時の手数料や関連費用

| 段階 | 費用の概要 | 備考 |
|---|---|---|
| 申請前 | 製品の適合性証明のための各種試験（電気安全試験、生体適合性試験、機械試験など）費用 | 電気安全試験は数万円～10万円／試験、生体適合性試験は数百万円 |
| | 臨床試験が必要な場合は臨床試験の費用 | 臨床試験：ステントなどでは100万円／人と言われ、100人行うと1億円 |
| 申請時（同時・直後） | 申請費用（手数料） | クラスⅢ、Ⅳ：1,373万円～45万円まで<br>クラスⅡ：40～90万円<br>クラスⅠ：0円<br>（申請区分と手数料の表参照） |
| | QMS適合性調査費用 | 発行手数料：5万円<br>製販業者書面調査：37～40万円<br>製造所書面調査費用：9～10万円<br>現地調査費用：国内　21万円<br>外国　18万円+渡航費<br>（QMS適合性調査費用の表参照） |

表4　承認・認証・届出の申請区分とその手数料負担

| リスク分類 | クラス分類 | 承認・認証・届出の区分 | 申請先 | 申請区分 | 手数料(円) | | |
|---|---|---|---|---|---|---|---|
| | | | | | 審査 | 適合性 | 合計 |
| 高度管理医療機器 | クラスⅣ | 承認 | PMDA | 新医療機器 | 12,731,500 | 999,500 | 13,731,000 |
| | | | | 再製造単回使用医療機器 | 7,269,200 | 799,600 | 8,068,800 |
| | | | | 改良医療機器･臨床あり | 7,269,200 | 799,600 | 8,068,800 |
| | | | | 改良医療機器･臨床なし | 2,567,400 | 76,800 | 2,644,200 |
| | | | | 後発医療機器･認証基準なし | 1,926,700 | 76,800 | 2,003,500 |
| | | | | 後発医療機器･認証基準あり | 467,800 | 76,800 | 544,600 |
| | クラスⅢ | 承認 | PMDA | 新医療機器 | 9,086,400 | 999,500 | 10,085,900 |
| | | | | 再製造単回使用医療機器 | 4,353,800 | 799,600 | 5,153,400 |
| | | | | 改良医療機器･臨床あり | 4,353,800 | 799,600 | 5,153,400 |
| | | | | 改良医療機器･臨床なし | 1,536,700 | 76,800 | 1,613,500 |
| | | | | 後発医療機器･認証基準なし | 1,536,700 | 76,800 | 1,613,500 |
| | | | | 後発医療機器･認証基準あり | 375,000 | 76,800 | 451,800 |
| 管理医療機器 | クラスⅡ | 承認 | PMDA | クラスⅢと同じ扱いだが、対象がほとんどなくなっている | | | |
| | | 認証 | 登録認証機関 | 認証基準あり、基準に適合 | 申請先の見積もりによるが、40～90万円程度と言われる | | |
| 一般医療機器 | クラスⅠ | 届出 | PMDA | – | 無料 | | |

関との契約になるため、登録認証機関ごとに手数料が異なります。概ね40~90万円程度ですが、これに加え、製品の適合性証明のための各種試験の費用も発生、さらに製品の認証申請と同時に、製造に関連する施設のQMS適合性調査が必要となります（申請区分やQMSについては第3章を参照）。

### 規制とは別の負荷

製造販売業や製造業ではなく、医療機器の部品・部材等を供給する立場では、医薬品医療機器法の縛りを受けませんが、クラスが高くなるに従って、部品・部材等に求められる検査や試験が多くなったり、具体的な契約に至るまでの時間が長くなったりする傾向があります。そのため、部品・部材等といえども、使用される医療機器の品目によって、取引が始まるまでの負荷や時間が想定以上になる場合が出てきます。

表５　承認時のQMS適合性調査に係る費用

| QMS適合性調査 | 区分 | | 新規承認（円） |
|---|---|---|---|
| 書面調査費用 | 基準適合証発行手数料 | | 50,400 |
| | 製品特性の区分に応じて製造販売業者にかかる手数料 | 新医療機器 | 386,600 |
| | | クラスⅣ | 374,500 |
| | | 生物由来製品 | 398,500 |
| | | その他医療機器 | 374,500 |
| | 製造所ごとに追加される手数料 | 設計 | 88,100 |
| | | 滅菌 | 91,200 |
| | | 組立等 | 104,100 |
| | | その他 | 90,500 |
| 実地調査費用 | 実地調査実費（一日あたり） | 国内（旅費等を含む） | 212,400 |
| | | 外国（海外渡航費は別） | 179,500 |

表３～５の出典：PMDA品質管理部「手数料の考え方について」（2015年３月30日）。2017年７月31日現在の数字に変えるなど一部改変。

## コラム　医療機器プログラム

欧米では既に医療機器として扱われていた汎用端末（スマホ、ＰＣなど）で動くソフトウェアが２０１４（平成26）年施行の医薬品医療機器法で「医療機器プログラム」として医療機器に位置づけられました。従来の医用電子機器にもハードと一体となったソフトウェア（例：組込みソフト）がありますが、これも医療機器プログラムとともに経過措置期間を過ぎ、医療機器ソフトウェアーライフサイクルプロセスＪＩＳ Ｔ ２３０４（ＩＥＣ６２３０４）に準拠した設計・開発プロセスの構築の対応が必要です（２０１７年11月25日までに）。一般的に日本におけるソフトウェアの開発はハードの開発と違って設計・開発のプロセスの記録管理がおろそかにされている場合が多いため、医療機器プログラムが要求する開発体制を構築できるかどうかが大きな課題となっています。

## (3) どんな基準で

### 事業リスク

事業化を構想するにあたって参入分野とその分野特有のリスクを考えながら選択していくことが重要となります。参入分野・品目を絞り込んでゆく過程で、事業リスクという尺度でみると、薬事承認取得の難易度（すなわち、どの商品を扱うのか）という以外に販売後のメンテナンス等のリスクも検討する必要があります。

### メンテナンスの負荷

ここでは、メンテナンスについて考えてみましょう。メンテナンス網を構築・維持することは大変なことです。商品が使い捨ての場合には、売り切りになるため、メンテナンス人材の配置や修理部品の供給網の構築・維持に関する心配が不要になります。メンテナンス網を新たにつくるのは大変ですが、既に他の事業でメンテナンス網を持っている企業の場合、それを利用すればよいので参入障壁は低いと考えられます。この2つの要素をマトリックスとして表現すると図4のように

| 特性（リスクの高さ） | | リスクの少ない機器 | 治療以外でリスクが中程度の機器 | 治療用機器 | インプラント用機器 |
|---|---|---|---|---|---|
| 事業特性 | 日本国内での制度的障害の高さ | 低い | 中程度 | 新規製品開発・承認は日本では難しいため、国内では既存製品の改良・改善が主流 | |
| 事業特性 | 医師との関与の度合い | 低い | 比較的高い | 高い | 高い |
| 使い捨て | | ガーゼ<br>ギブス | | カテーテル<br>内視鏡処置具 | 整形外科用インプラント製品（人工関節、人工骨、人工歯など）<br>人工弁、ステント |
| メンテナンス必要 | 送付可能な製品 | 血圧計 | 内視鏡 | | ペースメーカ<br>人工心臓 |
| メンテナンス必要 | 据付・調整が必要な製品 | 生化学検査装置 | MRI<br>CT | 手術用ロボット | |

メンテナンス負荷小 ↔ メンテナンス負荷大

承認取得のレベル低い ↔ 承認取得のレベル高い

図4　事業化検討におけるリスクと製品選択

出典：(財)産業研究所，我が国医療機器産業の特性と国際競争力強化方策に関する調査研究，2007を基に作成

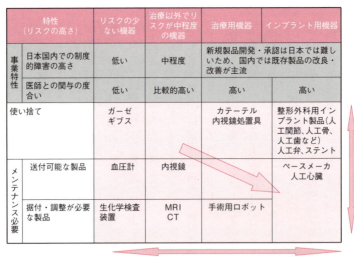

なります。横軸が「どの商品を」の項で説明した薬事承認取得の難易度を示すもので、縦軸が「メンテナンスの負荷」の程度を示しています。

図4では、一般論として、左上領域（たとえば、ガーゼ）への参入障壁は低く、右下領域（たとえば、ペースメーカや人工心臓）に進むに従って参入障壁は高くなります。部品・部材等の提供を目指す場合でも、製造販売業ほどではありませんが、メンテナンスの必要があるものは、長期間に渡って交換部品を製造し続けることが求められます。

## 2 医療機器商品化のプロセス

医療機器がアイディアから始まり商品として世に出ていくまでにはいくつかの節目があり、これらを乗り越えていく必要があります。この乗り越えていく過程の中で考慮しておくべきことがあり、その多くが国の制度と関係をもっています。そのため、医療機器の開発の意欲やスピードがこうした制度やその運用に強く影響されることになります。

### 改良・改善が重要な医療機器

商品化プロセスは基礎研究から始まる開発から治験、承認、製造、販売、使用という流れになりますが、医療機器の場合は、医薬品とは異なり、基礎研究からのアイディアが商品化されたことで商品が完成したということにはなりません。提供された商品に市場がどう反応するのか、すなわち、性能、価格、安全性、使いやすさなどの観点からの市場の反応を踏まえて、商品の改良・改善が行われます。こうした改良・改善された商品は、ものによってはもう一度治験プロセスを通り、承認（あるいは認証）、製造、販売といった初期商品と同じようなプロセスを経て使用に供されます。この繰り返しが医療機器という商品を進化させていくのです。医薬品の開発はこうした改良・改善というプロセスはそれほど重要ではありませんが、医療機器にとっては極めて重要で、日本が得意とする「改良・改善」能力が発揮できる分野であるといえます（図5参照）。

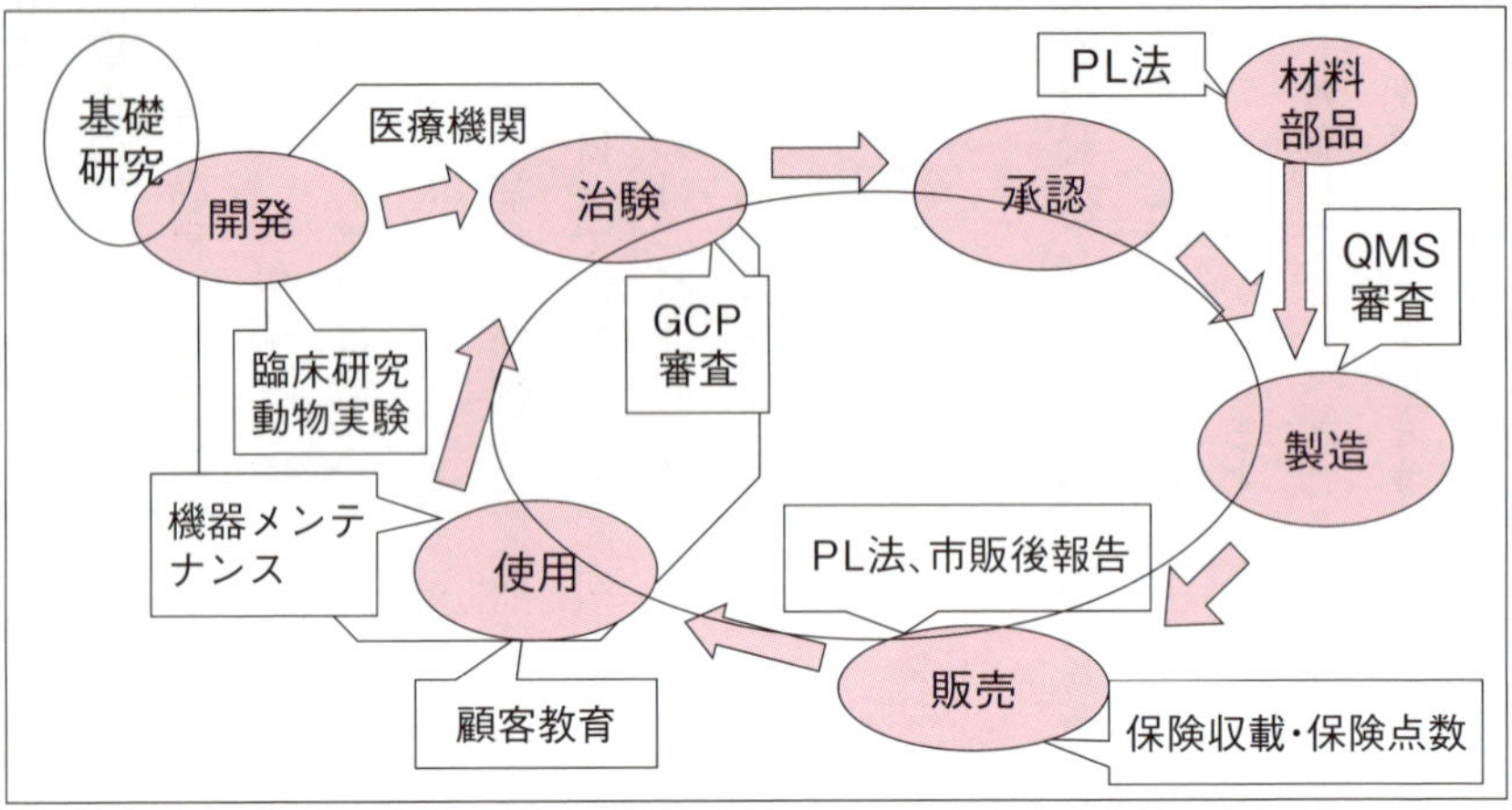


図5　医療機器開発・販売までのサイクル

出典：㈶機械システム振興協会，高質な国民生活をもたらす先端医療機器技術の社会的導入方策に関する調査研究報告書，2007

## (1) 基礎研究・開発段階

基礎研究段階では、大学や研究機関のみならず、大手企業やベンチャー企業などが主役となって、各々の持つ技術の臨床での価値の実現を目指してアイディアをぶつけ合い、臨床応用可能な技術として成熟させていきます。

### GLP (Good Laboratory Practice)

構想として固まったら、薬事承認申請のための人体を対象とした臨床試験（治験という）に入っていくわけですが、その前に非臨床と呼ばれる研究室レベルの試験がまず行われます。ここでは各種検査測定（生体適合性など）が行われるとともに、必要に応じて動物実験が行われます。ここまでは人体を用いた研究は行われませんが、将来の薬事承認申請を前提とするのであれば、各種の非臨床試験はGLPといわれる取り決めに則って取り組まなければなりません。開発の過程で生まれてくる知見は知的財産権として登録し、保護されることが肝要であり、これが今後の開発の行方を左右します。

## (2) 治験から承認段階

従来にない新しい医療機器（日本では新医療機器や改良医療機器の一部。第3章参照）では製品の承認審査の際に治験が必要となります。

### GCP（Good Clinical Practice）

治験は商品化後に使用する医療機器が人体に悪影響を与えないか、治療上の有効性はあるかなどについて人体を用いて証明していくプロセスで、GCPといわれる取り決めに則って進められます。日本では、治験で用いる医療機器は商品化する製品仕様と全く同一でないといけないことから、一旦治験申請をしてしまうと、動物実験だけでは決めきれなかったサイズなどの修正が極めて難しい制度になっています。このため、臨床研究の緩和措置が研究者から要望されています。

### 審査

審査は、治験が必要な新しい医療機器を含め、高度管理医療機器や一部管理医療機器についてはＰＭＤＡで、管理医療機器は登録認証機関で実施されます。審査員からの疑問点について質疑応答が書面で行われ、追加試験や情報提供が要求されることが多くなります。審査期間が米国などと比べ長いことからデバイスラグという言葉が生まれています。政府はこうした審査期間の短縮のための改善プログラムを実施し、効果を上げてきています。審査プロセスは、審査対象となる医療機器の人体に与えるリスクレベルや類似品が既に市場に出ているかどうかによって異なりますので、自社の製品をどのようなものとして審査に出していくのかの決定は金銭的、時間的な面で経営に重大な影響を与えますので、慎重な判断が求められます。

審査プロセスだけではなく、後述する審査通過後の保険収載についての審査に時間がとられる場合があります。これも含めると、新医療機器（治験も必要な場合）は治験に25ケ月、薬事審査に14ケ月、保険審査に7ケ月（革新的な場合）必要で、合計46ケ月（約4年間）かかります。一方、認証医療機器や後発医療機器の場合は、治験が不要で、薬事審査に3～4ケ月、保険収載の審査もないため、合計3～4ケ月となります。極端な比較ですが、審査手続き上開発後に必要となる期間がこれほどまで違うことになります。

## （3） 製造段階

製品の承認が得られたものは、その製造を行うにあたっては厚生労働大臣登録された製造所で作られなければなりません。この登録申請は都道府県経由の届出で済ませられます。

### QMS（Quality Management System）

製品審査における承認基準の一つがQMSと呼ばれる製造管理・品質管理の基準です（第3章5参照）。製品群ごとにその製造工程の定期的な審査が行われます。従来は製品ごとの審査でしたが、類似の製品グループをまとめた製品群ごとの審査で済むようになりました。製造工程の変更や工場の場所、管理者の変更などの場合はその都度、届出が求められます。海外へ輸出する場合は輸出先国の医療機器品質管理基準に則らないといけませんが、現在のQMS省令は国際的な基準であるISO13485の条文に完全に一致した基準を第2章として取り込みましたので、この部分に関しての国際整合性は高まりました。ただし、QMS省令の他の部分は我が国特有のものですので、注意が必要です。

### コラム G～Pについて

医療機器の法令対応に関連してしばしば「G～P」という略号が出てくるので、初めての方のために解説しておきます。これは「Good xxx Practice」の略で（「xxx」には「Clinical」や「Laboratory」などが入る）、「～」には「C」「L」「M」「V」などがあります。

**GCP**

Good Clinical Practiceのことで、臨床試験の実施に関する基準のことです。GCPにはいくつかの種類があり、医療機器に適用されるものは「医療機器GCP」といわれる厚生労働省令です。

臨床試験は倫理性・科学性・信頼性が保たれていなければなりません。そのためGCPでは、倫理審査委員会

（ＩＲＢ）、インフォームド・コンセントなどを求めるとともに、手続きの文書化や記録の義務を課しています。

医学研究は、かつては、研究の成果で多数の人々を救えるのなら実験の犠牲もやむを得ないと考えられた事例もあり（ナチス・ドイツや日本陸軍による人体実験など）、ナチスの戦争犯罪を裁いたニュルンベルグ裁判からニュルンベルグ綱領（１９４７年）が、さらにヘルシンキ宣言（１９６４年）が出されて医学研究の倫理性の基本となっています。日本では、新薬の審査過程において臨床試験データに不正があることが明らかとなった事例が発生したことから、１９８９年に最初のＧＣＰが策定されました。

### ＧＬＰ

Good Laboratory Practiceのことで、安全性に関する非臨床試験の信頼性を確保するための基準のことです。ＧＬＰにはいくつかの種類（医薬品、化学品、農薬など）がありますが、基本的にはほぼ共通でＯＥＣＤ（経済協力開発機構）ＧＬＰに準拠しています。医療機器に適用されるものは「医療機器ＧＬＰ」といわれる厚生労働省令で、生物学的安全性試験に対してのみ適用されます。

米国で１９７０年代に動物試験データに不適正な事例が多数発見され（ＩＢＴ社など）、ＦＤＡが作成したのが最初です。ＧＬＰでは試験施設に信頼性保証部門を設けること、標準操作手順書（ＳＯＰ）の備え付け、記録・標本等の保管などが定められています。

対象となる試験は、ＧＬＰ適合の評価を受けている試験施設で行うのが原則です。

### ＧＭＰとＱＭＳ

Good Manufacturing Practiceのことで、一定の品質の製品を継続的に生み出すための製造品質管理の基準のことです。ＧＭＰにはいくつかの種類があり、医療機器に適用されるものは、以前は「医療機器ＧＭＰ」といわれていましたが現在は「ＱＭＳ（Quality Management System）」といわれる厚生労働省令です。

１９６３年に米国で医薬品ＧＭＰを定めたのが最初で、その後米国では医療機器の認可制度が始まった際に医療機器にもＧＭＰが導入されました（現在の米国で医療機器に適用されるＧＭＰはＱＳＲ（Quality System Regulation）といわれるものです）。医薬品は化学品の製造に限定されるので、製造品質管理基準もそれを踏まえて具体的に規定できますが、医療機器はその製造形態も多様です。このため、その後欧州で医療機器の認可制度を開始する際に、当時既に各種の製造業に適用される規格として発展していた品質マネジメントシステム（QMS）についてのISO9000シリーズ（現在では製造業に限らずサービス業その他にも適用されています）を医療機器の製造品質管理にも適用する制度としました。これが発展して現在ではISO13485となっています。日本でも医療機器GMPにISO13485を取り入れた2005年からは、このためQMSといわれているわけです。

**GVP**

Good Vigilance Practiceのことで、リスクマネジメントの一つである製造販売後安全管理の基準のことで、厚生労働省令で定められています。

安全確保業務についての文書・記録の保持、安全確保業務の責任者として安全管理責任者を置くことなどが定められています。

医薬品についてのGood Pharmacovigilance Practices（GVP）が語源と思われます。

**その他**

G～Pには、このほかにGPSP（Good Post-Marketing Study Practice、市販後調査の基準、日本独自の用語）、他分野ではGAP（Good Agricultural Practice、農業生産工程管理の基準）などもあります。

Good xxx Practiceという呼称はFDAによる医薬品GMPが最初で、この画期的な管理基準の実施が与えたインパクトが大きかったため、その後FDAをはじめ、ほかでも類似の管理基準に対して、正式名称又は略称としてGood xxx Practiceと名付けることが行われるようになったと思われます（FDA GLPやFAO GAPなど。なお、GMPやGLPは米国の法令上の呼称になっています）。

## (4) 医療保険点数と製品のライフサイクル

### 医療機器の価格

医療機関で使用される医療機器の場合、全てに公定価格がついていると思われがちですが、公定価格のついているものとそうでないものがあります。医療機器の中でも一般医療用品のような消耗品（たとえばガーゼ）や診断機器、治療機器などに関しては一つ一つの医療機器に公定価格（保険点数）がつくわけではなく、医師の技術料（保険点数）の中で扱われます。一方、カテーテルや人工関節のような体内に埋め込む消耗品的な要素のあるものは特定保険医療材料として個別製品に公定価格がつきます。ただし、ここでの公定価格は治療等の代価として医療機関が医療保険から受け取る際の価格であり、医療機器販売業者が受け取る価格ではありません。そのためいずれの医療機器も、医療機関への販売価格は一般の商品と同じように交渉によって決まります。医療保険と医療機器の価格等の関係については第4章をご覧ください。

自社の商品が全く新しいカテゴリーである場合は、保険適用が可能なものなのかどうかの審査を受けなければなりません。一方、既存のカテゴリーと同じであると申請すれば、既存の保険点数（特定保険医療材料の場合は同機能の製品のもの、技術料に係わるものの場合は技術料が適用される手技に該当するもの）が適用されます。新規のものは新しい保険点数の決定までどの程度時間がかかるかわかりませんので、既存のものと同じ値段で甘んじるのか、それとも時間をかけてでも新しい値段を期待するのかを天秤にかけて経営判断をする必要があります。特に、新しい手技に係わる医療機器の場合は学会での手続きが必要なため、より多くの時間がかかるようです。

保険外で使用される場合もありますが、保険と保険外の混合使用が原則認められていない現状では、患者の負担する医療費が極めて高くなること等から、一般に医療機関での購入インセンティブは削がれてしまいます。

## 医療機器のライフサイクル

医療機器が新規に市場に投入され、利用者（医師）の習熟とともに市場が拡大します。先行者はこの初期段階で開発投資を回収します。しかし、複数メーカーの参入もあって市場価格は下落していきます。市場価格が定価の概ね50%を切ったあたりで市場はブランドよりも価格に購入動機のウェイトを移して、市場では汎用品として取り扱われるようになります。この過程で改良を重ねることによって、価値の向上を図りますが、いずれ次世代の代替機器に取って替わられて市場から退出します。

　こうした医療機器のライフサイクルを見ると、開発に必要な期間と上市までに対象品の価格低下がどの程度起こるのかの検討も必要です。例として特定保険医療材料であるベアメタルステントをあげると、2002年から2012年までの実勢価格が75%まで下落しています（図6）。発売時の価格がその6年前に非臨床試験前後で想定した価格の88%になっていたという調査も出ています。また、開発が長期にわたると加算ベースが下がってしまう事態になることもあり、事業リスクが高まります。

### (5)　PL保険

　医療機器に限らず、多くの商品は製造物責任法による縛りを受けます。製品によって危害を使用者に与えた場合にその損害賠償を行うことが求められています。医療機器に関しては、リスクの低い製品に対しては中小企業に対しても保険料を十分に支払い得るような保険が用意されていますが、リスクの高い製品に関

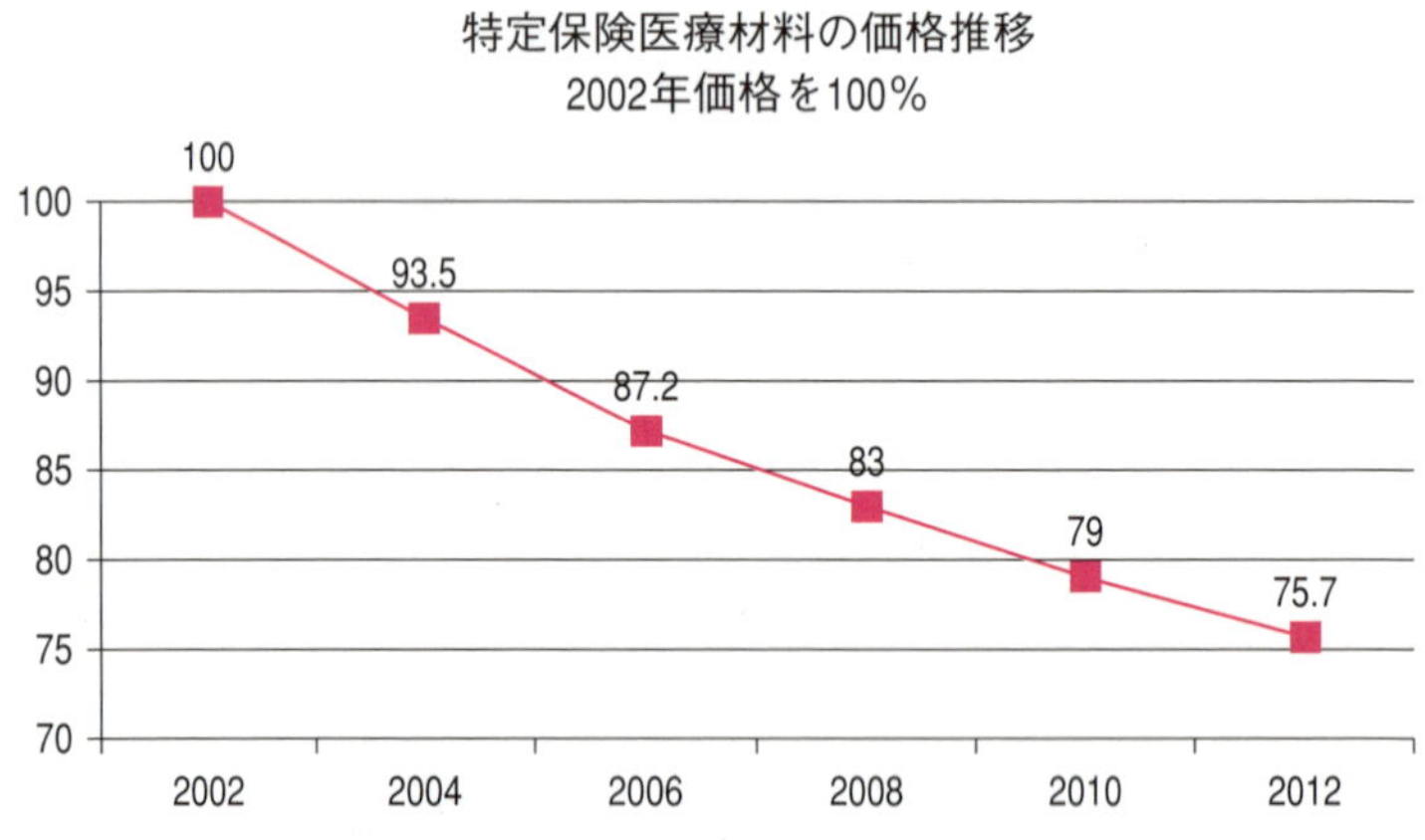


図6　特定保険医療材料（ベアメタルステント）の価格低下
出所：中野壮陛氏講演資料（2016年6月11日）

してはその保険料がかなり高く設定されがちであるといわれます。医療機器への参入に慎重になる理由の1つとして、「PLが恐い」ということがあるかもしれません。また、「医療機器はリスクが大きいので、PL保険が買えないのではないか」という心配もありえます。たしかに米国では、製品メーカーがPL訴訟によって倒産したり、PL保険が手配できないために、廃業したりということが社会問題になったことがあります。しかし、そんな米国でも医療機器のベンチャー企業は盛んに起こっています。また、日本の訴訟状況は米国とはまったく異なっています。医療機器のリスクはそんなに高いのでしょうか？　医療機器への参入に当たっては、PLのリスクやPL保険に関しての正しい理解が不可欠です。PL保険については、第5章をご覧ください。

## (6) 流通

全ての産業は、その業界固有の環境・慣行に基づいてその歴史の中で流通が確立されてきています。医療機器についていえば、終戦後、積み上げられてきた歴史の中で今日の体制が出来上がってきました。自社の商品を数多く売りたいとする供給者（メーカー、輸入販売業者）と、購入する商品の組み合わせの中で最大の臨床的成果を上げたいとする医療機関とのせめぎ合いの過程の結果として、今日の流通の姿が出来上がっています。

ごく限られた例外（商品が高額で件数も少ない場合に直販されることがあります）を別とすれば医療機器は通常、ディーラーと呼ばれる流通業者を経由して医療機関に届けられます。

### メーカーとディーラーとのせめぎ合い

専門商品ディーラーや総販売代理店はどちらかというとメーカーの代理人の立場で医療機関に接しますが、ディーラーのほとんどを占める「医療機関出入りのディーラー」はメーカーの代理人という立場と医療機関の代理人という立場の2つの立場を持っています。自社製品の販路拡大と価格の維持を目指して流通の主導権を握ろうとするメーカーと、顧客である医療機関を抱えて医療機関の便宜も取り込んで流通の主導権を握ろうとするディーラーとのせめぎ合いが戦後一貫して続いてきています。

医療技術の高度化に伴って、新しい医療機器が相次いで市場に投入される中で、メーカーの支配は都市部を中心に強まってはいますが、医療機関の代理人としての立場も併せ持つディーラーは、メーカーが意図する販売秩序に対抗してディーラー同士で商品を融通し合ったり、合併あるいは合従連衡によって自らの規模と活動地域を拡大したりしてこれに対抗してきています。

### ディーラーの存在意義

ディーラーが単なる名目上の中間流通業者ではなく、ここまで力をつけてきたのは、医療機関の代理人としての立場にあるということ以外にも理由があります。

医療機器の販売に先立って市場への浸透をはかるマーケティング活動は、地元の医療機関に日常的に出入りしている（＝口座を持っている）ディーラーの協力を得てメーカーが行っています。この成果である販売契約はこのディーラーが医療機関と締結し、売上として計上していきます。

メーカーが医療機関との直取引でなくディーラーを途中にかませるのには理由があります。一発勝負の機器の取引であれ、流れる商品である消耗品の継続取引であれ、全国の全ての病院、診療所に対して売上債権の管理をメーカーが独自で行うには膨大な経費と人手を必要とします。地域の事情に通じたディーラーにこの与信管理を任せるのが経営的に有利だとの判断があるのだと思います。

もう一つの理由として医療材料の物流の問題があります。日常的な御用聞きを通して医療材料の注文をもらって納品しているディーラーは、病院内の各部門の状況までも把握していて、病院の現場の要望を充たす形で複数メーカーの医療材料をまとめて納品することができます。メーカー単独では経済的にも物理的にもこうした物流の問題に対応できません。ここにもディーラーの大きな存在意義があります。

## 医療費抑制と効率化

しかし一方で、医療保険財政の悪化を背景とした、相次ぐ診療報酬の引き下げ、医師不足や医療安全への取り組みなどで病院の経営は圧迫されていて、このしわ寄せとして医療機関で使用する医療機器・医療材料の単価が引き下げられてきています。メーカーと医療機関の中間に位置するディーラーは、医療機関に対して医療材料購入ソフトや院内物流（SPD：Supply, Processing and Distribution）サービスの提供などの病院経営へのソリューション提供といった、新しい機能を身につけることによって生き残りを図っています。

## コラム　単回使用医療機器の再製造

### 単回使用医療機器（ＳＵＤ）

手術等に使用する医療機器は無菌でなければなりませんが、注射器やカテーテルなど、今日では滅菌済みで供給されて一回限りの使用で使い捨てる（いわゆるディスポーザブル）医療機器が医療機関で多数使用されています。このような医療機器は単回使用医療機器（SUD：Single–Use Device）といわれ、その医療機器の被包（箱などのこと）や添付文書（箱の中に入っている説明書のこと）には「再使用禁止」などと書かれています。また、医療安全・感染防止の観点から、使用済みのＳＵＤを再使用しないように行政からも指導されています（平成26年医政発０６１９第2号厚生労働省通知など）。

### 単回使用医療機器の再使用

日本では、医療機関で使用する医療機器は、使うたびに決まった金額が医療機関に支払われる（出来高払い）ものが多いのですが、一部のものは「まとめていくら」式に支払われるものもあり（医療保険のしくみは第4章で説明します）、経費節約のため、使用済みの単回使用医療機器を医療機関で滅菌して再使用するようなこともないわけではありませんでした（２０１５年7月30日神戸大病院公表など）。日本とは医療制度が異なる米国などでは単回使用医療機器の再使用への要望はより強く、安全に再使用できるように以前から「再製造」の制度がありました。

### 再製造単回使用医療機器

日本でも2017年7月から単回使用医療機器を再製造する制度が始まりました。これは医療機関から引き取った使用済みの単回使用医療機器を、医療機器製造販売業の許可を受けた事業者が、登録を受けた製造所で検査、洗浄、滅菌等して（再製造して）、新たな製品として販売する、というものです。こうして販売される医療機器は「再製造単回使用医療機器」といわれ、その安全性の確保のためこれらの医療機器には法第42条に基づき再製造単回使用医療機器基準が定められており、個々の医療機器にシリアル番号を付して再製造の回数を管理することなど多くのことが求められています。また、再製造単回使用医療機器を製造販売するためには、製造販売業者は品目ごとに承認を受けなければなりません。この場合、元の単回使用医療機器が一般医療機器などの承認対象でないものでも、再製造単回使用医療機器とする場合は全てが承認の対象となります（承認制度のしくみは第3章で説明します）。

なお、再製造品の承認時点において元の単回使用医療機器に特許権がある場合には、その再製造品にも特許権が及ぶ（いわゆる特許権の消尽がない）可能性がある（最判平19・11・8民集第61巻8号2989頁インクタンク事件、特許研究 №45 p52-71など）ので、該当する場合には特許権者との調整を行っておくことが必要となるかもしれません。ちなみに米国では、連邦最高裁判所が2017年5月30日のリターンカートリッジについての判決で特許権の消尽を認めています。

### 再製造単回使用医療機器のメリット

再製造単回使用医療機器は、ある意味で薬剤におけるジェネリックのようなものと考えられます。前段で説明したような方策をとることにより、科学的には元の単回使用医療機器と同等の品質を確保できるので、医療資源の効率的使用による医療費の削減に役立つと考えられます。ジェネリック薬品の場合も最初は、いくら品質が同じといわれても医師も患者も使い慣れた先発品の方がよいと、ジェネリックはあまり見向きもされませんでした。日本の医療制度は基本的に出来高払いなので、一部の包括払いを除いては医療機関も患者（患者には医療費の一部負担はあるが3～1割であり、高額になれば高額療養費の制度があるので価格にはそれほどこだわらないと思われる）もコストをあまり考えなくともよいようになっています。とはいっても国全体では（特に保険者や財政当局）コストの問題は重要なので、ジェネリックの場合は薬価、療担規則での規定、点数表におけるいわゆるジェネリック加算、処方箋の様式など各種の対策により数量シェアで5割強（平成27年度）になりました。

再製造単回使用医療機器は、再製造にはそれなりのコストもかかるのである程度単価の高いものでないとメリットは少ないと思われます。今後の動向に興味が持たれます。

## 3 参入のきっかけをどこに求めれば良いか

自社の光る技術を医療機器業界に持ち込んで、優れた医療機器を開発・製造・販売しようという試みはこれまで数多く行われてきました。うまく商品開発・販売にまで漕ぎ着けた企業がないわけではないのですが、多くの企業が開発の途上で挫折しています。こうした先例に学び、参考にしながら参入のきっかけや開発のプロセスを考えてゆきたいと思います。

### (1) 「光る技術」の確認

医療機器の分野に限らず、どの産業分野においても「光る技術」なしにはそれぞれの産業分野で活躍し、生き残ってゆくことができません。自社に「光る技術」があるのか、あるとすればそれは何か、従来技術や競合技術とどのように差別化できるのかなど、自社の「光る技術」を確認することが参入への第一歩になります。

そのうえで、この「光る技術」を医療機器分野に持ち込んだ時にどのような新しい価値を臨床現場にもたらすことができるのかを想像してみてください。もちろん、自社の中で想像するには限度があります。そこで外部とのコンタクトが重要な意味を持つようになってきます。医師などの医療者の方々、医療機器メーカーの方々との出会いを提供してくれる様々な催しがあります。このような催しや参入支援制度については本ガイドブックの最後にまとめてありますので、折に触れてこれを参照しながら話を進めてゆきたいと思います。

## (2) 対象分野の選択

自社の強み（光る技術）が判ったとしても、それを医療機器のどの分野に利用してゆけば臨床現場で価値を生み出すことができるのかは、容易に判ることではありません。やはり外部とのコンタクトを通じて対象分野を絞り込んでゆくことが必要になります。こうした活動を支援する医療ニーズに触れることのできる集まりなども開催されています。国立研究開発法人日本医療研究開発機構（ＡＭＥＤ《エイメド》）が委託運営する「医療機器アイディアボックス」（会員制）、一般社団法人日本医療機器テクノロジー協会（ＭＴ《エムティー》ＪＡＰＡＮ《ジャパン》）の「医療機器技術マッチングサイト」などにアクセスして医師・研究者・企業からの要望に触れて自社の可能性を検討することができます。直接的な接触を求めるのであれば、医療機器に関わる展示会に顔を出して、ネットワークを広げることも必要でしょう。そして医療機器技術展示会・見本市（国内）の中でもとりわけメドテックジャパン（ＭＥＤＴＥＣ　ＪＡＰＡＮ）は外せません。臨床ニーズではなく技術シーズの展示会ですが最新の医療機器技術が広く展示されていますので、自社技術と比較しながら臨床への応用可能性を検討することができます。

なお、本稿では医療機器の開発を目指して異業種から参入するケースを中心に記述しています。一方、医療機器そのものの開発ではなく、自社の保有する光る技術を医療機器メーカーに提供することに主眼を置いている企業もあると思いますが、この場合も基本的な考え方は同じだとご理解ください。

## (3) 開発の初期段階がすべてを決める

光る技術が確認できて、対象分野が何となくイメージできるようになれば、開発の体制を考えるステージになってきますが、この段階が一番クリティカルで、開発の将来を決めてしまうほど重要です。

まず考えねばならないのは、「何のためにこの開発をやるのか」です。明確にしなければいけないのは、「将来、自社を支える事業に仕上げる、ビジネスとして考える」ということです。開発自体が自己目的化したり、一部の研究者のための開発になったりするおそれは常に付きまとっています。

もう一つ大事なことがあります。「これから始める開発は、もしすべてうまく行って商品として臨床現場に出た時に価値を提供できるのか、もしできるとすればどの程度の大きさの価値（新規性）を提供できるのか」を開発メンバー全員で議論し、結論を全員で共有することです。開発は、往々にして環境条件を甘く見たり、希望的観測に基づいて決定されることがあります。えこひいきなしに客観的に決定がなされなければなりません。結果として出口（販売）に到達できなかった開発案件はやはりそのどこかに欠陥が内在していたはずで、これを初期段階で発見できていれば、無駄な投資を避けることができるはずです。

## (4) リーダーシップ

こうした決定の主導権をだれが握れば良いのでしょうか。「ビジネスとして開発を行う」と宣言した以上、医療機器の商品化・販売に長けた人物が主導権を握るのが合理的でしょう。異分野から医療機器分野に参入する難しさの一つがここにあります。医療機器のビジネス環境は少しですが他の産業分野とは異なっています。これに通じた人物がプロジェクトリーダーとして開発メンバーの中にいて全体を取りまとめながら開発を牽引してゆくのが良いと思います。医療機器メーカーにいて開発や販売に携わってきた人物が適任かと思います。このような経歴で、「コーディネータ」として活躍している方もいます。

医療機器開発支援ネットワークおよびこれと対をなす地域支援機関（全国に74カ所あります）は、身近にいるこうした専門家と出会える機会を提供してくれます。彼等は一つ一つの開発プロジェクトに対して専門的な立場から現場ベースで適切なアドバイスを提供してくれます。地域支援機関で解決しきれない問題は、ネットワークを通じて支援を受けることができます。

開発の初期から出口に到達するまでの開発の全行程で、専門家のリーダーシップが開発の成否を決めると言っても過言ではないと思います。こうした各分野における専門性を持ったコーディネータとの出会いはとりわけ大事です。NPO法人医工連携推進機構は専門性の高いコーディネータ170人を擁し、各種相談に対応するなど医工連携活動の支援事業を行っています。

## (5) マーケティング戦略

開発がスタートすればプロジェクトリーダーは技術開発のみならず医薬品医療機器法上の取り扱い、権利の確保、資金と人員の確保等、直面する様々な問題に対処してそれらを解決してゆかなければなりません。こうした中にあってもプロジェクトリーダーに求められる最大の役割は、開発の成果が市場に受け入れられて、一定の時間の中で利益をもたらすまでにプロジェクトを磨き上げてゆくことです。

ある企業の開発品が持っている価値が、単に「在来品より少し良い」(改善・改良)程度であるならば、その分野を押さえている医療機器メーカーからすれば、そこと協業することにあまり魅力を感じないでしょう。下手をすると排除される危険性すらあります。世界を一変するほど画期的ではなくても、こうした医療機器メーカーをこちらに振り向かせるに十分な魅力を持った開発品に仕立て上げてゆかねばなりません。

さらに開発のスタートに当たって確認した価値が守られるように、プロジェクトリーダーは環境条件の変化に適応して開発のベクトルを都度修正し、推進しながらゴールに向かうという大きな役割を担っています。

## (6) 販路を求めて

異分野から医療機器分野に参入するに際して、医薬品医療機器法などに多少違和感を覚えるかもしれませんが、色々な問題点のうちでやはり販路をどこに求めるかが最大の難関であると思います。

結論を先に言えば、独立独歩を覚悟する場合を除いて、先ずは医療機器メーカーとの協業を目指すべきと思います。そのためには出来る限り開発のスタート時に、特定の医療機器メーカーとの間で開発のコンセプトを共有し、協業のための条件の摺合せを行うのが良いと思います。これを別の角度から見れば、医療機器メーカーとの協業の目途がないままに、開発をスタートするのは危険であるということになります。

一部に医療機器ディーラー（卸）との協業を求めるケースがありますが、ディーラーは医薬品医療機器法の許可を得て、保険点数も付いていて商品としての価値が確定している商品をルートに乗せて販売するのが役割で、本来的に商品開発機能は持ち合わせていないと考えたほうが良いと思います。

良かれ悪しかれ医療機器メーカーは自社が所属している特定の医療分野で、医師とのネットワークを永年にわたって築いてきて、結果として一定の立場を占めています。この医療機器メーカー自身も自社単独に、あるいは社外の企業・研究所と一緒に、新しい技術、新しい市場を常に追求してきており、条件が合う限り協業に入る素地は十分にあります。

となれば、こうした意欲のある医療機器メーカーとどのように出会って、話し合いに入ることが出来るのでしょうか。やはり数多くの出会いを求めて展示会、セミナー、マッチング会などに顔を出して、地道にネットワークを広げてゆくのが、遠回りであったとしても一番堅実な方法だと思います。

臨床医のニーズを発表するマッチング会は種々開催されています。この中でアイディアを温めて開発に繋げてゆくことができますが、同時に医療機器メーカーが求めるニーズを発表するマッチング会もあります。MTJAPANは年1回こうしたマッチング会を開催しています。大阪商工会議所も逆見本市として医療機器メーカーの要望を発表しています。「本郷展示会」でも同様な取り組みが行われています。

販路の確保こそ開発の終着点です。開発過程の全ての苦しみは販路の確保によってようやく報われることになります。地道にネットワークを広げることで開発を成就させてください。この後に「新規参入に成功した企業」を数社ご紹介します。各社各様、辿ってきた道のりは違っても開発の終着点に到達した企業です。皆様の御活躍をお祈りします。

## 4 新規参入に成功した企業

努力あり、幸運あり、様々な過程を経て出口（販売）に到達した企業があります。対象を医療機器から少し広げて、福祉機器も含めてアーリーステージにある企業を調べて、いくつかの企業を共通項で括ってみました。

### (1) 機械加工からの参入

㈱スズキプレシオン

精密機械加工、特にチタン等の難削材の加工に秀でていて、インプラント、手術デバイスに進出。医療機器メーカーとの販売契約もできている。

二九《ふたく》精密《せいみつ》機械《きかい》工業《こうぎょう》㈱

難削材の超精密微細加工を得意としている。形状記憶合金であるβチタンパイプにスリットを入れた、しなやかで自由に曲がる画期的な製品を開発し、手術デバイスとして利用されている。

㈱東鋼《とうこう》

特殊工具を使ってチタン、アルミ等、多様な素材を加工する技術を持っていて、人工関節、手術用機器などの加工を行っている。医療向け工具については、大学との共同研究などを通じてより精度の高い加工ができる工具の研究・開発を行っている。

㈱金子《かねこ》製作所《せいさくしょ》

カメラ向け小物部品の切削加工を行っていたことから、軟性内視鏡用部品の製作に参入。手術用三次元モニターの開発も行っている。

## (2) 電子機器・部品からの参入

### 橋本電子工業《はしもとでんしこうぎょう》㈱

電子機器検査装置、生産自動化装置などの技術を生かして医療機器に参入。心臓・血管手術時に、血管内の血栓が剥がれて血管内に遊離し、この微小栓子が手術中に塞栓症を引き起こす可能性がある。超音波ドップラーを用いて頸部血管でこの微小栓子を検出する装置を開発した。

### ノーリツプレシジョン㈱

写真現像機を製造・販売してきたノーリツ鋼機㈱傘下の同社は新しい事業として介護事業における高齢者の見守りに注目した。画像による見守りは高い効果が期待できるが、反面プライバシーとの兼ね合いが懸案であった。赤外線を用いて画像を取得し、モバイル端末に伝えるが、この間に画像処理によってシルエットだけを表示し、プライバシーに配慮している。

### キング通信工業《つうしんこうぎょう》㈱

家庭や事務所での安全を守る製品を提供してきているが、高齢社会に向けて見守り機器に力を入れている。通信と画像処理の技術を生かして、取得した画像をシルエットとして表示し、プライバシーに配慮した見守りシステムを施設に提供している。

### 鹿島《かしま》エレクトロニクス㈱

大手医療機器メーカーに電子部品を納入する傍ら、穿刺ガイドアダプターの開発・製造と内視鏡レンズ洗浄器の開発・商品化を実現した。

## (3) 自主独立型の参入(ベンチャー型の参入)

素材あるいは加工技術をベースとした企業からの参入ではなく、工学系大学や研究所、大学医学部に所属する研究者が独立する形で医療機器開発に参入するケースが増えてきています。既に出口(販売)に到達したケースがいくつか出てきています。上市に至る過程で工学系、医学系の様々な学会に参加し、技術を磨き上げてきているために、その技術・製品を利用する医師から見ればこなれた製品に仕上がっていて、自然に受け入れられています。今後、こうしたベンチャー型の参入が増えてくるものと予想されます。

ソフトケア㈲

九州工業大学の研究室からスタートしたベンチャー。眼底の血流をレーザー散乱光を用いて測定する「スペックルフローグラフィー」を開発、製品化し、販売している。

㈱スペクトラテック

「光トポグラフィー」と呼ばれる非観血脳血流測定装置を医師、研究者と共に開発し、医薬品医療機器法の許可を取得して独自に販売している。大手医療機器メーカーと同等の立場で市場開拓を行っている。

## 5 福祉機器のビジネス

福祉機器は医療機器のすぐ隣にあり、合わせて考えやすい分野です。医療機器に取り組む企業を念頭に、福祉機器を事業化する際の鍵を考えます。

### 5・1 医療機器と福祉機器

#### (1) 福祉機器の特性

医療機器と福祉機器をめぐっては、身体機能や生体反応などの「原理」が共通する、治療を受けた患者が回復の過程やその後の日常生活で用いるので「利用者」が重なる、機器の選択と利用に際して医療、リハビリテーション、介護の「専門家」の介入を要することが多い、機器の専門性が高いので閉じた流通経路で提供される「商流」になる、などの共通点があります。

一方、福祉機器は元々は障害者や高齢者を対象とした、福祉政策による給付制度によって提供されてきました。そのため、制度による支援策に詳しくなければ参入しにくいという事情がありました。

ただ、2000年を越えた頃からは高齢化と障害対応が進んだことで、利用者数や利用機会が増えています。この結果、政策の支援（例：介護保険制度）で提供される福祉機器以外の一般の流通で供給される福祉機器の市場が伸びています。両者の共通点と違いを押さえることで適切に事業化をめざすことができます。

### (2) 福祉機器ビジネスを見る視点

福祉機器の市場は、大きく3つの視点から見ることができます（図7）。第1は、福祉政策の対象になり、制度のもとで提供される専用福祉機器です（図7のX）。第2は、専用の福祉機器でありながら、一般の流通で提供されるものです（図7のY）。第3は、軽い不便さのある人たちが日常生活を便利に過ごせるよう、デザインや操作性を工夫した製品群です（図7のZ）。この中には、ギザギザを付けてリンス容器と識別するシャンプー容器、家庭電化製品、福祉車両、温水洗浄便座などがあります。一般の利用者と共に用い

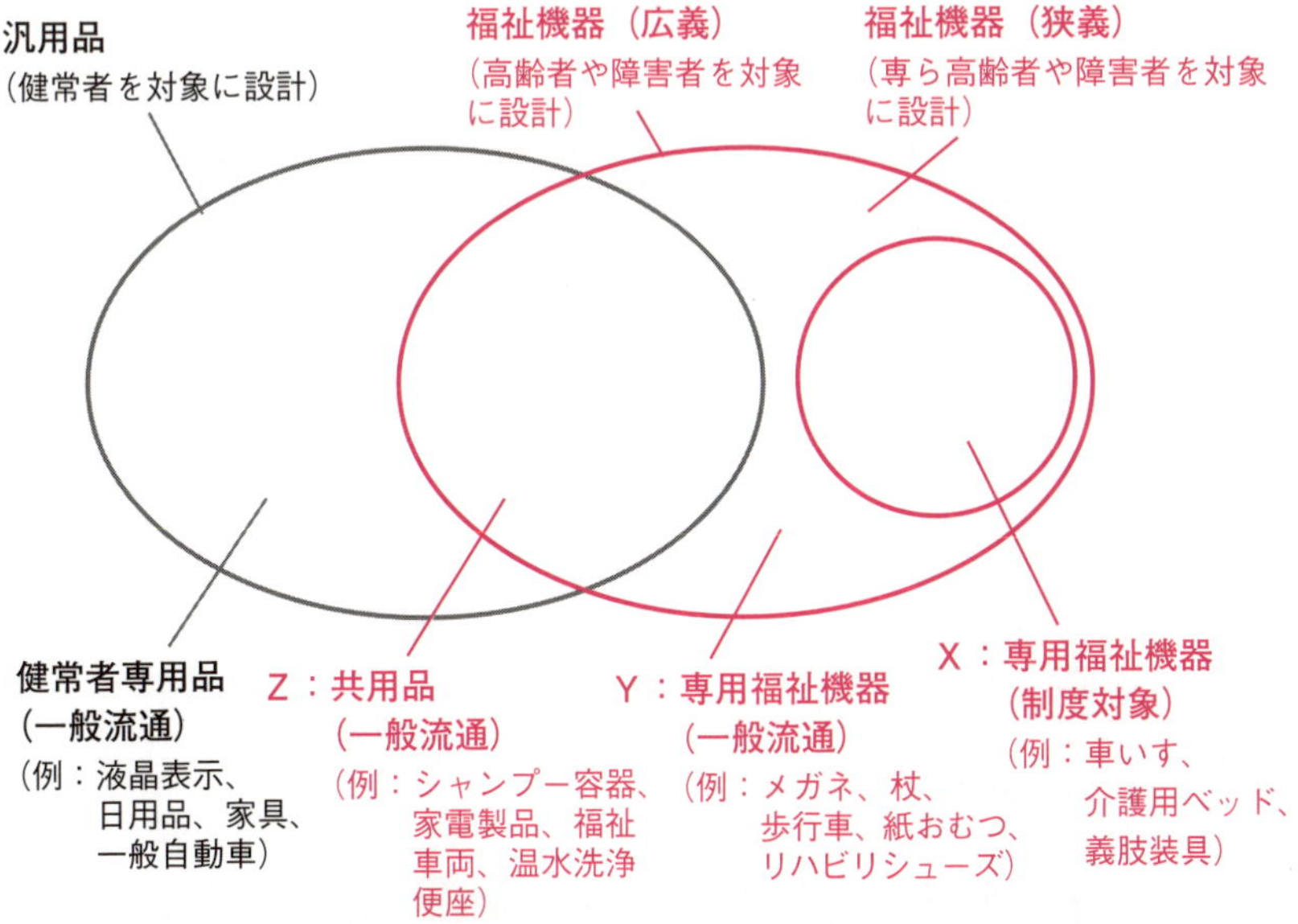


図7　福祉機器をみる3つの視点（X～Z）

られるので「共用品」（バリアフリーやユニバーサルデザインも同義）と呼ばれます。利用者が多いことで市場が大きく、その結果、低価格（一般の製品と同じ価格）で供給することができます。

福祉機器の事例を、当分野の業界団体である一般社団法人日本福祉用具・生活支援用具協会（JASPA《ジャスパ》）が行っている市場規模調査のための製品分類をもとに整理してみると以下のようになっています。これらは図7のXとYに当たります。

治療訓練用具（家庭用治療器、床ずれ防止用具等）、義肢・装具、パーソナルケア関連（おむつ、入浴用品、ポータブルトイレ、温水洗浄便座、ストーマ用品、衣類、靴）、移動機器等（杖、歩行器・歩行車、シルバーカー、車いす、福祉車両、リフト）、家具・建物等（介護用ベッド、段差解消機、スロープ、ホームエレベータ、手すり）、コミュニケーション機器（眼鏡、補聴器、視覚支援用具、聴覚支援用具、対話コミュニケーション用具、警報機・信号表示器、コンピューターソフト）、在宅等介護関連分野（床ずれ防止用具）、操作・訓練・食事用具類、レクリエーション用具、環境改善機器、福祉施設用機器システム、社会参加支援機器など。

ただ、福祉機器にはいくつかの法律のもとで公的給付が行われており、法律の目的ごとに機器の名称や範囲が異なります。大括りには「福祉機器」といいますが、「介護機器」、「支援機器」、「福祉用具」などの言い方もあります。福祉用具法（1993年制定）で「福祉用具」を用いた以降は、新しく作る法令（例：介護保険法）では「福祉用具」というのが一般的です。

### (3) 福祉機器の市場

広義の福祉用具（図7X～Zの合計）の市場規模は、2015年度で約4兆円です（図8）。内訳は、福祉用具〈狭義〉（X＋Y）が約1・4兆円（JASPA調べ）、共用品（Z）が約2・8兆円（公益財団法人共用品推進機構調べ）です。なお、X＋YとZには重複品目（例：温水洗浄便座）があるので、福祉用具〈広義〉

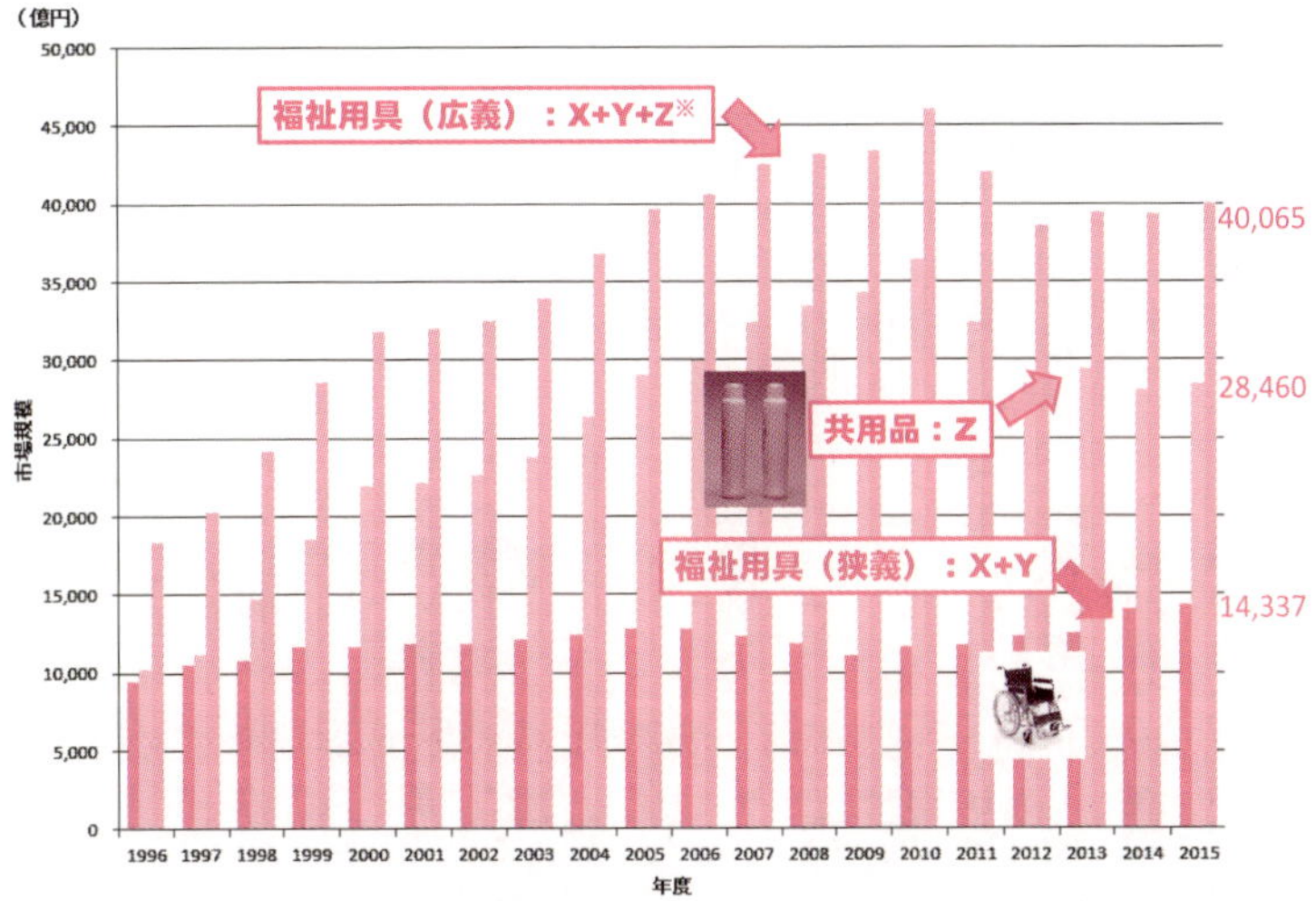


図８　福祉用品と共用品の市場規模の推移

(一社)日本福祉用具・生活支援用具協会と(公財)共用品推進機構の統計から筆者が作成

※：ＡとＢを合計し、重複する４品目（温水洗浄便座、乗用車、バス（低床)、ホームエレベータ）を控除

の市場規模は、福祉用具〈狭義〉と共用品の単純合計にはなりません。

福祉用具〈狭義〉は、車いすや介護用ベッドなど高齢者や障害者に向けて専用に設計された機器であり、高齢化とともに着実に増えています。

共用品は、統計を取り始めた１９９０年代後半から成長が続き、福祉用具市場の成長点になっています。２０１０年を越えて減少したのは音響・映像機器の減少によるものですが、直近は再度増加に転じています。福祉用具〈狭義〉も共用品も、引き続き順調な成長が予想されます。

市場規模の明細については、福祉用具〈狭義〉はＪＡＳＰＡ、共用品は共用品推進機構のホームページで見ることができます（注：福祉用具〈狭義〉の詳細はＪＡＳＰＡによる福祉用具産業市場規模調査（有料頒布）に掲載）。なお経済産業省及び両団体の統計では「福祉用具」を用いているので、本項はその用語を用いています。

## 5・2 法令や制度との関係（その1：規制と規格）

### (1) 規制法との関係

福祉機器であるがゆえに製造・流通が規制されるわけではありません。この点は、医療機器とは異なります。ただ、対象となる機器の機能によっては、それぞれ対応する法律の規制を受けます。たとえば、自動排泄処理ロボット（電気用品安全法）、補聴器（医薬品医療機器法）、ホームエレベータ（建築基準法、消防法）などです。かつ、これらの例示は、それぞれの機器と代表的な法令の関係であって、（ ）内の法律で尽きているわけではありません。たとえば、ホームエレベータは、電気用品安全法の対象にもなります。

福祉機器は消費者が直接に購入して使用することも多いので、品目によっては消費者保護の法令がかかります。消費者は専門的知識を持たない、情報が届きにくいなどの性格があることから、専門家（例：医療従事者）より強く保護されます。たとえば、消費生活用製品安全法では、構造や材質、使用状況等から、特に危害を及ぼす可能性がある製品は特定製品として製品の製造、流通が規制されます。一般の福祉機器で直接に該当する品目はありませんが、たとえば、介護用ベッドは問題はなくても乳幼児用ベッドは特定製品として規制対象になります。

家庭用品品質表示法は、繊維製品（例：衣類各種、布団）、合成樹脂加工品（例：浴室用の器、可搬型便器及び便所用の器具）、電気機械器具（例：電気パネルヒーター）、雑貨工業品（例：合成ゴム製の食器、靴、マットレス）という分野ごとに、品質表示を行う必要のある品目（（ ）内の例示は、同法が規定した品目名をもとに一部は修正して記載しています）とそれぞれの表示方法が規定されています。福祉機器も含まれます。

機器の機能にかかわらず、機器の欠陥によって損害が生じた場合には、製造物責任法（ＰＬ法）の責任がかかる場合があります。

以上をまとめて整理すると、福祉機器であるというだけでは規制はかからないものの、工業製品としての安全や消費者保護の諸法令の、また機能によっては医薬品医療機器法の対象になります。

### (2) 規格と認証

規格は、それに適合していると、一定の品質や安全性の水準が確保されていることを示すものです。規格に適合していないために販売できないというものではありません。

この種の規格として第1にあげられるのは、SGマークです。一般財団法人製品安全協会が運営しており、マークを表示した製品は安全基準に適合していると協会が認証したことを意味します（協会は、当初は消費生活用製品安全法によって設立され、SGマークも同法のもとで運営されていました）。SG基準には、表示や取扱説明書など使用上の注意に関する事項も含まれています。マーク付き製品に欠陥があって人身損害が発生し、欠陥と人身損害に因果関係があると認められる場合には、被害者救済制度（最高1億円までの賠償）が適用されます。マークを表示するには、申請して認証を受ける（工場等登録・型式確認とロット認証の2方法あります）必要があります。棒状つえ、簡易腰掛け便座、シルバーカー、手動車いす、歩行車（ロレータ及びウォーキングテーブル）、電動介護用ベッド、ポータブルトイレ、入浴用いす、電動立上り補助いすが対象です。SGマークの対象ではない製品や、対象であってマークを表示しない製品でも製造、販売はできます（品目によっては、マークの対象製品は、マークを表示していることが購入の条件とされる場合があります）。

第2は、工業標準化法によるＪＩＳ（日本工業規格：Japanese Industrial Standards）です。高齢者や障害者に関わるＪＩＳが１００以上作られています。大別すると、①高齢者・障害者に配慮した規格や製品を作るための指針、②福祉機器類、義肢装具類、③人間工学的な試験評価方法といった規格があります。製品としては、手動車いす、電動車いす、病院用ベッド、車いす用可搬形スロープ、ハンドル形電動車いす、移動・移乗支援用リフト、家庭用段差解消機、在宅用電動介護用ベッド、電動立上り補助いす、在宅用床ずれ防止用具、入浴台、浴室内及び浴室内すのこ、浴槽内いす、入浴用いす、ポータブルトイレ、和洋変換便座、歩行器、歩行車、エルボークラッチなどがあります。

ＪＩＳは工業製品としての品質に適合しているかをみる基本的な性格（いわば、1階部分）であるのに対して、ＳＧマークは安全性に特化して、取扱説明書の内容が基準に含まれる、賠償措置もついて安全に特化している（同2階部分）という違いがあります。

## 5・3 法令や制度との関係（その2：利用の促進）

社会福祉の制度によって福祉機器の供給が支援されます。高齢者向けの制度は介護保険法による介護保険制度（一部の障害者も対象になります）であり、障害者向けは障害者総合支援法による補装具給付と日常生活用具給付や、就労支援機器の貸し出しなどの制度があります。最も大きい規模であるのは介護保険法です。

### (1) 高齢者向け制度（介護保険制度）介護保険制度と福祉用具市場

介護保険法で設けられた介護保険制度によって、65歳以上で要介護または要支援の認定を受けた人（40～64歳で特定の疾病によって介護が必要と認められた人を含む）には、福祉用具のレンタル費用または購入費用の一部が給付されます。要介護（1～5）や要支援（1～2）は、個々の利用者の心身の状況をみて判定します。要介護、要支援の度合いによって給付できる機器に制限があります。

厚生労働省によると、福祉用具のレンタル給付額は3086億円（2016年度、厚生労働省調べ）、購入費給付額は140億円（2014年度、同・自治体分を集計）です。この場合の福祉用具は図7のXに対応します。Xのなかでは介護保険制度に係るものが最も大きい市場を形成していますが、これは専用福祉用具（同X＋Y）の市場1・4兆円の約22％になります。

## 介護保険制度の対象となる福祉用具

介護保険制度で給付される品目は（表6）のとおりです。個々の品目をめぐる詳しい仕様については、厚労省から告示（厚生労働大臣が定める福祉用具貸与及び介護予防福祉用具貸与に係る福祉用具の種目）と、同告示の解釈通知（介護保険の給付対象となる福祉用具及び住宅改修の取扱いについて）が出されています。たとえば、車いすには①自走用標準型車いす、②普通型電動車いす、③介助用標準型車いすがあり、解釈通知では自走用標準型車いすは次のとおりとされています。

「日本工業規格（JIS）T9201：2006のうち自走用標準形、自走用座位変換形及びパワーアシスト形に該当するもの及びこれに準ずるもの（前輪が大径車輪であり後輪がキャスタのものを含む。）をいう。また、自走用スポーツ形及び自走用特殊形のうち要介護者等が日常生活の場面で専ら使用することを目的とするものを含む」

JISがある品目はJISに「該当するか準ずるも

表6　介護保険制度による「貸与」と「販売」の対象となる福祉機器

| | 福祉用具貸与 | 特定福祉用具販売 |
|---|---|---|
| 対象種目 | ・車いす（付属品含む）<br>・特殊寝台（付属品含む）<br>・床ずれ防止用具　・体位変換器<br>・手すり　・スロープ<br>・歩行器　・歩行補助つえ<br>・認知症老人徘徊感知機器<br>・移動用リフト（つり具の部分を除く）<br>・自動排泄処理装置 | ・腰掛便座<br>・自動排泄処理装置の交換可能部品<br>・入浴補助用具（入浴用いす、浴槽用手すり、浴槽内いす、入浴台、浴室内すのこ、浴槽内すのこ、入浴用介助ベルト）<br>・簡易浴槽<br>・移動用リフトのつり具の部分 |

注：介護保険法では「福祉用具」であるため、表題以外は法令の用語を用いた。
出典：厚生労働省告示（厚生労働大臣が定める福祉用具貸与及び介護予防福祉用具貸与に係る福祉用具の種目）

の」であることが条件になります。

これまでにない形態や機能の機器を開発しようとする場合は、制度の対象になることを確保する必要があります。制度の対象とする福祉用具の範囲の考え方について、厚生労働省が以下の7項目を示しています（2016年7月20日社会保障審議会介護保険部会（第60回）「福祉用具・住宅改修」参考資料）。

①　要介護者等の自立の促進又は介助者の負担の軽減を図るもの

②　要介護者等でない者も使用する一般の生活用品でなく、介護のために新たな価値付けを有するもの（たとえば、平ベッド等は対象外）

③　治療用等医療の観点から使用するものではなく、日常生活の場面で使用するもの（たとえば、吸入器、吸引器等は対象外）

④　在宅で使用するもの（たとえば、特殊浴槽等は対象外）

⑤　起居や移動等の基本動作の支援を目的とするものであり、身体の一部の欠損又は低下した特定の機能を補完することを主たる目的とするものではないもの（たとえば、義手義足、眼鏡等は対象外）

⑥　ある程度の経済的負担があり、給付対象となることにより利用促進が図られるもの（一般的に低い価格のものは対象外）

⑦　取り付けに住宅改修工事を伴わず、賃貸住宅の居住者でも一般的に利用に支障のないもの（たとえば、天井取り付け型天井走行リフトは対象外）

介護保険制度による福祉用具の給付は、対象者の状況や介護必要度の変化に応じて交換できるように、原則はレンタルですが、例外（特定福祉用具）として、一部を購入対象としています。その考え方は、前記と同様に、厚労省が次のように示しています。

①　他人が使用したものを再利用することに心理的抵抗感が伴うもの（入浴・排泄関連用具）

②　使用により、もとの形態・品質が変化し、再度利用できないもの（つり上げ式リフトのつり

具）

## 介護保険制度による福祉用具の商流

レンタルによる供給は、流通システムにレンタルならではの特徴があります。レンタルならではの手順として、

- 通常時：福祉用具を保管・保守
- 利用開始前：必要性の判断と個別の機器の選定
- 利用開始時：搬入と取付や調整、適合性の判断、使い方の指導
- 利用開始後：フォローアップ（モニタリング）
- 利用終了後：搬出、点検・修理・消毒

などを要します。

福祉用具を保有する事業者には、大別して自社レンタル業者とレンタル卸業者があります。自社で保有して利用者へのレンタルも行うのが前者であり、自社で保有しながら別の事業者を経由して利用者に提供するのが後者です。ただ、すべてを自社で行う場合には、福祉用具を在庫・保有するための資金、陳腐化等のリスク、保管や消毒などを行う設備や要員への投資などを要して負担が大きくなりますので、自社レンタルの場合でも、レンタル卸に一部の業務（例：保管、消毒）を委託する場合もあります。レンタル卸の大手は、パラマウントベッドケアサービス、ヤマシタコーポレーションなどです。

（注：介護保険制度に関わる事業者としては、指定居宅介護支援事業者（利用者に要介護認定や介護サービスを提供）などもありますが、本書の内容から省略します。）

## 介護保険関係で参入する際の鍵

以上の点をもとに、福祉用具メーカとして介護保険制度を利用して参入をめざす場合には、第1に、開発する機器が介護保険制度の対象になるものであること、第2に、販売先として最も大きい買い手になるレンタル卸事業者の支持を得られる商品であることなどが求められます。第2の点は、エンドユーザである個々の利用者のニーズを満たすことと、レンタル事業としての要求を同時に満たすことを意味します。

本項冒頭にも述べたように、介護保険制度の市場が、

専用福祉用具市場の22％であることは、当分野への参入を考える際にプラスにもマイナスにも考えられます。制度内をプラス（制度外をマイナス）と考える視点からは、①制度による安定した需要がある、②介護保険制度ができてから長い期間を経ており（制度開始は2000年度）、安定した流通とサービスのインフラ（例：商流、物流、人材）が確立している、③業界内で評価を確立すればさらに安定した需要が見込める、④制度の対象外の市場は仕様などを自由に設定できるだけに参入が容易であり競合も多いものの、制度内はその懸念がない――などがあげられます。

一方、マイナスと考える視点からは、①高齢化にともなう介護保険制度の給付額の伸びが国や自治体の財政を圧迫しているため、制度で制約がかけられる恐れがある（対象の削減は既に行われている）、②経験の深い事業者が市場を占めているので、実績がなければ、よほど競争力の高い商品・サービスを持たなければ参入は容易ではない、③制度外の市場は競争が激しいものの、自らの製品の特徴に合わせて商流を工夫する余地がある――などがあげられます。

なお、この項は、介護保険法と制度の用語に合わせて「福祉用具」としています。

## (2) 障害者向け制度（障害者総合支援法ほか）

障害者に福祉機器を供給する制度は、医療保険、労災補償保険法などがあり、中心は障害者総合支援法です。そのうち第1は補装具費支給制度です。この場合の補装具は、①身体機能を補完・代替するよう製作、②身体に装着して長く使う、③医師の診断等を要するもの――です。義肢、装具、眼鏡、補聴器、車椅子などが対象で、市町村で購入や修理費用の全部か一部が支給されます。この制度の市場は260・6億円（2012年度）です。

第2は日常生活用具給付等事業です。日常生活用具とは、①安全で容易に使用でき、②日常生活を改善し社会参加を促す、③製作に専門知識や技術を要し普及していないもの――です。具体的には、介護・訓練（例：特殊寝台）、自立生活（例：入浴補助用具）、在宅療養等（例：電気式たん吸引器）、情報・意思疎通（例：人工喉頭）、排泄管理（例：ストーマ装具）等の支援用具などです。給付や補助率は市町村が決めます。

　補装具と日常生活用具は、市場規模は限られるものの、特に補装具は医学的根拠を求めるため医療機器と通じるところが多くあります（例：病院へ直接のルートセールス）。医療機器と合わせて視野に入れるのも有効と思われます。

### (3) 福祉用具法

福祉用具法（福祉用具の研究開発及び普及の促進に関する法律（厚生労働省・経済産業省））のもとで、国立研究開発法人新エネルギー・産業技術総合開発機構（ＮＥＤＯ《ネド》）が「福祉用具実用化開発費助成事業」として研究開発を助成（毎年公募）しています。

　この法律（１９９３年施行）のもとで、経済産業省が福祉用具産業政策を行っています。業界団体である一般社団法人日本福祉用具・生活支援用具協会（ＪＡＳＰＡ）が組織され、ＪＩＳ化や市場規模統計を公表しています。医療機器が旧薬事法の時代から規制されてきたのに対し、福祉用具は振興されている点が対照的です。産業技術を活用して福祉用具を新事業に育てることをめざしており、事業者の参入が期待されています。たとえば自動車部品の株式会社ミクニは、ＮＥＤＯの助成事業を活用して水圧式入浴介護リフトを開発しました。同製品を上市したことで別のニーズに接し次の製品も事業化しました。参入に成功したことで同社はＪＡＳＰＡの会長を務めるなどしています。

　なお、この項は、福祉用具法に合わせて「福祉用具」としています。

## 5・4 福祉機器への参入（医療機器と福祉機器の共通点・相違点）

医療機器と福祉機器の違いを比べると表7のようになります。福祉機器のうち給付制度の対象にならないもの（図7のＹとＺ）は一般商品に近い需給になるので、医療機器とは元々大きく異なります（一般商品と医療機器を比べるのと近い結果になります)。そこでこの表では、福祉機器の中で需給が比較的医療機器に近いと思われる公的給付制度の対象となる機器(図7のX)を取り上げました。一方、医療機器もまた検査用と治療用では大きく異なるので、ここでは医薬品医療機器法の規制対象として、かつ、診療報酬点数(健康保険法)の付くものとして典型的な医療機器である治療機器を取り上げました。

**共通点**

双方に共通する点のうち重要なものを表の●印で示しました。双方、法律に基づく制度(医療機器は医療保険、福祉機器は介護保険)に適合する必要があることが共通する重要な点です。一般の商品と違って医療や福祉のサービスは、高額であったり利用者にハンデがあるため、保険制度で利用者の負担を補います。その分、利用者の負担の面でも、専門家(例:医師、ケアマネージャ)に選ばれるためにも制度に適合させることが不可欠になります。

**相違点**

違う点のうち重要なものは★印で示しました。基本は、医療機器は身体に直接介入するために侵襲が大きい→高度な知識と技術を持つ専門家(例:医師)が扱う→安全性をめぐる規制が厳しい、という扱いになります。先進的な機能を求められる分、高度な技術を要しますが、その反面、関係者の広がりは限られるので、対応はわかりやすいという特徴があります。

一方、福祉機器は個人が日常で使用する割合が大きくなります。その分、規制の中では消費者保護関連の規制が中心であり、通常の事業者が使用するより強く保護することになります。また、素人が適合を判断するのは難しいため、福祉機器には、中間ユーザと呼ばれる専門家(例:理学療法士(PT)、作業療法士(OT)、ケアマネージャ)や、レンタルの制度に対応したレンタル卸という業態が関わるという特徴があります。福祉機器は関係する人や業態の幅が広くなるので、そうした人たちの多様なニーズに応える必要があります。

表7　医療機器と福祉機器の共通点・相違点

| 比較項目 | | 医療機器（治療機器を中心に） | 福祉機器（制度対象：図7のX） |
|---|---|---|---|
| 使用目的 | | 医療的介入<br>（検査、診断、治療） | 医療（リハ）、機能補完（義肢）<br>生活･介護支援、社会参加 |
| 使用者<br>選択・決定 | | 医療の専門家★<br>（医師、看護師、技師） | リハの専門家（OT、PT、ケアマネ）<br>素人（本人、家族）★ |
| 機器の性格 | | 先端技術、高機能★<br>資本財、設備・備品、高額 | 簡易・工夫、日常生活用品★<br>消費財・消耗品、低価格 |
| 需給の構造 | | BtoB（企業→法人･専門家）★ | BtoB、BtoC（企業→本人･家族）★ |
| 規制法 | 固有 | 医薬品医療機器法★<br>放射線障害防止法 | （消費生活用製品安全法）<br>（家庭用品品質表示法） |
| | 共通 | 電気用品安全法、製造物責任法（PL法）、特許法、倫理審査規則 | |
| 振興法 | | −− | 福祉用具法（開発と普及）★ |
| 利用者支援<br>制度 | | 健康保険法●<br>（療養の給付：保険点数） | 高齢者：介護保険法●<br>障害者：障害者総合支援法●<br>労働者災害補償保険法 |
| ビジネス<br>参入の鍵 | | ・医薬品医療機器法への適合●<br>・健康保険法の適用の確保●<br>・医療専門家（医師）の支持● | ・制度（介護保険等）に適合●<br>・レンタル卸（高齢者）の支持★<br>・中間ユーザ（PT等）の支持● |

注：●は特徴的な共通点、★は同相違点、各項目は代表的な点をあげた（例外もある）

先の項でも触れましたが、福祉機器の中には、市場の規模は大きくなくても商流が医療機器と近い分野（例：補装具）もあります。きめ細かくみれば十分なビジネス機会があります。

# 第3章 医薬品医療機器法による医療機器の規制

## はじめに

医療機器は、医薬品医療機器法によって規制されています。簡単に言えば、自由に作ったり売ったりすることが禁止されているわけです。法律で決められた要件をクリアすれば作ったり売ったりすることが可能になります。医薬品医療機器法による規制は「医療機器」の開発、製造、販売・流通などの幅広い領域に及んでいますが、規制の柱は、①医療機器の安全で安定的な製造や販売・流通を確保するための業態規制（業許可・登録制度）と、②医療機器自体の有効性や安全性を確保するための製品規制（承認・認証・届出制度）です。

医薬品医療機器法では、医療機器に関わる業態として製造販売業（医療機器メーカー）、製造業、販売業（卸・ディーラーはここに入ります）・貸与業、修理業を規定していますが、それぞれ業を行うには、規制当局の「許可」を取得する、「登録」を受けるなどといったことが必要です。また、その製造販売業者などが市場に流通させる「医療機器」自体も、規制当局の「承認」や「認証」を得たもの、もしくは規制当局に「届出」をしたものでなければならないと定められています。これが業態規制と製品規制の仕組みです。

出来るだけ許可も承認もしない、という仕組みではなく、適正な医療機器が適正な事業者によって作られ流通していくようにする、そういう規制の仕方といえます。

本章では、医薬品医療機器法による医療機器の規制のうち、製品規制としての承認・認証・届出制度と、それを取り扱う業態規制としての製造販売業の許可制度、製造業の登録制度を中心に、次の順番で話を進めていきます。

1 医薬品医療機器法による規制
2 製造販売業
3 製造業
4 製造販売の承認・認証・届出
5 QMS
6 その他の規定

まず1で法の目的と承認・許可制度の概要、そして「医療機器」の範囲と分類について見ます。何をしようとする法律なのか、何が法律で規制される「医療機器」なのか、それがわからないと困ることになるので、ここで確認しておきます。また、「承認」、「認証」、「届出」の別は医療機器の分類によって決まるので、どのような分類法になっているのかもここで見ておきます。2では、医療機器の承認・認証・届出を行う者であり、医療機器についてほとんど全ての責任を負う者とされている「製造販売業（者）」の許可制度について見ます。また3で、規制される業態の一つ「製造業」の登録制度について少し触れておきます。4では、最初に概要説明した承認・認証・届出制度を再度取り上げ、その内容を個々にもう少し詳しく説明します。QMS（製造管理・品質管理の基準）は、承認や許可等に関わる、製造販売業者にとって重要な基準なので、特に5として個別に取り上げて説明します。最後の6では、以上で説明しきれなかった様々な規制・制度を取り上げて簡単に説明します。

もっと詳しい実務が知りたいという方は、『医療機器製造販売申請の手引』や『医療機器の薬事業務解説』（いずれも薬事日報社発行）などをご覧ください。

# 1 医薬品医療機器法による規制

## 1・1 医薬品医療機器法の目的と必要な規制

### 目的と目的達成のために必要な規制

「医薬品医療機器法」というのは略称です。正式名称は「医薬品、医療機器等の品質、有効性及び安全性の確保等に関する法律」といいます。略称としては、このほか「等」を付けた「医薬品医療機器等法」、改正前の題名「薬事法」に似せた「薬機法」(やっきほう)というのがあります。「○○に関する法律」のように、法律名に何の法律かを入れるのは最近の傾向といえます。本章では「医薬品医療機器法」の略称を使います。

医薬品医療機器法は、「保健衛生の向上を図ることを目的」とする法律で、特に次の「規制」や「措置」を実施することによってその目的を実現しようとするものです(法第1条)。

① 医薬品、医薬部外品、化粧品、医療機器及び再生医療等製品の品質、有効性及び安全性の確保並びにこれらの使用による保健衛生上の危害の発生及び拡大の防止のために必要な規制

② 指定薬物の規制に関する措置

③ 医療上特にその必要性が高い医薬品、医療機器及び再生医療等製品の研究開発の促進のために必要な措置

保健衛生の向上を図るためにはいろいろな方法があると思いますが、医薬品医療機器法で実施するのは以上の3つです。そのうち1つが、医療機器の品質や有効性などを確保するために必要だという承認・許可等の規制です。後の2つは「措置」とありますが、普通に使う意味と大きく変わるわけではありません。この場合、法律で手続きを決めることといったような意味です。

医薬品医療機器法は、本則(附則以外)第1条から第91条までの292条からなっています。第23条の2とか第23条の2の2とか、枝番があるのでこのような数になります。このすべてが医療機器の規制に関わるわけではありません。たとえば、指定薬物の規定や薬

局開設の一部の規定、医薬品販売業の規定、毒薬及び劇薬の規定などは医療機器には適用されません。しかし、多くの規定が医療機器の規制に関わっています。一口に規制といっても、開発、製造、流通などの色々な場面に及び、あっちとこっちがお互いに関係し合っているような仕組みですから結構複雑です。

**医薬品医療機器法第1条（目的）**

この法律は、医薬品、医薬部外品、化粧品、医療機器及び再生医療等製品（以下「医薬品等」という。）の品質、有効性及び安全性の確保並びにこれらの使用による保健衛生上の危害の発生及び拡大の防止のために必要な規制を行うとともに、指定薬物の規制に関する措置を講ずるほか、医療上特にその必要性が高い医薬品、医療機器及び再生医療等製品の研究開発の促進のために必要な措置を講ずることにより、保健衛生の向上を図ることを目的とする。

### 製造販売制度

ここで、医薬品医療機器法における「製造販売」という用語について説明しておきます。製造販売は、法第2条第13項で定義されていますが、要するに、医療機器の委託製造・調達、輸入を行い、その医療機器を販売業者などに販売・貸与・授与・提供することをいいます。国から許可を得て製造販売を業として行う者が「製造販売業（者）」、いわゆる医療機器メーカーです。一方、「製造業」は、都道府県から登録を受け文字通り製造を生業とする事業です。認められるのは製造だけであって、製造販売業者のように医療機器の承認申請をしたり、医療機器を販売業者等に売ったりすることはできません。通常、メーカーといえば「製造」を行っていると考えると思いますが、医薬品医療機器法における「製造販売業」は必ずしも「製造」をしているわけではありません。製造販売業者が製造を行うことは可能ですが、この場合も医療機器を製造するメーカーの製造所が都道府県から登録を受けている必要があります。医薬品医療機器法における製造販売の定義は次のとおりです。

**医薬品医療機器法第2条（定義）第13項**

この法律で「製造販売」とは、その製造（他に委託して製造をする場合を含み、他から委託を受けて製造をする場合を除く。以下「製造等」という。）をし、又は輸入をした医薬品（原薬たる医薬品を除く。）、医薬部外品、化粧品、医療機器若しくは再生医療等製品を、それぞれ販売し、貸与し、若しくは授与し、又は医療機器プログラム（医療機器のうちプログラムであるものをいう。以下同じ。）を電気通信回線を通じて提供することをいう。

整理すると、「製造販売」とは次のいずれかを行うことをいいます。

① 自ら製造した医療機器を販売・貸与・授与（以下「販売等」）すること
② 他社に委託して製造した医療機器を販売等すること
③ 輸入した医療機器を販売等すること
④ 医療機器プログラムを電気通信回線を通じて提供すること

＊金銭のやりとりがなくても製造販売である。
＊次のような場合は、製造販売には当たらないとされている。

イ 自ら製造した医療機器を日本では売らずに直接外国に輸出する場合
ロ 製造販売業者の委託を受けて製造した医療機器をその製造販売業者に売り渡す場合
ハ 製造業者の間だけで製造専用医療機器（他の医療機器の一部として他の品目の製造工程において使用されるもの）を流通させる場合

## 医療機器の製造販売は規制されている

医療機器を開発し、製造して市場に出荷するためには、製造販売業の許可取得者と承認・認証を得た又は届出済みの医療機器、そしてその医療機器を作る登録を受けた製造業者がまず必要です。こうした許認可権限は、基本的には厚生労働大臣（厚生労働省）が有していますが、実際の申請書類の提出先は、都道府県や地方厚生局、独立行政法人医薬品医療機器総合機構（以下「ＰＭＤＡ《ピーエムディーエー》」という）、あるいは民間の登録認証機関になります。繰り返しますが、いずれにしても事業を行うには許可等が必要で、そこで扱われる医療機器も承認・認証・届出されたものでなければならないということです。

医薬品医療機器法は「取締法規」という基本的性格を有しているといわれます。違反には罰則（懲役・罰金）があります。

## １・２　製造販売業の許可と製造販売の承認

### 許可と承認の一体的な関係

製造販売業などの業態の「許可」や「登録」は、それぞれに決められた書類を揃えて申請し、書類審査や実地調査の上問題なければ認められるという流れになります。

医療機器という物・製品の「承認」や「認証」も同様の流れで、製造販売業者が書類を揃えて申請し、審査等を経て、問題なければ承認又は認証ということになります。

製造販売業の許可と製造業の登録、そして医療機器の承認（認証）は一応分けて考えることができますが、現実的には切り離して考えられません。たとえば、製造販売業者や製造所に品質管理能力がなかったらどうでしょう。こんなとき許可はもちろんもらえませんが、これではまともな品質の物が出来上がるとはまず考えられません。そこで医薬品医療機器法では、承認や認証を受けるためには、医療機器の製造販売をしようとする者が「製造販売業の許可」を受けていること、そしてその医療機器を製造する製造所が「製造業の登録」を受けていることが絶対に必要という制度になっています（法第23条の2の5第2項、法第23条の2の23第2項）。無許可、無登録の事業者に係る製品には承認などは与えないという仕組みです。言い換えると、品質と安全性が確保された製品だけが流通していくような制度としているわけです。これは「届出」でよいという医療機器であっても同様で、届出をするのは製造販売業者ですし、その医療機器を作るのは製造業者でなければなりません。

### 承認・認証・届出

物・製品に対する規制は一律に行われるのではな

く、強弱があります。一番きついのが「承認」、次いで「認証」、そして最も規制の緩いのが「届出」といえます。「承認」は、申請者に要求される事項や資料が最も多く、時間もかかる手順です。承認申請と届出はＰＭＤＡに対して行い、認証申請は登録認証機関に対して行います。承認が必要か、認証が必要か、届出でよいのかについては、医療機器のクラス分類（高度管理医療機器、管理医療機器、一般医療機器という分類）によって決まってきます。また、製造販売業の許可には3種類あって、この許可の種類も製造販売する医療機器のクラス分類によって決まってきます。

　クラス分類は、医療機器になんらかの不具合が生じた場合、その影響は人体にとって危険度（リスク）が高いのか低いのかという観点から、医療機器を分類するものです。人体へのリスクが高いか低いかといった観点からの分け方です。リスクの高い医療機器は、製造販売に当たって「承認」が必要になります。そしてリスクに見合った「承認」のためのデータが申請者（製造販売業者）に要求されます。また、その製造販売業者も、それ相応の品質管理能力や安全管理能力が要求されます。このような製造販売業者の能力を担保する最低限の基準がＱＭＳ体制基準（製造管理又は品質管理に係る業務を行う体制の基準）やＧＶＰ基準（製造販売後安全管理の基準）です。リスクの低い医療機器はリスクの高い医療機器よりも規制が緩くなっています。なお、ＱＭＳ（キューエムエス）やＧＶＰ（ジーブイピー）は後で説明します。

### 規制対象外の部材供給

　医療機器の部品や材料（部材）及びその供給業者については（その部材を使っている医療機器がどのようなクラス分類であっても）、医薬品医療機器法では規制を設けていません。医療機器の定義にも関係してきますが、たとえば、プラスチックや金属を考えてみれば、これはもう医療機器だけではなく、あらゆる物に使われているわけです。カメラのレンズや刃物、バネなども同様に考えられます。作って供給することに医薬品医療機器法の規制はありません。規制はありませんが、契約上の取り決めなどの問題は出てくるかも知れません。たとえば、回収対象になった医療機器の不具合の原因となる部材を供給していた場合などです。

## 1・3　医療機器の範囲と分類

### (1)　医療機器の範囲
### 未承認でも医療機器

ここまで特に断りもなく「医療機器」と言ってきましたが、医薬品医療機器法における医療機器とは何を指すのかについて説明します。

包丁やナイフは医療機器ではありませんが、小刀であるメスは医療機器です。カメラのレンズは医療機器ではありませんが、内視鏡としては医療機器になります。同じような物の一方が医療機器であって、一方が医療機器でない。また、家庭などで使われるマッサージ器は医療機器ですが、美容用やスポーツ用の機械類は医療機器ではないようです。

薬の関係ではいわゆる健康食品・サプリメントの類が、医薬品医療機器法違反の「無承認無許可医薬品」としてニュースに登場することがあります。無許可の者が製造販売する承認を受けていない「医薬品」。健康被害の報告もあったりします。

少し古い例しか見当たらないのですが、〝マイナスイオンを発生し免疫力を向上させる〟という未承認医療機器を頒布していたとして、行政処分（業務停止）を受けた例が2008年にありました。また、国内未承認の〝人工関節置換手術用医療機器〟を販売していたなどとして、行政処分を受けた例が2009年にありました。申請して承認を得たものだけが「医療機器」であるわけではなく、申請しないで承認を得ていないものも未承認ではあるが「医療機器」に該当してしまうということです。医薬品医療機器法でいう「医療機器」に該当しなければその法律による規制は受けませんが、未承認でも「医療機器」と判断されれば規制を受けます。要するに、医療機器への該当、非該当の判断は規制当局（役所）が行うという点がポイントで、そこが医薬品医療機器法が規制法と言われる所以です。

自分では「医療機器」を作ったり売ったりしている

つもりはなくても、「医療機器」に該当すると判断されれば、当然、法の規制対象となり、取り締まりを受けます。このため、何が法律でいう「医療機器」に該当するのかを理解していないと困った事態に遭遇することになります。次の「医療機器の定義」でその辺りを説明します。

なお、治験用機器や、臨床研究に用いられる未承認医療機器の場合は一定の条件の下で提供・使用が認められていますが、その辺の説明は省略します。

## 医療機器の定義

法律で規制するからには規制対象を明確にしておくことが必要です。そうでなければ、あれもこれも医療機器であったりなかったりと大変なことになります。「医療機器」とそうでないものの線引きはどの辺りで行われるのでしょうか。まず、医薬品医療機器法では、どんな物を「医療機器」としているのか。医薬品医療機器法における「医療機器」の定義は次のとおりです。

> **医薬品医療機器法第2条（定義）第4項**
> この法律で「医療機器」とは、人若しくは動物の疾病の診断、治療若しくは予防に使用されること、又は人若しくは動物の身体の構造若しくは機能に影響を及ぼすことが目的とされている機械器具等（再生医療等製品を除く。）であって、政令で定めるものをいう。

医薬品医療機器法でいう医療機器は、人用か動物用に限られます。この「動物」には魚類も含まれます。植物用の医療機器はありません。条文にある「若しくは」、「又は」は同義語です。用語を使い分けているのは法律条文作成における技術上の要請からです。従って、条文を分解すると医療機器の定義は次のようになります。「再生医療等製品を除く」の文言は省略しました。

① 疾病の診断に使用されることが目的とされている機械器具等

② 疾病の治療に使用されることが目的とされている機械器具等

③ 疾病の予防に使用されることが目的とされている機械器具等

④ 身体の構造に影響を及ぼすことが目的とされている機械器具等

⑤ 身体の機能に影響を及ぼすことが目的とされている機械器具等

⑥ ①～⑤のいずれかに該当するものであって政令で定めるもの

## 目的とされているもの

医療機器の範囲は意外に広いようです。定義に従って考えてみると、包丁やナイフ、普通のカメラ＋レンズは、機械器具等ではあるようですが、目的において明らかに異なっています。このレンズのような例はたくさんあります。このような「部品」がもし医療機器として規制対象であったら、非常に面倒なことになり、経済活動も立ち行かなくなってしまいます。

「目的とされている」とは、文字通り「目的」が問題なのであって、実際にそのような性能があるかどうかは別の話です。何も表示等がなく、機械らしき物が単に置いてあるといった状態では目的はわかりません（商品としてはあり得ない話ですが）から、目的はこれだという意思表示のようなもの（宣伝や広告、口述等）が必要です。「機械器具等」とは、機械器具、歯科材料、医療用品、衛生用品、プログラム、プログラムを記録した記録媒体のことです（法第2条第1項第2号）。具体的な形のある物だけでなく、ソフトウェアも含まれます。とにかく、医療機器かどうかの判断は、まず「目的」が重要であるといえます。

## 政令で定めるもの

目的が合致していても「政令で定めるもの」でなければなりません。「政令」とは、国会で決める法律と違い、国の役所が合同で（政府で）決める法律を実施したりするためのルールのことです。「○○施行令（しこうれい・せこうれい）」、「○○政令」、「○○令」などと名前が付けられています。前記⑥でいう「政令」は、「医薬品医療機器法施行令」のことです。なお、政令よりも詳細なルールは、厚生労働省などの各省庁が決めますが、それは「省令」と言います。同様に各省庁が決める、さらに細かい補完的なものが「告示」です。法律や政省令などをまとめて「法令」といいます。

医薬品医療機器法施行令第1条には、「法第2条第4項の医療機器は、別表第1のとおりとする」とあります。医薬品医療機器法施行令には別表第1と別表第2がありますが、医療機器の範囲を示したものが別表第1です。ここに、法律でも示されていた「機械器具」、「医療用品」、「歯科材料」、「衛生用品」、「プログラム」、「プログラムを記録した記録媒体」、そして「動物用医療機器」という項目ごとに、番号（類別コードという）と名称（類別名称という）が掲げられています。先に見たいずれかの「目的」を有し、ここに掲げられているものが医療機器だというわけです。たとえば、機械器具の項を見ると、「1　手術台及び治療台」「2　医療用照明器」「3　医療用消毒器」などがあります。

別表第1の医療機器の範囲は、頻繁に追加され拡大する、あるいはその逆に削除され縮小するということはありません。昭和36年1月の制定から平成29年10月までで、別表第1は7回改正がありましたが、項目が追加されたのは最近の2回（動物用は3回）だけです。1つは平成21年の改正で機械器具の項に加えられた「72の2　コンタクトレンズ（視力補正用のものを除く。）」、もう1つは平成26年の改正で加えられた「プログラム」と「プログラムを記録した記録媒体」です。プログラムとその記録媒体は、さらに疾病診断用、疾病治療用、疾病予防用に分けられています。この改正で、視力補正を目的としないいわゆるおしゃれ用カラーコンタクトレンズ（カラコン）とプログラム（ソフトウェア）は、医療機器の範囲に入ることとなりました。

## 総合的に判断される

インターネット通販などで注意してみると、医療機器として承認（認証、届出）されている物は効果や性能、医療機器承認番号（認証番号、届出番号）が明記されています。医療機器のようにみえるがそうでない物は、効果や性能がうたわれていないはずです。もし効果や性能が云々されていて承認番号等もないとなれば、それは未承認医療機器の可能性があります。

ところで、ある物が医薬品かどうか判断する1つの基準として「医薬品の範囲に関する基準」（昭和46年6月1日薬発第476号、いわゆる46（よんろく）通知別紙）があります。「通知」というのは、国の各省庁が都道府県や関係機関に法令の解釈や運用等を示した文書のことです。「医療機器の範囲に関する基準」という通知がないので、参考にこの通知から一部引用してみると、医薬品医療機器法の「医薬品に該当するか否かは、医薬品としての目的を有しているか、又は通常人が医薬品としての目的を有するものであると認識するかどうかにより判断する」こととなり、通常人がその「目的を有するものであると認識するかどうかは、その物の成分本質（原材料）、形状（剤型、容器、包装、意匠等をいう。）及びその物に表示された使用目的・効能効果・用法用量並びに販売方法、販売の際の演述等を総合的に判断すべきものである」とあります。

これは医療機器にも適用できる考え方です。ただし、医薬品の成分と同じ成分を使っている食品などは明らかに無承認無許可医薬品と判断されますが、X線を用いる機械であっても、古代遺跡の調査や建物検査などで使われるX線撮影機械は、医療機器とは判断されません。結局、その物の使用目的や効果、性能、販売方法、販売の際の演述などから総合的に判断されるということになります。

なお、この基準では「判断すべきもの」の主語が書かれていませんが、これは通知文なので主語は「役所」です。どう判断するかの線引きは役所に任せられているわけです（ただし、訴訟問題にでもなれば最終的には裁判所の判断で決着がつくということになるでしょう）。

とにかく、「医療機器」としてまっとうに申請するものはいいのですが、単に○○に効くという表示や触れ込みで機械などを作ったり売ったりしていると、「未承認医療機器」として取り締まられるおそれ大です。やはり、表示された使用目的・効果・性能が問題です。

## (2) 医療機器のクラス分類と一般的名称

### リスクに応じて規制するためのクラス分類

世の中にある様々な機械類の中から規制対象としての「医療機器」の範囲を特定する、ということで医薬品医療機器法の「医療機器」の定義付けも分類の1つといえますが、医療機器の一般的名称とクラス分類は、単に医療機器の分け方というよりは、いくつかのグループごとに規制を行うための仕組みといえます。医療機器に「一般的名称」を付けて、それを不具合が生じた場合に人体へのリスクが高いか低いかといった観点からいくつかのグループに分類し、グループごとに規制をするわけです。つまり、1・2でも触れましたが、リスクが高いものは厳しく、リスクが低いものはほどほどにといったイメージです。

### クラス分類

クラス分類は、法律とそれを運用する通知で定められています。まず医薬品医療機器法では、医療機器を①高度管理医療機器、②管理医療機器、③一般医療機器の3つに分けています。最もリスクが高いのが高度管理医療機器、次にリスクが高いのが管理医療機器、最もリスクが低いのが一般医療機器です。一方、厚生労働省通知（平成16年薬食発第0720002号）では、高度管理医療機器を2つに分けてクラスⅣとⅢとし、管理医療機器をクラスⅡ、一般医療機器をクラスⅠとしています（クラス1、2、3、4でもいいと思うのですが、通知などすべてこの表記なのでそれに従います）。以上をまとめてクラス分類といいます。なお、法律で3つに、通知で4つに分けるのか、と思うかも知れませんが、法律上は要承認、要認証、要届出といった視点で3つに分けておいて、通知レベルではそのうち承認が要るものを2つに分けて承認審査のやり方に差を付けた、ということです。なお、「医療機器」はすべていずれかのクラスに分類されます。

### クラス分類によって決まる承認等の手続き

医療機器を製造販売するには承認又は認証又は届出という手続きを経なければなりませんが、どの手続きになるのかは医療機器のクラス分類によって決まってきます。また必要とされる製造販売業の許可の種類も製造販売しようとする医療機器のクラス分類によって決まってきます。クラス分類は規制の基本となる分類です。クラス分類と承認等との関係は次のとおりです（表1）。

承認が要るものは高度管理医療機器（指定高度管理医療機器を除く）と管理医療機器（指定管理医療機器を除く）、認証が必要なものは指定高度管理医療機器と指定管理医療機器、届出でよいものは一般医療機器です。指定高度管理医療機器、指定管理医療機器というのは、高度管理医療機器と管理医療機器のなかから厚生労働省告示（平成17年厚生労働省告示第112号：認証基準告示という）で指定されるものをいいます。告示は一般的名称とこれに対応する使用目的又は効果、そして技術基準から成り、このまとまりは認証基準といわれています。

なお、表1右の「一部要許可」は、「特定保守管理医療機器」に該当するものの場合です。特定保守管理医療機器は、保守点検や修理などに専門的な知識や技能を必要とするものをいいます。「○○装置」の類が

表1　クラス分類と承認等の要否

| 法律でのクラス分類 | 通知でのクラス分類 | 製造販売 | | 販売業・賃貸業 |
|---|---|---|---|---|
| | | 業許可 | 承認等 | |
| 高度管理医療機器（指定高度管理医療機器） | クラスⅣ | 必要 | 要承認 | 要許可 |
| | クラスⅢ | 必要 | 要承認（要認証） | 要許可 |
| 管理医療機器（指定管理医療機器） | クラスⅡ | 必要 | 要承認（要認証） | 要届出（一部要許可） |
| 一般医療機器 | クラスⅠ | 必要 | 不要（要届出／自己認証） | 規制無し（一部要許可） |

多く該当し、使い捨ての製品は該当しません。メス、鉗子なども保守・修理が想定されていますが、こちらは保守・修理に専門的な知識や技能を必要としないものという位置付けです。

## 一般的名称

次に「一般的名称」ですが、これは製品名ではなく文字通り一般的な名前で、たとえば「全身用X線CT診断装置」、「超音波装置ワークステーション」、「イントロデューサカテーテル」、「動脈カニューレ」、「アクリル系レジン歯」、「ピンセット」、「メス」などがあります。

一般的名称といっても、もともと一般的に使われていた名前とは限らず、クラス分類告示（平成16年厚生労働省告示第298号）といわれる厚生労働省告示で定められる名前です。クラス分類告示は別表第1、第2、第3からなり、それぞれに医療機器の「一般的名称」が掲げられていますが、別表第1に掲げられるものが高度管理医療機器、別表第2に掲げられるものが管理医療機器、別表第3に掲げられるものが一般医療機器です。具体的にどんな一般的名称の医療機器がどのクラスに属しているのかが示されているわけです。

一般的名称の数は固定しているわけではなく、追加等があります。2017年10月現在の一般的名称数は、高度管理医療機器が1139、管理医療機器が1977、一般医療機器が1197です。

## 申請者が自ら考えて申請する

承認申請の際は、申請者が、申請する物がどのクラスのどの一般的名称に該当するか自ら特定しなければなりません（これにより当然クラス分類も決まります）。一般的名称とクラス分類は、申請者と役所が、申請された物がどんな「医療機器」なのかを相互に理解するための基準の用語になっているといえます。

しかし、申請者が、申請する物の一般的名称を的確に特定するのは難しい面があります。そこで、先にも登場した通知（平成16年薬食発第0720002号）、これはクラス分類通知といわれますが、これを参照することになります。クラス分類通知には、一般的名称とその定義、クラス、類別コード・名称などいろんな

表2　クラス分類通知の内容例

| クラス分類告示別表番号及びその号番号 | | 特定保守告示別表号番号 | 類別コード | 類別名称 | コード | 一般的名称 | 定義 | クラス分類 | GHTFルール | 特定保守 | 旧コード | 旧一般的名称 | 旧クラス分類 |
|---|---|---|---|---|---|---|---|---|---|---|---|---|---|
| 別表第二 | 1 | 252 | 器09 | 医療用エックス線装置及び医療用エックス線装置用エックス線管 | 37626000 | 移動型アナログ式汎用X線診断装置 | 様々な一般的なX線平面画像撮影で使用するための移動型アナログ式汎用X線装置〔以下略〕 | Ⅱ | 10 | 該当 | 020202002 | 一般X線撮影装置 | Ⅱ |

情報が表形式で示されています（表2）。内容は厚生労働省や都道府県薬務課のウェブサイトで閲覧や無料ダウンロードが可能です。

一般的名称への該当性は、クラス分類通知の「定義」に基づき判断することになります。一方、承認申請時に、どの一般的名称にも該当しないというものもあります。この場合は、該当する一般的名称がないから医療機器に該当しないというわけではありません。該当する一般的名称がなくても、法律の医療機器の定義に合致すれば医療機器です。そして、医療機器であって、該当する一般的名称がない場合は、新医療機器としての扱いを受けることになり、一般的名称も新たに定められることになります。ただし、新たな一般的名称を定めるよりも定義の変更によって対応することが適切だと判断されれば、定義を変更して既存の一般的名称に該当させるような対応が取られることもあります。

### (3) 承認審査上の分け方

法律に明示されているわけではありませんが、医療機器の審査迅速化を図るという趣旨から採用された、「新医療機器」、「改良医療機器」、「後発医療機器」という承認審査上の分け方もあります（平成26年薬食発1120第5号）（図1）。申請する側から見れば、「申請区分」です。「新」か「改良」か「後発」かにより、規制内容や承認までの時間、プロセスも大きく異なるので、これらの区別を理解してどう申請していくかは、申請者の医療機器開発戦略にとって非常に重要な検討

図1　新医療機器等の考え方の例

| 既承認医療機器 | | 新医療機器 | | 改良医療機器 | | 後発医療機器 | |
|---|---|---|---|---|---|---|---|
| 構造 | A | 構造 | P | 構造 | A | 構造 | A |
| 使用方法 | D | 使用方法 | Q | 使用方法 | D＋ | 使用方法 | D |
| 性能 | F | 性能 | R | 性能 | F＋ | 性能 | F |

（平成22年６月30日医機連賛助会員講演会における関野秀人・厚生労働省医薬食品局審査管理課医療機器審査管理室長の概念図を参考に作成）

事項です。

### 新医療機器

「新医療機器」とは、既に承認されている医療機器（既承認医療機器という）と構造、使用方法、効果、性能が明らかに異なる医療機器のことです。いままでにない医療機器として申請される、まさに新医療機器です。また、使用成績評価が終わっていない医療機器と同一性を有すると認められる医療機器（俗に追っかけ品、追っかけ医療機器などという）も新医療機器に含まれます。使用成績評価とは、新医療機器等について承認後も一定期間有効性や安全性等のデータをメーカーに集めさせて、それをもとにその医療機器を改めて評価するという制度です。承認前のデータはかなり限定的であり、実際使ってみなければよくわからない部分もあるからです。

### 改良医療機器

「改良医療機器」とは、新医療機器又は後発医療機器のいずれにも該当しない医療機器をいいます。既承認医療機器の改良版です。承認申請時に要求される資料が新医療機器よりも少なくてすみます。

### 後発医療機器

「後発医療機器」とは、既承認医療機器と構造、使用方法、効果、性能が実質的に同等であるものをいいます。医療費削減の期待感から最近クローズアップされているジェネリック医薬品というものがあります。後発医療機器はこれと同様のものです。後発医療機器は、承認申請時に要求される資料が新医療機器よりも少なくてすみます。

### 申請区分

以上は承認審査・申請上の分け方ですから、基本的には認証品や届出品ではなく、承認品のクラスⅣ、Ⅲ、Ⅱ（認証品を除く）を「新」か「改良」か「後発」かに分類するものです（ただし、クラスⅠの医療機器であっても、新医療機器に該当するものは承認申請が必要になります）。この分け方を「申請区分」といいます。改良と後発はさらに次のように分けられます。

改良医療機器（臨床あり）
改良医療機器（承認基準なし・臨床なし）
後発医療機器（承認基準なし・臨床なし）
後発医療機器（承認基準あり・臨床なし）

「臨床あり」は臨床試験データが要求されるものです。どの申請区分に該当するかで、承認申請時に要求される資料が変わってきます。従って、どの区分に該当するのかは、資料を集める当事者である申請者がまず判断することになりますが、判断に迷ったらＰＭＤＡの相談制度を利用するという手もあります。「承認基準」については次のコラムで説明します。

## コラム
## 医療機器の「基準」

医薬品医療機器法における医療機器の「基準」には、すべての医療機器に適用される「基本要件基準」（法第41条第3項）、指定管理医療機器についての「認証基準」（法第23条の2の23第1項）、個別の医療機器に要求される「品質等の基準」（法第42条第2項）があります。基本要件は法第41条に基づいて定められているので「41条基準」と、品質等の基準は同様に「42条基準」とも言います。基本要件は文字どおり医療機器の基本となる要件なので1つしかありません。認証基準や品質等の基準は複数定められています。

「承認基準」は法律の条文には登場しませんが、通知で定められています。通知の文章から引用すると、「その基準への適合性を確認することにより承認審査を行う医療機器に関する基準をいう。なお、『承認基準』は、原則、国際基準等からなり、臨床試験成績に関する資料の添付が不要の範囲の品目について定める」（平成26年薬食発１１２０第5号）というものです。要は、後発医療機器であってこの基準に該当するものであれば承認します、という基準です。

承認基準は1つではなく、2017年4月末現在、コンタクトレンズや経皮的冠動脈形成術用カテーテル、植込み型心臓ペースメーカ、歯科用インプラントなど44定められています（表3）。

### (4) その他の分け方

医薬品医療機器法とそれに関係する政省令や告示における医療機器の分類例を次に掲げます。分類によって規制上の扱いが違ってきます。カッコ内は根拠法令です。具体的な医療機器はほとんど一般的名称で示されています。いろんな分類がありますが、どの分類の医療機器も必ず高度管理医療機器（クラスⅣ、Ⅲ）、管理医療機器（クラスⅡ）、一般医療機器（クラスⅠ）のいずれかに該当します。なお、以下の場合、「法」は医薬品医療機器法、「施行令」は医薬品医療機器法施行令、「施行規則」は医薬品医療機器法施行規則、

表3　承認基準の内容例（神経内視鏡の例）

神経内視鏡承認基準
1．適用範囲
　クラス分類告示に規定する軟性神経内視鏡、軟性脊髄鏡、軟性腰椎鏡、軟性脊椎鏡、ビデオ軟性神経内視鏡、硬性脊髄鏡及び硬性神経内視鏡とする。
2．技術基準
　別紙1に適合すること。
3．使用目的、効能又は効果
　脳、髄膜、脳下垂体および脊髄等の中枢神経系の診断又は治療のための画像を提供すること。
4．基本要件への適合性
　別紙2に示す基本要件適合性チェックリストに基づき基本要件への適合性を説明するものであること。
5．その他
　構造、使用方法、性能等が既存の医療機器と明らかに異なる場合については、本基準に適合しないものとする。

別紙1
神経内視鏡承認基準における技術基準
1　適用範囲
　脳、髄膜、脳下垂体及び脊髄等の中枢神経系の診断又は治療のための画像を提供する未滅菌で供給される再使用可能な神経内視鏡に適用する。
2　引用規格
　この基準は下記の規格又は基準（以下「規格等」という。）を引用する。引用する規格等が下記の規格等と同等以上の場合には、本邦又は外国の規格等を使用することができる。
　・JIS T 1553：2005、光学及び光学器械－医用内視鏡及び内視鏡用処置具：一般的要求事項（以下、「JIS T 1553」という。）　～以下略～
3　定義
　3.1　神経内視鏡
　外科的に作られた身体の開口を通して体内に挿入され、脳、髄膜、脳下垂体及び脊髄等の中枢神経系の、観察、診断又は治療のための画像の提供に用いる内視鏡の総称。
～以下略～

「審議会」は薬事・食品衛生審議会を指します。

○**特定保守管理医療機器**（法第2条第8項）：保守管理や修理等に専門知識や技能を有するものとして厚労大臣が審議会の意見を聴いて指定→平16厚労省告示297

○**設置管理医療機器**（施行規則第114条の55第1項）：設置にあたって組立てが必要な特定保守管理医療機器から厚労大臣が指定→平16厚労省告示335

○**特定医療機器**（法第68条の5第1項）：医療提供施設以外で使われる植え込み型医療機器等でその所在を把握しておく必要があるものとして厚労大臣が指定→平26厚労省告示448

○**生物由来製品**（法第2条第10項）：植物以外の生物を原材料として製造される製品から厚労大臣が審議会の意見を聴いて指定→平15厚労省告示209

○**特定生物由来製品**（法第2条第11項）：生物由来製品のうちから販売後に危害発生措置を講ずる必要があるとして厚労大臣が審議会の意見を聴いて指定→平15厚労省告示209

○**QMS適用一般医療機器**（QMS省令第6条第1項）：製造管理又は品質管理に注意を要するものとして一般医療機器のうちから厚労大臣が指定→平26厚労省告示316

○**限定一般医療機器**（QMS省令第6条第1項）：QMS適用一般医療機器以外のもの。限定一般医療機器のみを製造販売するのが限定第三種医療機器製造販売業者で、QMS省令の一部の条項が適用されない。

○**特定管理医療機器**（施行規則第175条第1項）：特定保守管理医療機器以外の管理医療機器のうち、専ら家庭において使用される管理医療機器として指定されている家庭用管理医療機器（指定家庭用管理医療機器）を除いたもの。

○**指定家庭用管理医療機器**（施行規則第175条第1項）→平18厚労省告示68

○**設計開発の管理を必要とする医療機器**（QM

S省令第4条第1項）→平17厚労省告示84

○ **特定高度管理医療機器**（法関係手数料令第12条第1項第1号イ(1)）：高度管理医療機器のうち、特別の注意を要するものとして厚生労働大臣の指定するもの（クラスⅣに該当するもの）。

○ **再製造単回使用医療機器**（施行規則第114条の8）：単回使用の医療機器（一回限り使用できることとされている医療機器）のうち、再製造（単回使用の医療機器が使用された後、新たに製造販売をすることを目的として、これに検査、分解、洗浄、滅菌その他必要な処理を行うことをいう）をされたもの、と定義されています。再製造される前の元の単回使用医療機器は「原型医療機器」といいます。再製造単回使用医療機器は、原型医療機器とは別品目として、製造販売をするには製造販売承認を取得しなければなりません。再製造単回使用医療機器のクラス分類は、原則として原型医療機器と同一とされていますが、原型医療機器がクラスⅠであればクラスⅡとすること、とされています。

このほか法律における分類ではありませんが、たとえば、家庭で使う医療機器と、病院や診療所で又は医師の指導のもと患者宅で使う医療機器という分け方があります。前者はホームヘルス機器、健康治療機器、家庭向け医療機器、家庭用医療機器などとも呼ばれます。後者は医家向け医療機器といいます。

## 2 製造販売業

### (1) 製造販売業の許可の基準等

#### 製造販売業者の役割

医薬品医療機器法における製造販売業は、医療機器の「製造販売」、つまり委託製造や調達、輸入を行い、その医療機器を販売業者（ディーラーなど）に販売等をする業種です（製造業者は販売等を認められていません）。法律で、許可を得ていない者はこのような事業はしてはいけないとされています。製造（法律で規定するもの）については、国内か外国のどこかの製造所に委託することができますが、その場合は、委託先の製造所が製造業の登録を受けている必要があります。自社工場で作る場合であっても、同様にその工場が製造業の登録を受けていなければいけません。

なお、製造販売業者であっても医療機器（一般医療機器を除く）を医療機関などの最終ユーザーに直接販売することはできません。販売するのであれば、販売業の許可・届出が必要となります。医薬品、再生医療等製品も同様の制度になっています。化粧品や医薬部外品には販売規制がなく、誰でも販売することができます。

## 製造販売業の許可の種類

医療機器の製造販売業の許可は製造販売しようとする医療機器の種類に応じて3つに分けられています（表4）。規制が最もきついのが、高度管理医療機器を製造販売できる第1種医療機器製造販売業許可、次いで管理医療機器を製造販売できる第2種製造販売業許可、そして一般医療機器を製造販売できる第3種医療機器製造販売業許可です（法第23条の2第1項）。ただし、第1種の許可取得者は第2種及び第3種の許可も取得したものとみなされ、第2種の許可取得者は第3種の許可も取得したものとみなされますから（施行令第37条の6）、同一法人で取得できる医療機器製造販売業許可は1種類となります。このことから第1種の製造販売業許可はすべての医療機器を、第2種の製造販売業許可は管理医療機器と一般医療機器を製造販売できるということになります。なお、医療機器の製造販売業許可と医薬品の製造販売業許可のように異なる種類については、同一法人で複数の許可を取得することが可能です。

許可には5年の有効期間があり、更新制です。有効期間内に更

表4　製造販売業の許可の種類と医療機器（法第23条の2）

| 医療機器の種類 | 許可の種類 | 許可権者 |
|---|---|---|
| 高度管理医療機器 | 第１種医療機器製造販売業許可 | 都道府県知事 |
| 管理医療機器 | 第２種医療機器製造販売業許可 | |
| 一般医療機器 | 第３種医療機器製造販売業許可 | |

新を受けなければ、その期間の経過によって許可は失効します。製造販売業を続けていくのであれば、更新申請をして許可の更新をしなければなりません（法第23条の2第2項、規則第114条の6）。

## 製造販売業の許可の基準

許可の基準は、①QMS体制省令不適合、②GVP省令不適合、③申請者の欠格条項該当――のいずれかに該当するときは、「許可を与えないことができる」というものです（法第23条の2の2）。「与えないことができる」というのは、「許可」するかどうかは個々の具体的事例について判断するものであり、その判断は厚生労働大臣の裁量に委ねられているという意味です。とはいっても、厚生労働大臣は、保健衛生向上（法の目的）の義務があるので、許可基準に不適合であれば許可を与えることはないでしょう。この基準は、許可の種類（第1種、第2種、第3種）にかかわらず共通です。

## QMS体制省令

QMS体制省令は、クオリティ・マネジメント・システムの頭文字を取った略称で、正式名称は「医療機器又は体外診断用医薬品の製造管理又は品質管理に係る業務を行う体制の基準に関する省令」です。医療機器の承認を得るための要件の1つにQMS省令（製造管理及び品質管理の基準に関する省令）がありますが、QMS体制省令が要求するのは、QMS省令で規定している組織体制の整備と人員配置の遵守です。しかし、QMS体制省令自体には中身はないので、具体的な要求事項はQMS省令を参照しなければわかりません。そこで、QMS省令を参照すると、次のようなことを行わなければならないことがわかります。QMS省令の詳細については5をご覧ください。

①品質管理監督システムの確立・文書化・実施並びにその実効性の維持のために必要な組織の体制整備、②品質管理監督文書の管理・保管を適切に行うために必要な組織の体制整備、③品質管理監督システムが有効に働いていることを実証するような関連記録の管理及び保管を適切に行うために必要な組織の体制整備、④医療機器等総括製造販

売責任者をQMS省令に掲げる業務（製品の出荷決定等のQMS業務統括等）を適正に行うことができるよう適切に配置、⑤管理監督者をQMS省令に規定する責任を遵守できるよう適切に配置、⑥管理責任者を適切に配置（限定第3種製造販売業者を除く）、⑦国内品質業務運営責任者を適切に配置――など。

責任者とか監督者とかいろいろ出て来るのでちょっと混乱しますが、製造販売業者は先に述べたようにメーカーと考えればよいでしょう。総括製造販売責任者は国内品質管理業務や安全管理業務などの全体的な責任者、管理監督者は製造品質管理業務全体を監督する経営トップ（役員）、管理責任者は管理監督者に任命された当該業務の責任者、国内品質業務運営責任者は国内に置かれる品質管理業務の責任者です。

## GVP省令

GVP省令は、グッド・ビジランス・プラクティスの頭文字を取った略称で、正式名称は「医薬品、医薬部外品、化粧品、医療機器及び再生医療等製品の製造販売後安全管理の基準に関する省令」です。医療機器を製造販売した後に、安全管理情報（医療機器の品質・有効性及び安全性に関する事項、その他医療機器の適正な使用のために必要な情報）を収集し、検討し、必要な安全確保措置を講じるために必要なシステムの構築を要求しています。要求事項は、製造販売業の許可の種類により異なり、第1種製造販売業が最も厳しく、第2種・第3種では除外される規定がいくつか出てきます。

## あらかじめ適合が必要

QMS体制省令とGVP省令は許可するときの基準ですから、許可を受けた後に整備するというのでは通りません。申請するときに既に基準を満たしている必要があります。

QMS体制省令に適合しているか、GVP省令に適合しているかについては、いずれも許可権限を持つ都道府県が調査し評価します。評価結果は、適合、要改善（概ね適合）、不適合のように分けられます。ちなみに、医薬品医療機器法ではいろんな適合性調査等がありますが、評価者は次のようになっています。
QMS体制省令：都道府県
GVP省令：都道府県
QMS省令：承認品目はPMDA、認証品目は登録認証機関、一般医療機器は立ち入り検査（法第69条）になるので都道府県（厚生労働省又はPMDAの場合もあり）
GCP省令（臨床試験実施基準）、GLP省令（非臨床試験実施基準）、GPSP省令（製造販売後調査・試験実施基準）：PMDA

**申請者の欠格条項**

申請者の欠格条項というのは、法令違反で業許可を取り消され、取消しの日から3年を経過していない者、禁錮以上の刑に処せられて執行終了後3年を経過していない者、成年被後見人又は麻薬、大麻、あへん、覚醒剤の中毒者などが挙げられている条項です（法第5条第3号）。申請者がこれに該当するときは許可を与えないことができるとされています。要は、法令違反者や麻薬中毒者などに該当する人には許可はやりませんということです。この基準は、医療機器の製造販売業だけでなく、薬局開設や医薬品製造販売業、医療機器修理業などの申請者に共通に適用される基準です。

## (2) 製造販売業の許可の申請

業許可を取得するためには、都道府県に業許可申請（更新のときも行う）をしなければなりません。新たに業許可申請するときは、あらかじめ業者コード登録票（都道府県のウェブサイトに掲載されている）を都道府県に提出し、まず業者コードを取得します。製造販売業の許可申請等に当たっては、この業者コードを使用して申請することになっています。製造業の登録申請の場合も同様です。申請は、申請書と添付書類を提出することによって行います。

**申請書**

許可の申請は、施行規則の様式第9「医療機器製造販売業許可申請書」と添付書類を都道府県知事に提出することによって行います（施行規則第114条の2）。様式第9で求められる記載事項は、①主たる機能を有する事務所の名称（総括製造販売責任者がその業務を行う事務所の名称を記載）、②主たる機能を有する事務所の所在地（総括製造販売責任者がその業務を行う事務所の所在地）、③許可の種類（第1種～第3種のいずれか）、④総括製造販売責任者の氏名、資格、住所（事務所に通勤可能な住所）、⑤申請者の欠格条項（該当か否か）、⑥備考（参考情報）――です。

**添付書類**

申請書には、申請者について欠格条項に該当しないことを証明する医師の診断書又は疎明書（自己宣誓書）、組織図、総括製造販売責任者の資格を証する書類など（施行規則第114条の2）に加えて、都道府県が提出を求める資料（事務所案内図、建物の配置図、平面図、役員の業務分掌表など）を添付して提出することとされています。

申請に当たっては、都道府県の条例等で決められている手数料の支払いが必要になります。許可するかどうかは、このような書類調査のほか、先に述べたQMS体制やGVPに適合しているかどうかの実地調査も行われ、その結果もあわせて判断されます。

**許可の有効期間**

許可の有効期間は5年です。業を続けるなら許可更新が必要です。そのほか、変更届、休廃止・再開届などの手続きも決められています。

**あらかじめ適合が必要**

申請者においては、申請書と申請書に添付する書類を満たす施設や組織が申請段階で出来上がっている必要があります。また、QMS体制やGVPの要求によるる組織や人員、手順書等についても、条文上は「製造販売業者」に要求されるものですが、前述のとおりまだ「製造販売業者」になっていない申請段階ですでに構築されていなければ、許可の取得はできません（ただし、新規申請時における教育訓練や自己点検など業が動き出してからでないと不可能なものを除きます）。

## (3) 製造販売業者の遵守事項等

製造販売業の許可を受けたらそれで終わりというわけではなく、製造販売業者には業務上の遵守事項が定められているので、それを守らなければいけないようになっています。業務に関する遵守事項としては、たとえば薬事に関する法令に従い適正に製造販売が行われるよう必要な配慮をすること、製造販売しようとする製品の製造管理及び品質管理を適正に行うこと、製造販売しようとする製品の製造販売後安全管理を適正に行うことなどがあります（施行規則114条の54）。しかし、それだけでなく、許可証の掲示、法定表示の表示、添付文書の作成、医療関係者への情報提供、危害防止措置の実施、不具合報告、回収報告、立入検査・検査命令・改善命令・総括製造販売責任者等の変更命令への対応など個々に決められた遵守事項もあるのでこれらも実施しなければいけません。

## 3 製造業

### 製造業者の役割

医薬品医療機器法における製造業は、メーカー（製造販売業者）の委託を受けて製造のみを行う業態です。この場合の「製造」とは、次の「登録の範囲と登録要件」で示すように、設計、主たる製造工程（組立等）、使用された単回使用の医療機器の受入・分解・洗浄等（再製造単回使用医療機器の場合）、滅菌、最終製品の保管を行うことです。これ以外は、法律で規制される「製造」には該当しません。

製造業者は、製造した製品を販売業者や医療機関、最終ユーザーに販売することは認められていません。ただし、当たり前のようですが、製造販売業者の委託を受けて製造した医療機器を、その製造販売業者に売り渡すことは認められています。製造販売業者は、医療機器に一義的な責任を負う者ですが、製造業者は、製造した医療機器を製造販売業者に出荷するまでが一応責任の範囲です。

### 登録の範囲と登録要件

医療機器の製造業も、製造販売業の許可制のように登録制となっています。医療機器の製造をするには、自ら申請して製造所ごとに登録を受ける必要があります。ただし、なんらかの製造に関わる施設がすべて登録を求められるわけではありません。登録を要するのは、設計、組立等の主たる製造、使用された単回使用の医療機器の受入・分解・洗浄等（再製造単回使用医療機器の場合）、滅菌、最終製品の国内保管の工程を行う各施設（法人単位ではなく）で、医療機器の種類によっても変わってきます（法第23条の2の3、施行規則第114条の8条）。医療機器の種類と製造所の登録要否をまとめると、表5のようになります。

登録要件は、製造販売業のところで示した申請者の欠格条項に該当しないことです（法第23条の2の3）。また、法律上の許可要件という形にはなっていませんが、製造を実地に管理するために責任技術者を置くことが義務付けられているので（法第23条の2の14第3項）、その設置も必要になります。生物由来製品の製造の場合は、生物由来製品製造管理者が必要となりますが、その辺は省略します。

なお、外国から日本に入ってくる医療機器を外国で製造する製造所（医療機器外国製造業者）も、日本企業の製造所か外国企業の製造所かにかかわらず製造業

表5　医療機器の種類と製造所の登録要否

| 製造工程 | 医療機器（右以外） | 一般医療機器 | 再製造単回使用医療機器 | プログラム | プログラムを記録した記録媒体 |
|---|---|---|---|---|---|
| 設　計 | ○ | − | ○ | ○ | ○ |
| 主たる製造工程（主たる組立等） | ○ | ○ | ○ | − | − |
| 使用された単回使用の医療機器の受入・分解・洗浄等 | − | − | ○ | − | − |
| 滅　菌 | ○ | ○ | ○ | − | − |
| 国内における最終製品の保管 | ○ | ○ | ○ | − | ○ |

○：登録要　　−：登録不要

の登録が必要になります。

### 申請書と添付書類

申請は、製造販売業と同じように業者コードを取得してから施行規則の様式第63の２「医療機器製造業登録申請書」と添付書類を製造所所在地の都道府県知事に提出することによって行います。

様式第63の２で求められる記載事項は、①製造所の名称、②製造所の所在地、③責任技術者の氏名、資格、住所、④申請者の欠格条項（該当か否か）、⑤備考――です。

登録申請書とともに提出する書類は、登記事項証明書（法人のとき）、申請者が欠格条項に該当しないことの疎明書（自己宣誓書など）、責任技術者の資格を証する書類（卒業証明書、従事年数証明書、講習会修了証など）、登録を受けようとする製造所の場所を明らかにした図面（地図・案内図、建物の配置図、製造所の平面図など）などです（施行規則第１１４条の9）。

## 4　製造販売の承認・認証・届出

ここまでは業態規制について見てきましたが、本項では物・製品の規制について見てみましょう。製造販売される医療機器は、承認、認証を取得しているか、届出済みでなければいけません。製造販売業者は、製造販売しようとする医療機器の品目ごとに、承認又は認証を受けること、もしくは事前の届出を行うことが義務付けられています（法第23条の２の５第１項、第23条の２の12第１項、第23条の２の23第１項）。

### 4・1　製造販売品目の届出

製造販売業者は、一般医療機器（新医療機器を除く）の製造販売をしようとするときは、あらかじめ、品目ごとに、ＰＭＤＡにその旨を届け出なければならないとされています（法第23条の２の12第１項）。ただし、一般医療機器に分類されるものであっても新医療機器であるものは承認を受けなくてはなりません。既に説明しているように、こうした製品の承認・認証申請、届出もすべて製造販売業者が行います。待っていても役所は何もしてくれません。なお、「新医療機器」である「一般医療機器」を届出で済ませた場合は（故意であるかどうかにかかわらず）、その届出は初めから無効であって、そのことがばれたときは医薬品医療機器法違反となり、回収命令が出されるほか罰則が科されます。

### 届書の提出

届出は、施行規則の様式第63の21(1)による届書を、ＰＭＤＡに提出することによって行います。届書には、届出品目の添付文書案を添付します。届書に記載する事項は次のとおりです。

①製造販売業の許可の種類、②製造販売業の許可番号及び年月日、③類別、④名称（一般的名称、販売名）、⑤使用目的又は効果、⑥形状、構造及び原理、⑦原材料、⑧性能及び安全性に関する規格、⑨使用方法、⑩保管方法及び有効期間、⑪製造方法、⑫製造販売する品目の製造所（名称、登録番号）、⑬備考（製造販売届出番号など）

### 基本要件への適合

製造販売される医療機器は、クラスにかかわらずすべて基本要件基準に適合している必要がありますが、一般医療機器については製造販売業者において適合性を確認しておくこととされています。いわゆる自己認証です。届け出た事項を変更したときは、30日以内に届け出なければなりません（法第14条の9第2項）。

## 4・2 製造販売の認証

### 認証の申請と登録認証機関

厚生労働大臣が基準を定めて指定する高度管理医療機器と管理医療機器（以下ここでは特に断らない限りまとめて「指定高度管理医療機器」という）の製造販売をしようとする者は、品目ごとに登録認証機関による認証を受けなければならないとされています（法第23条の2の23第1項）。指定高度管理医療機器については、認証を得ていなければ製造販売ができません。認証は、申請された指定高度管理医療機器が適合性認証基準（表6）に適合しているかどうかを登録認証機関が確認することです。

なお、「認証基準（告示）」はクラス分類のところで説明したように、医療機器の一般的名称とそれに対応する適合すべき基準が示されているものですが、補足説明すると、告示は次のとおり別表第1、第2、第3からなっています（基準数は２０１７年10月現在）。

別表第１　指定高度管理医療機器（クラスⅢ）（11あり）

別表第２　指定管理医療機器（クラスⅡ）（日本工業規格ＪＩＳがないもの。１つあり）

別表第３　指定管理医療機器（クラスⅡ）（ＪＩＳがあるもの。９３４あり）

登録認証機関は、医療機器の認証業務をしようと自ら厚生労働大臣に申請し、認められ、登録を受けた民間事業者です（法23条の6第1項）。２０１７年10月現在、次の14機関が登録認証機関として登録されています――公益財団法人医療機器センター、テュフズードジャパン㈱、テュフ・ラインランドジャパン㈱、ドイツ品質システム認証㈱、ＢＳＩグループジャパン㈱、ＳＧＳジャパン㈱、㈱コスモス・コーポレイション、一般財団法人日本品質保証機構、ナノテックシュピンドラー㈱、一般財団法人電気安全環境研究所、フジファルマ㈱、ＤＥＫＲＡサーティフィケーション・ジャパン㈱、ビューローベリタスジャパン㈱、インターテックジャパン㈱。

認証の申請は、国内の製造販売業者だけでなく、外国の事業者も

表６　認証基準の例（別表第１の最初）

| 番号 | 医療機器の名称 | 基準 | |
|---|---|---|---|
| | | 既存品目との同等性を評価すべき主要項目とその基準 | 使用目的又は効果 |
| 1 | 1　インスリンペン型注入器 | 次の評価項目について厚生労働省医薬・生活衛生局長が定める基準により評価すること。<br>1　機械的性能<br>2　投与量の精度<br>3　無ディフェクト性 | 専用医薬品カートリッジ及びペン形注入器注射針を取り付けて使用し、皮下へインスリンを注入すること。 |

行うことが可能です。この外国の事業者は、外国において日本に輸出される指定高度管理医療機器の自社製造又は委託製造をする者ということで「外国指定高度管理医療機器製造等事業者」といいます（法第23条の2の23第1項）。外国指定高度管理医療機器製造等事業者は、日本国内の製造販売業者を選任して、その者に外国指定高度管理医療機器の製造販売をさせることが可能です（法第23条の3第1項）。その場合に外国指定高度管理医療機器製造等事業者が申請して、その指定高度管理医療機器の認証を取得しなければならないわけです。「外国製造医療機器の特例承認」という制度と同様の制度です。

**認証してはならないとき**

登録認証機関は、次のいずれかに該当するときは、「認証を与えてはならない」と規定されています（法第23条の2の23第2項）。

① 申請者（外国指定高度管理医療機器製造等事業者を除く。）が、第23条の2第1項の許可（申請をした品目の種類に応じた許可に限る。）を受けていないとき。

② 申請者（外国指定高度管理医療機器製造等事業者に限る）が、第23条の2第1項の許可（申請をした品目の種類に応じた許可に限る。）を受けておらず、かつ、当該許可を受けた製造販売業者を選任していないとき。

③ 申請に係る医療機器を製造する製造所が製造業の登録を受けていないとき。

④ 申請に係る医療機器が認証基準に適合していないとき。

⑤ 申請に係る医療機器の製造管理・品質管理の方法がQMS省令に適合していないとき。

説明のため、①と②はあえて法律条文そのままにしました。「第23条の2第1項の許可」と「品目の種類に応じた許可」というのは、前述した、たとえば高度管理医療機器とそれを製造販売できる第1種製造販売業許可のことです。この認証の拒否要件は、申請者を国内事業者（①）か外国事業者（②）かで分けていますが、③④⑤は共通です。

国内事業者の場合は、製造販売業の許可を持っていなければ認証しないということです。外国事業者の場合は、回りくどい表現になっています。外国指定高度管理医療機器製造等事業者は「第23条の２第１項の許可」（製造販売業の許可）を受けることができないので、「第23条の２第１項の許可を受けておらず」は言うまでもないことですが、あえてこう言っています。その「許可を受けておらず」に加えて、許可を受けた製造販売業者を選任していないときが、認証してはならないときです。

## 認証の申請と申請資料

認証申請は、製造販売業者が、施行規則の様式第64(1)（国内事業者の場合）による申請書を、登録認証機関に提出することによって行います。また、ＱＭＳ適合性調査の申請も行う必要があります。登録認証機関は複数あるので、自らどこかを選んで申請します。

申請書に添付する資料は、①適合性認証基準への適合性に関する資料、②基本要件又は42条基準への適合性に関する資料（施行規則第１１５条第２項）――とされていますが、その具体的な内容は表７の中欄のとおり示されています（平成26年薬食発１１２０第８号）。これを同表右欄のＳＴＥＤ（ステッドと読む）の形式でまとめていきます。ＳＴＥＤとは、サマリー・テクニカル・ドキュメントの略で、医療機器規制国際整合化会議（ＧＨＴＦ）で合意された申請資料の編集形式です。

適合性認証基準に適合していないものは認証を受けられないので、申請者は申請しようとする品目が基準に適合していることを、自らの責任で確認してから申請する必要があるといえます。

なお、適合性認証基準に適合するものであっても、「既存の医療機器と明らかに異なるもの」は、認証の対象とはなりません。しかし、厚生労働省通知で示されている「付帯的な機能のリスト」（何本か通知が出ています）に掲載されている機能については、この限りでないとされています。

表７　製造販売認証申請書添付資料の内容

| 添付資料の種類 | 添付資料の項目（局長通知） | 資料編集時の構成（STED形式） |
|---|---|---|
| 認証基準への適合性に関する資料 | 1．申請に係る医療機器が認証基準の定めのある医療機器に該当することを説明する資料 | 1．品目の総括<br>1.1　品目の概要<br>1.2　認証基準への適合性等<br>1.3　類似医療機器との比較<br>1.4　外国における使用状況<br>3．機器に関する情報<br>4．設計検証及び妥当性確認文書の概要 |
| | 2．当該医療機器の使用目的又は効果について説明する資料 | 1．品目の総括<br>3．機器に関する情報 |
| | 3．認証基準において引用する日本工業規格又は国際電気標準会議が定める規格への適合性を示す資料 | 1．品目の総括<br>3．機器に関する情報<br>4．設計検証及び妥当性確認文書の概要<br>5．添付文書（案） |
| | 4．既存の医療機器と明らかに異なるものではないことを説明する資料 | 1．品目の総括 |
| 基本要件基準への適合性に関する資料 | 1．基本要件基準への適合宣言に関する資料<br>2．基本要件基準への適合に関する資料<br>3．基本要件基準への適合性を証明する試験に関する資料 | 2．基本要件基準への適合性<br>4．設計検証及び妥当性確認文書の概要<br>6．リスクマネジメント<br>6.1　リスクマネジメントの実施状況<br>6.2　安全上の措置を講じたハザード<br>7．製造に関する情報<br>7.1　滅菌方法に関する情報 |
| | 4．法第42条第２項による基準への適合性を説明する資料 | 1．品目の総括<br>4．設計検証及び妥当性確認文書の概要 |

出典：『医療機器の薬事業務解説』

## 4・3 製造販売の承認

### (1) 承認と承認の拒否要件

医療機器（一般医療機器と指定高度管理医療機器を除く）の製造販売をしようとする者は、品目ごとに厚生労働大臣の承認を受けなければならないとされています（法第23条の2の5第1項）。承認がなければ、医療機器（一般医療機器と指定高度管理医療機器を除く）の製造販売をすることができません。

#### 承認とは

承認は、厚生労働大臣が申請された医療機器の品質、有効性、安全性を審査して、製造販売しても問題ないと認めることです。申請は、製造業者や販売業者などの事業者ではなく、製造販売業者が行います。逆に言えば、承認取得者は必ず製造販売業者であるということです。

いまのところ厚生労働大臣は、PMDAに承認のための審査・調査を代行させているので、承認のための品質、有効性、安全性の調査はPMDAが実施しています。代行させているときは、PMDAによる審査・調査の結果を考慮して承認しなければならないとされています（法第23条の2の7）。実際、承認してもよいかどうかについては、厚生労働大臣が、薬事・食品衛生審議会に諮問し、その答申を経て決定する、ということになります。

医療機器の承認は、業の許可と違い有効期間というものがありません。しかし、使用成績評価（本章6参照）という制度があり、場合によっては承認の取り消しもありえます。

#### 承認を拒否するとき

次のいずれか（承認拒否事由）に該当するときは、「承認は、与えない」とされています（法第23条の2の5第2項）。製造販売業の許可は厚生労働大臣の裁量が認められる表現でしたが、承認は裁量の余地がなく、承認拒否事由に該当すれば絶対に承認はもらえません。このような基準を絶対的承認拒否事由といいます。

① 申請者が、申請した品目の種類に応じた医療

機器製造販売業の許可を受けていないとき。

② 申請に係る医療機器を製造する製造所が、製造業の登録を受けていないとき。

③ 申請に係る医療機器の名称、成分、分量、構造、使用用法、効果、性能、副作用その他の品質、有効性及び安全性に関する事項の審査の結果、その物が次のイからハまでのいずれかに該当するとき。

イ 申請に係る効果又は性能を有すると認められないとき。

ロ 効果又は性能に比して著しく有害な作用を有することにより、医療機器として使用価値がないと認められるとき。

ハ 性状又は品質が保健衛生上著しく不適当なものであるとき。

④ 申請に係る医療機器の製造管理・品質管理の方法がQMS省令に適合していないとき。

これは医療機器という「製品」を承認するかどうかの基準ですが、そもそも製品を発売しようとしている者が無許可であったり、製品を作っている者が無登録であったら絶対に承認しないという制度になっているわけです。

製品に有効性がないときも承認されません。有効性があっても、有害作用が強すぎて使用価値がないときも承認されません。③ハの「性状又は品質」が「保健衛生上著しく不適当」なものとはどの程度かわかりませんが、とにかくそのようなものも承認されません。

また医療機器は、その製造管理・品質管理の方法がQMS省令に適合していることが求められ、適合性調査が実施されます。調査対象の製造所は、承認又は認証申請書に記載された国内外のすべての製造所です。QMS適合性調査の申請は、承認申請とは別の手続きですが、承認申請後速やかに行うこととされています。

## 外国製造医療機器の製造販売の承認

認証のところで少し触れましたが、外国製造医療機器の特例承認という制度もあります。これは日本に輸出されてくる医療機器を、外国で製造等する者（外国メーカー）から申請があったときに、外国メーカーが選任した日本国内の製造販売業者（これを選任外国製造医療機器製造販売業者という）に製造販売させることについての承認を与える、というものです（法第23条の2の17）。

要するに、外国の医療機器メーカーに、外国にいたまま国内メーカーに与える承認と同等の承認を与える制度です。この承認取得者を外国製造医療機器特例承認取得者といいます。製造販売業者はGVP適合が許可条件の1つですが、これは外国にいたままでは不可能なので、外国の事業者が選任した日本の製造販売業者にGVP実施を条件に、製造販売の承認を与えることとしているわけです。

## (2) 承認申請に必要な資料

申請は、製造販売業者が厚生労働大臣あて（実際の提出先はPMDA）に、製造販売承認申請書と申請書に添付する資料（添付資料）を提出することによって行います。申請書は申請された物がどのような医療機器であるかを特定するための資料であり、添付資料は申請された物の品質や有効性、安全性を示す根拠資料です。

### 承認申請書

申請書は施行規則第114条の17で様式第63の8(1)と定められています。記載する事項は次のとおりです。

①申請する医療機器の類別、②名称（一般的名称、販売名）、③使用目的又は効果、④形状、構造及び原理、⑤原材料、⑥性能及び安全性に関する規格、⑦使用方法、⑧製造方法、⑨製造販売する品目の製造所（名称、登録番号）、⑩備考（クラス分類、添付文書案、製造販売業許可番号・許可区分、主たる事業所の所在地など）

### 添付資料

添付資料の範囲は次のとおりです（法第23条の2の5第3項、施行規則第114条の19）。

イ　開発の経緯及び外国における使用状況等に関する資料

ロ　設計及び開発の検証に関する資料
ハ　基本要件基準への適合性に関する資料
ニ　リスクマネジメントに関する資料
ホ　製造方法に関する資料
ヘ　臨床試験の試験成績に関する資料又はこれに代替するものとして厚生労働大臣が認める資料
ト　製造販売後調査等の計画に関する資料
チ　添付文書等記載事項に関する資料

このうちロやハ、への資料は、医療機器ＧＬＰ省令（安全性に関する非臨床試験の実施の基準に関する省令）や医療機器ＧＣＰ省令（臨床試験の実施の基準に関する省令）といった基準に従って収集され、作成されたものでなければいけません。また、このような申請資料はＧＬＰやＧＣＰに定めるもののほか、信頼性の基準（施行規則第１１４条の22）というものをクリアしている必要があります。信頼性の基準とは、調査や試験で得られた結果に基づいて正確に資料を作りなさい、またその資料の根拠となるデータは承認されるかどうかはっきりするまで保存しておきなさいといった内容のものです。

添付資料のイ～チは大きな分類ですが、通知ではもう少し細かく示しています。表８の中央欄に掲げる資料です（平成26年薬食発１１２０第５号）。

ただし、承認を要する医療機器がすべてこのような添付資料を求められているわけではありません。先に説明した、新医療機器、改良医療機器、後発医療機器の区分に従って、申請書に添付すべき資料の範囲は、表９のとおり示されています（平成26年薬食発１１２０第５号）。

また、資料作成のための試験が技術的に実施不可能な場合及び当該医療機器の構造・原理、使用方法等からみて実施する必要性がないと考えられる場合は、当該資料の添付を要しないとされています（施行規則第１１４条の22第２項）。

添付資料は、ＳＴＥＤ形式で編集し、ＳＴＥＤ本文に記載しないもの、たとえば規格への適合宣言書や試験成績書などは「別添資料」として末尾に取りまとめて添付することとされています。また、資料は資料番

表８　製造販売承認申請書に添付すべき資料の項目

| 添付資料の種類<br>（規則114の19） | 添付資料の項目<br>（局長通知） | 資料編集時の構成<br>（STED形式） |
|---|---|---|
| イ．開発の経緯及び外国における使用状況等に関する資料 | 1．開発の経緯に関する資料<br>2．類似医療機器との比較<br>3．外国における使用状況 | 1．品目の総括<br>1.1　品目の概要<br>1.2　開発の経緯<br>1.3　類似医療機器との比較<br>1.4　外国における使用状況<br>3．機器に関する情報 |
| ロ．設計及び開発に関する資料 | 1．性能及び安全性に関する資料<br>2．その他設計検証に関する資料 | 4．設計検証及び妥当性確認文書の概要 |
| ハ．法第41条第３項に規定する基準への適合性に関する資料 | 1．基本要件基準への適合宣言に関する資料<br>2．基本要件基準への適合に関する資料 | 2．基本要件基準への適合性 |
| ニ．リスクマネジメントに関する資料 | 1．リスクマネジメント実施の体制に関する資料<br>2．安全上の措置を講じたハザードに関する資料 | 6．リスクマネジメント<br>6.1　リスクマネジメントの実施状況<br>6.2　安全上の措置を講じたハザード |
| ホ．製造方法に関する資料 | 1．製造工程と製造所に関する資料<br>2．滅菌に関する資料 | 7．製造に関する情報<br>7.1　滅菌方法に関する情報 |
| ヘ．臨床試験の試験成績に関する資料又はこれに代替するものとして厚生労働大臣が認める資料 | 1．臨床試験の試験成績に関する資料<br>2．臨床評価に関する資料 | 8．臨床試験の試験成績等<br>8.1　臨床試験成績等<br>8.2　臨床試験成績等のまとめ |
| ト．医療機器の製造販売後の調査及び試験の実施の基準に関する省令第2条第1項に規定する製造販売後調査等の計画に関する資料 | 1．製造販売後調査等の計画に関する資料 | 9．製造販売後調査等の計画 |
| チ．法第63条の２第１項に規定する添付文書等記載事項に関する資料 | 1．添付文書に関する資料 | 5．添付文書 |

出典：『医療機器の薬事業務解説』

表9　製造販売承認申請書に添付すべき資料の範囲

| 申請区分 | イ | | | ロ | | ハ | | ニ | | ホ | | ヘ | | ト | チ |
|---|---|---|---|---|---|---|---|---|---|---|---|---|---|---|---|
| | 1 | 2 | 3 | 1 | 2 | 1 | 2 | 1 | 2 | 1 | 2 | 1 | 2 | 1 | 1 |
| 新医療機器 | ○ | ○ | ○[1] | ○ | △ | ○ | ○ | ○ | ○ | ○ | △ | ○[2] | ○[2] | ○[3] | △[5] |
| 改良医療機器（臨床あり） | ○ | ○ | ○[1] | ○ | △ | ○ | ○ | ○ | ○ | ○ | △ | ○[2] | ○[2] | ×[4] | △[5] |
| 改良医療機器（承認基準なし・臨床なし） | ○ | ○ | ○[1] | ○ | △ | ○ | ○ | ○ | ○ | ○ | △ | × | × | ×[4] | △[5] |
| 後発医療機器（承認基準なし・臨床なし） | ○ | ○ | ○[1] | ○ | △ | ○ | ○ | ○ | ○ | ○ | △ | × | × | ×[4] | △[5] |
| 後発医療機器（承認基準あり・臨床なし） | ○ | ○ | ○[1] | ○ | △ | ○ | ○ | ○ | ○ | ○ | △ | × | × | ×[4] | △[5] |

注：記号及び番号は表8の左欄と中央欄に掲げる資料の記号及び番号を示し、○は添付を、×は添付の不要を、△は個々の医療機器により判断されることを意味する。
1）外国において使用されていない場合は、その旨を説明すること。
2）臨床試験の成績に関する資料、又は臨床評価に関する資料のうち、少なくともどちらか一方の資料を添付すること。
3）新医療機器であって承認に伴う製造販売後調査が不要と考える場合には、その理由を説明すること。
4）申請品目が使用成績評価の対象になることが想定される場合には、製造販売後調査の計画に関する資料の添付を求めることがあること。
5）申請品目が法第63条の3の規定に基づき厚生労働大臣が指定する医療機器である場合、添付文書に関する資料を添付すること。

号を付けるとともに目次を設けるなどして添付資料が一覧できるようなわかりやすいものとするよう求められています（平成27年薬食機参発0120第9号）。

## 5　QMS

### (1)　QMSとは

ＱＭＳは品質マネジメントシステムのことで、医療機器においては、医薬品医療機器法による規制として要求される品質マネジメントシステム（法令中では品質管理監督システムと書かれている）のことを指しています。ＱＭＳは医療機器の製造販売業者にとってとても重要です。なぜなら製造販売されるすべての医療機器は、「ＱＭＳ省令」といわれる基準に従った品質マネジメントシステムの下で設計、製造等がされていることが義務付けられており、その責任は製造販売業者が負うことになっているからです（施行規則第114条の58）。なお、外国製造業者が承認・認証を取得している場合は、製造販売業者ではなくその外国製造業者がその責任を負うことになります。

従って製造販売業者は、自社の品質マネジメントシステムを確立するとともに、製造業者の品質マネジメントシステムがＱＭＳ省令に適合していなければ、製造業者を指導してＱＭＳ省令に適合するようにさせなければならないということです。

このことを確実にするため、製造販売業者は品目ごとに、製造販売承認又は製造販売認証の申請時及び承認・認証の取得後5年ごとに、その医療機器がＱＭＳ省令に従って製造・品質管理されているものかどうかの確認を受ける仕組みとなっています。これについては(3)で詳しく説明します。また、製造販売業者の品質マネジメントシステムについては、どの許可の種類（第1種、第2種、第3種）でも製造販売業の許可の際にＱＭＳ省令に従った品質マネジメントシステムを実施する体制が整っているか確認されます。

## (2) ＱＭＳの基準

ＱＭＳの基準として決められているのがＱＭＳ省令であり、正式には「医療機器及び体外診断用医薬品の製造管理及び品質管理の基準に関する省令」（平成16年厚生労働省令第１６９号）といいます。その内容は、ＩＳＯ１３４８５（医療機器―品質マネジメントシステム―規制目的のための要求事項）に基づく品質マネジメントシステムの構築を求めるとともに、文書・記録を原則として5年間（特定保守管理医療機器は原則15年間）保存すること、製造販売業者は総括製造販売責任者の監督の下に医療機器の国内における品質管理業務に責任を負う国内品質業務運営責任者を置くことなどを求めるものです。なお、限定一般医療機器やそれのみしか取り扱わない製造販売業者（限定第3種製造販売業者）は、要求内容が少し緩くなっています。

ＩＳＯ１３４８５は、規制の国際調和の観点を含めてＩＳＯ９００１を医療機器に適用するように一部変更したものです。このため、ＩＳＯ９００１にはない要求事項（たとえば滅菌医療機器に対する要求事項等）やＩＳＯ９００１とは異なる内容のもの（たとえば顧客満足や継続的改善等）もあるなどの違いがありますが、考え方の基本はＩＳＯ９００１と同様なものです。

品質マネジメントシステムを構築する目的は、意図した製品を継続的に提供できるようにすることです。そのため製品の計画から提供に至る間に必要なプロセスを明確にし、それぞれに必要な資源を明らかにするとともにその実施状況等を監視して、必要に応じて適切な措置をとることが必要です。ＩＳＯ９００１は、歴史的に製品の購入者が製品提供者に実施を求めたものであるため、その品質活動内容を他者が検証できるように、品質マネジメントシステムその他の品質活動に必要な事項を文書化しておくこと及び実施した品質活動内容を記録しておくことが求められています。医療機器は規制対象製品であり、世界的な規制の実態も考慮されて、ＩＳＯ１３４８５（ＱＭＳ省令）では文書化や記録がより一層求められ、たとえば、医療機器の各々の型式・モデルに対する固有の文書を含むファイル（製品標準書）や各種の手順書、リスクマネジメントの記録なども必要とされています。

なお、現在のＱＭＳ省令はＪＩＳＱ１３４８５：２００５（ＩＳＯ１３４８５：２００３）に準拠していますが、ＩＳＯ１３４８５：２０１６が発効になっており、ＩＳＯ１３４８５：２０１６に準拠してＱＭＳ省令で要求される品質マネジメントシステムを構築してもよいこととなっています。ＩＳＯ１３４８５：２０１６では世界における規制要求事項を一層考慮して、品質マネジメントシステムで使用するソフトウェアの妥当性の確認、設計・開発の記録を医療機器のタイプ等ごとにまとめた設計・開発ファイルの維持など、要求内容がさらに強化されていますので、海外への輸出も計画しているならばＩＳＯ１３４８５：２０１６へも対応しておくとよいでしょう。

## (3) ＱＭＳ適合性の確認とＱＭＳ適合性調査
### 承認・認証の申請時等における確認

製造販売される医療機器がＱＭＳ省令に適合する品質マネジメントシステムの下に管理されていることを確実にするために、承認・認証される医療機器についてはその承認・認証前（申請時）及び承認・認証後５

年ごと（再製造単回使用医療機の場合は毎年）に、その申請品目がQMS省令の下で管理されているかどうか確認されることとなっています。

製造販売の承認・認証を申請したときには、併せて当該品目のQMS適合性の評価を受けるためにQMS適合性調査の申請（承認の場合はPMDAに、認証の場合は認証申請した登録認証機関に、それぞれ申請し、別途に手数料が必要）をするか、QMS適合性が確認済であることを証明している有効な「基準適合証」（後述）を保有しているか、のどちらかが必要です。また、製造所の追加等の承認・認証事項の一部変更申請の場合にも、同様な対応が必要です。

### 承認・認証日から5年ごとの時点（定期調査）の場合

承認・認証日から5年ごとの時点にも申請時と同様な確認がなされます。なお、ちょうど5年間が到来した時点でQMS適合性が確認済となるように手続きしなければなりませんが、それより前に行うことも認められています。たとえば、一番早く5年の時点が到来する品目と併せて、同じ審査機関で過去5年以内に承認・認証された品目を同時に調査申請すれば、調査対象をまとめて効率的に審査できるので、その都度調査申請するよりも調査工数や調査費用の削減を図ることができて、5年に1度だけの調査申請で済むことになります。

### QMS適合性調査

QMS適合性調査の申請がなされると、申請を受理した調査機関は審査（QMS適合性調査）を行います。審査は品質マネジメントシステムの関連文書等を書面により審査するとともに、製造販売業者の事務所や登録製造所等を調査機関の審査員が訪問して、省令要求事項への適合性評価を実地調査（現地審査）（トップマネジメントを含む関係者へのインタビューを含む）により行うことが原則ですが、類似の調査結果（ISO認証審査等）があるなど、調査機関の判断により書面のみの審査（書面調査）により行われることもあります。

審査時点において一部の省令要求事項について不適合があった場合でも、それが直ちに調査結果全体について不適合と判定されるわけではなく、不適合事項を直ちに改善して速やかにその改善結果報告書（軽微な場合は改善計画書でよい場合もある）を提出するなどによって、全体としては適合の判定を受けることも可能です。

ＱＭＳ適合性調査の結果全体として適合と判定されたときは、調査対象となった品目名のほか、その製品群区分（後述）、製造所名（設計、主たる組立等、滅菌（滅菌方法を含む）、最終製品の保管の工程ごと）、有効期間（５年）等が記載された「基準適合証」が申請者に交付されます。なお、不適合と判定されたときは、その品目の承認・認証申請は拒否されます。

## (4) 基準適合証の利用（基準適合証による調査の省略）

ＱＭＳ適合性調査の申請はすべての品目に必要となるわけではないので、以下の説明を考慮に入れて自社の製品開発計画、その製品の予定製造所と製品群区分を勘案して、最も効率的となるようＱＭＳ適合性調査を申請する品目を決めるとよいでしょう。

ＱＭＳ適合性調査の申請をしようとする際に、申請者が有効な基準適合証を保有しており、かつ、その基準適合証が、①製品群区分が申請しようとする品目と同一、②設計及び主たる組立等の工程の製造所が申請しようとする品目と過不足なく同一――を共に満たす場合はその品目のＱＭＳ適合性調査申請をする必要がありません。ただし、滅菌（滅菌方法を含む）及び／又は最終製品の保管の工程の製造所が異なっていて、過去５年以内にその製造所についてのＱＭＳ適合性調査が行われていない場合（その製造所が記載された基準適合証や調査結果証明書がない場合）には、その製造所についての「追加的調査」の申請が必要となります。

追加的調査は、特定の事項についての限定的なＱＭＳ適合性調査であり、調査終了後には申請者に追加的調査結果証明書が交付されます。追加的調査の申請は、このほかに申請対象医療機器が医薬品の組み込まれたものである場合などにも必要となることがあります

（施行規則第114条の33）。

製品群区分とは

ある品目に対してQMS省令への適合が確認された場合、その品目と一定の類似性がある医療機器についても同様にQMS省令への適合が類推できるため、そのような類似性のある医療機器が、厚生労働省令（製品群省令といわれる）により、リスクの高い医療機器は細かく、リスクの低い医療機器は比較的広く区分した「製品群区分」として定められています。また、医療機器の一般的名称ごとに、それがどの製品群区分に該当するかも通知（平成26年薬食監麻発0911第5号）により示されています。

(5) QMS構築のために

QMS省令に適合した品質マネジメントシステムを構築するうえで重要なことは、ISO13485の基になっているISO9001の理解と製造業や製造販売業についての医薬品医療機器法での個々の要求内容を理解することです。これらに対する理解があれば難しいことは特にありません。これから医療機器産業に参入しようとする場合、その準備にどれくらいの時間をかけることができるかにより、時間がなければ知識を持った人材を雇用したりコンサルタントに依頼したりする方法がありますし、時間に余裕があれば書籍を読んだり各種講習会・研修に参加したりして知識を得てから始めるという方法もあります。

## 6 その他の規定

医薬品医療機器法では様々な規制があると前述しました。ここまでうまく説明できなかった医薬品医療機器法の用語などを、開発から出荷後の流れに沿っていくつか説明します。

(1) 非臨床試験

製造販売承認申請の際に添付する資料の一つに、安全性確認のために実施する非臨床試験データがあります。医薬品医療機器法では、このデータ収集は非臨床試験の実施の基準（ＧＬＰ省令）に従って行わなければならないと定めています。ＧＬＰは、グッド・ラボラトリー・プラクティスの頭文字を取った略称で、承認を受けるために提出する資料の収集を目的として実施する動物試験などが、適切に設計されたプロトコールに従って正確に実施されることを保証するための基準です。試験の基準ではなく、試験を実施する際の組織や手順などに関する基準です。

対象となる試験は、原則として生体に埋植、挿入、直接的又は間接的接触等により使用される医療機器（歯科材料、ステント、コンタクトレンズ等）の生物学的安全性に関する資料収集・作成のために実施される試験です。ＧＬＰ対応試験を受託している会社に依頼して実施することも可能です。ＧＬＰは使用成績評価申請のために実施される試験にも適用されます。

## (2) 臨床試験（治験）

医薬品医療機器法では承認申請用のデータ収集を目的とした臨床試験を特に「治験」と呼んで、届出を課したり、実施方法等を規制したりしています。届出制度は、届出を義務付け、その届出から30日を経過した後でなければ治験を依頼し、又は実施してはならないとするものです。この臨床試験（治験）の実施の基準をＧＣＰといいます。ＧＣＰは、グッド・クリニカル・プラクティスの頭文字を取った略称で、治験が適切に設計されたプロトコールに従って正確に実施されることを保証するための基準です。これもＧＬＰと同様に、試験の基準ではなく、実施に際しての基準です。治験はＧＣＰを遵守して実施しなければなりません。ＧＣＰは使用成績評価申請のために実施される試験にも適用されることがあります。

すべての医療機器が臨床試験成績の提出を求められるわけではなく、求められるのは原則として新医療機器の全部と改良医療機器の一部です。平成20年薬食機発第０８０４００１号の記の１の(1)と(2)に臨床試験についての考え方が示されています。次のとおりです。

(1) 医療機器の臨床的な有効性及び安全性が性能試験、動物試験等の非臨床試験成績又は既存の文献等のみによっては評価できない場合に臨床試験の実施が必要となり、臨床試験成績に関する資料の提出が求められるものであること。

(2) 臨床試験の試験成績に関する資料の要否については、個々の医療機器の特性、既存の医療機器との同等性、非臨床試験の試験成績等により総合的に判断されることから、その判断には必要に応じ、独立行政法人医薬品医療機器総合機構の臨床評価相談又は申請前相談を活用されたいこと。

なお、その性能、構造等が既存の医療機器と明らかに異なる医療機器（新医療機器）に該当するものについては、原則として臨床試験の試験成績に関する資料の提出が必要であること。

求められる症例数は、「当該医療機器の有効性、安全性の評価に適切な症例数とする」（平成20年薬食機発０８０４００１号）とされています。機器は薬物と比較してまず治験届出の数が圧倒的に少ない状況です。ＰＭＤＡの資料によれば、平成28年度でみると、薬物６４５件、機器54件です。

以上のような治験と少し違いますが、医療機器ＧＣＰ省令の改正により平成28年7月から「拡大治験」という制度が導入されました。これはＧＣＰ省令では「人道的見地から実施される治験」と定義されています。生命に重大な影響がある疾患であって、既存の治療法に有効なものが存在しない疾患の治療のため、治験の枠組みを利用して未承認機器を臨床使用できるようにするものです。

### (3) 特例承認

外国製造医療機器の特例承認と似た言葉ですが意味が違います。これは、「あの医療機器を使えばなんとか治せるのに、日本ではまだ承認されていないので残念だ」といった医療機器を迅速に承認できるようにする制度です。これに該当する医療機器の条件は、①国民の生命及び健康に重大な影響を与えるおそれがある疾病のまん延その他の健康被害の拡大を防止するため緊急に使用されることが必要な医療機器であり、かつ、当該医療機器の使用以外に適当な方法がないこと、②その用途に関し、外国（医療機器の品質、有効性及び安全性を確保する上で本邦と同等の水準にあると認められる承認制度を有している国）で販売等が認められている医療機器であること（法第23条の2の8）――の2つをともに満たしていることです。医療機器ではありませんが、平成22年1月20日付けで承認された新型インフルエンザワクチンがこの制度の初の適用例です。

### (4) 表示と添付文書

表示の規制は、製造販売業者の氏名及び住所、名称などを医療機器本体又は直接の容器やパッケージに記載するよう義務付けるものです。記載義務事項は、製造販売業者の氏名又は名称及び住所、製造番号又は製造記号、内容量（一部の機器）などです（法第63条）。逆に、虚偽又は誤解を招くおそれのある事項や承認を受けていない効果や性能などは記載禁止事項です（法第64条で準用する第54条）。

添付文書も、情報提供のため医療機器に添付することが義務付けられています（法第63条の2）。記載義務事項は、使用方法その他使用及び取扱い上の必要な注意、保守点検に関する事項（一部の機器）などです。記載禁止事項は「表示」と同じです。

いずれも記載の決まりは「特に明瞭に」かつ「邦文で」記載することです。

申請の際には、添付文書案と容器・被包への表示案の提出も求められます。

### (5) 広告

広告についても、名称・製造方法・効能効果・性能等に関する虚偽又は誇大な広告、承認前の医療機器の広告などが禁止されています。この広告に関する規定は、始まりと終わりが「何人も～してはならない」の形で、製造販売業者や販売業者に限らず、広告を行うテレビ会社、雑誌社などすべての者に適用されます。厚生労働省は都道府県と連携しながら新聞、テレビ、ラジオ、インターネットなどの広告を定期的に調査し、違反業者に対して製品の販売中止や回収等の措置などの指導取り締まりを実施しています（表10）。医療機器として承認・認証・届出をしていない物が効果や性能をうたっていた場合などは、医療機器に該当すると判断され、医薬品医療機器法違反になる可能性があります。

具体的な運用基準については、「医薬品等適正広告基準」（昭和55年10月9日薬発第1339号）で示されています。いくつか抜粋すると、次のとおりです。

・承認を受けた販売名又は一般的名称以外の名称を使用しないものとする。
・効能効果又は性能（以下「効能効果等」という）についての表現は、承認を受けた効能効果等の範囲をこえないものとする。
・効能効果等又は安全性について、最大級の表現又はこれに類する表現はしないものとする。
・医療用のものについては、医薬関係者以外の一般人を対象とする広告は行わないものとする。
・他社の製品をひぼうするような広告は行わない

表10　違反広告の事例

| 種類 | 不適内容 | 製品概要・解説等 |
|---|---|---|
| 医療機器<br>雑誌広告 | 痛みの緩和・万病の予防をします。危険性はありません。 | 家庭用マッサージ器。承認された効能効果を逸脱している。安全性に関わる保証表現は使用できない。 |
| 医療機器<br>雑誌広告 | メガネやハードコンタクトでしか乱視を矯正できなかったのは、もう昔の話。乱視は○○（商品名）が常識です。 | ソフトコンタクトレンズ。その効果が確実であることを保証するような表現は使用できない。 |
| 医薬品<br>TV広告 | 効き目新しい。効き目アップ。 | 効能効果は従来の医薬品と変わらない。あたかも新しい効果が追加されたような表現である。 |
| 医薬部外品<br>製品説明冊子 | 「私はずっとトラブル知らずよ」「熱を加えないから……目が痛いなんていうこともないの」 | ソフトコンタクトレンズ用消毒剤。安全性に関わる保証表現は使用できない。 |

出典：東京都福祉保健局のウェブサイトより抜粋

ものとする。

・不快又は不安恐怖の感じを与えるおそれのある表現を用いた広告は行わないものとする。

・効能効果等に関し、世人の認識に相当の影響を与える公務所、学校又は団体が公認し、推薦し、指導し、又は選用している等の広告は行わないものとする。ただし、公衆衛生の増進のため公務所又はこれに準ずるものが指定等をしている事実を広告することが必要な場合等特別の場合はこの限りでない。

### (6) 使用成績評価

使用成績評価は、「承認」が必要とされる医療機器を対象とした制度です。ですから、新医療機器及び構造・使用方法・効果・性能などが既承認のものと異なる医療機器が原則対象となります。このような新医療機器の承認の際に、厚生労働大臣が薬事・食品衛生審議会の意見を聴いて評価対象を決め、同時に評価のための資料を集める調査期間も決め、承認取得者（製造販売業者）にその実施を指示することになります。

製造販売業者は、医療機器の承認後の一定期間、実際に医療機関で使用された臨床情報（不具合発生状況、有効性に関わる事項など）を収集し、その資料を付けて使用成績評価の申請をしなければなりません（法第23条の2の9）。評価はＰＭＤＡで実際に行われ、薬事・食品衛生審議会への諮問、そして答申を経て結果が公表されます。

承認されたら終わりではなく、使用成績に基づいて改めて医療機器の有効性や安全性について確認するという趣旨です。ですから、評価の結果は、承認のときと同じ基準で測られ、たとえば効果や性能が認められなければ承認の取り消しということにもなります。

使用成績の収集は、データの収集方法などについて定めた遵守基準ＧＰＳＰ省令（製造販売後の調査及び試験の実施の基準に関する省令）に従って行います。ちなみに、同じ医薬品医療機器法で規制される医薬部外品と化粧品にはこのような規定はありません。医薬品には再審査・再評価という似たような制度があります。

## (7) 回収

法律には明確な定義は出てきませんが、市場に出回っている医療機器で、保健衛生上の危害の発生又は拡大のおそれがある場合に、その医療機器を製造販売業者が市場から引き上げることをいいます。「改修」及び「患者モニタリング」を含み、「在庫処理」、「現品交換」、「新製品の発売に当たり、品質、有効性及び安全性に問題のない旧製品を引き上げる行為」を除くとされています（平成26年薬食発1121第10号）。回収には、製造販売業者等が自主的に判断して実施するものと、厚生労働大臣又は都道府県知事の命令で製造販売業者等が実施するものの2つがあります。

「改修」は、医療機器を他の場所に移動することなくその場で、「修理、改良、調整、廃棄又は監視を行うこと」です。医療機器プログラムの場合は、「品質、有効性及び安全性に問題のない新しいプログラムに置き換えること又は修正することをいう」とされています。「患者モニタリング」は、医療機器を患者から摘出することなく、当該医療機器を使用している患者の経過を観察することです（平成26年薬食発1121第10号）。

医療機器のクラス分類とは別に、回収のクラス分類というものがあります。こちらは、最もリスクの高いのがクラスⅠ、以下クラスⅡ、クラスⅢとなります。回収情報はＰＭＤＡのウェブサイトにクラスごとに掲載されています。それなりに回収事例があります。

## (8) 承認の取消し

承認は許可と異なり有効期間というものがありません。しかし、許可の場合と同様に、有効性が認められなくなったとき、有害な作用により使用価値が認められなくなったときなどには承認の取消しが行われます（法第74条の2）。外国製造医療機器の特例承認などの場合も、同様の取消し規定があります（法第75条の2、第75条の2の2、第75条の3、第75条の5）。

## (9) 承認の承継

承認はある企業（製造販売業者）が独自に持っているものですが、企業の吸収、合併、相続等によりその承認を持っていた企業がなくなってしまうというケースもあります。医薬品医療機器法では、このようなケースに対して、承認をその承認取得者から他の企業に譲渡することを認める「承継」の規定を設けています（法第23条の2の11、規則第114条の46）。

# 第4章 医療保険制度と医療機器の価格

## はじめに

### いくらで売ってもよい⁉

医療機器の開発、製品化を検討する際に気になるのが、医療機器の価格であろう。医療機器には国が定める価格があると聞かれた方もいるでしょう。しかし、開発した医療機器は実際いくらで売れるのか、いくらで売ってよいのか、また、価格設定はどのように考えていくべきかよくわからない——医療機器産業に参入しようとされている方からよくお聞きするのがこうした医療機器の価格についての悩み・疑問です。

そのような疑問に対してとても短絡的に答えれば、「企業は医療機関に医療機器をいくらで売ってもよいのですよ」ということができます。たしかに、これは理屈としては間違っていないのですが、現実の世界ではそう単純にはいきません。また、設定した販売価格があっても、医療機関が実際にいくらで買ってくれるのかは全く別の話です。ここに診療報酬制度が関係してくるわけです。

### 保険診療における価格

そこで、まずは細かい制度はともかくとして、医療行為、医療機器、費用の大まかな流れを概観し、全体的な理解をしましょう。

図1は、重症心不全の患者さんに対し、両心室ペースメーカ移植を行う際にかかる費用の例です。現実に

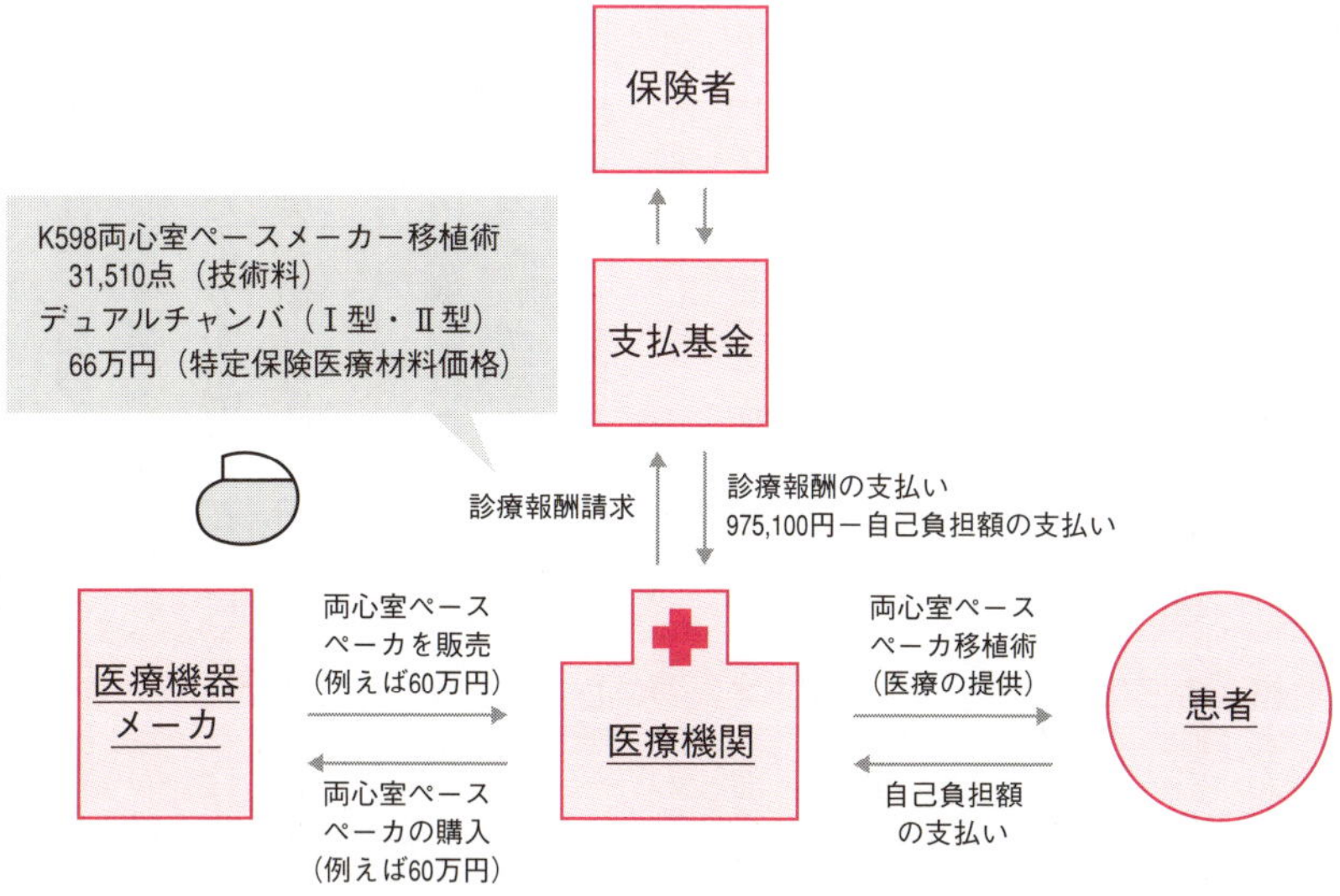


図１　「両心室ペースメーカー移植術」の費用の流れ

は、入院日数に応じた入院費や検査料、薬剤費などが費用として必要となりますが、ここでは説明を簡略化するため、両心室ペースメーカの移植の手技と医療機器に限定した費用を記載しています。

この手術における医療機関の報酬となる技術料として「K５９８　両心室ペースメーカー移植術」の３万１５１０点×10円＝31万５１００円と医療機器としての両心室ペースペーカの保険償還価格66万円の合計97万５１００円の費用がかかることがわが国の診療報酬制度の中で決まっています。保険償還価格とは、厚生労働省が医療機器の機能区分ごとに定める公定価格のことであり、基準材料価格とも呼ばれます。基準材料価格については後述します。

このうち患者はほとんどの場合、合計費用97万５１００円の３割の29万２５３０円を自己負担額として医療機関に支払います。残りの７割の68万２５７０円は社会保険診療報酬支払基金等の審査支払機関が医療機関に支払います。この分はいわゆる保険がきくわけです。これで医療機関は医業収入として97万

5100円を得ることになります。なお、患者の自己負担額が高額となった場合、家計の負担を軽減するため、高額療養費制度と呼ばれる、一定の自己負担限度額を超えた部分が患者に払い戻される仕組みもあります。払い戻し額は標準報酬月額により異なります。

## 保険償還価格と実際の取引価格

一方、医療機関はこの手術を行うために、事前に両心室ペースメーカという医療機器を企業から購入します。特定保険医療材料としての両心室ペースペーカの保険償還価格は66万円ですが、この図の例では企業は60万円で医療機関に販売しています。企業側がいくらで売るのかは保険償還価格によらず自由に価格設定ができます。もちろん企業側が経営上問題ないのであれば10万円で売ってもかまいませんし、たとえば大きな利益を狙って100万円で売ることも可能です。ただし、現実には国が特定保険医療材料の保険償還価格を定めている以上、その価格を超える価格での取引は極めて少なくなるのが実際であり、ほとんどが保険償還価格以下の価格で販売されるということになります。

しかし、また後述しますが、あまり安値で売っていると、以後の保険償還価格が下がってしまうことになりますし、保険償還価格と実際の販売価格の差が大きいことは、税金や保険料でまかなわれている公的医療保険制度にとっても望ましいことではありません。

## 国民皆保険制度の中で

わが国は国民皆保険制度で医療が行われており、それを一般に保険診療といいます。美容医療などの特殊性の高い分野や疾病の診断・治療以外の自然分娩等の分野を除けばほとんどが国民皆保険制度下の診療報酬制度における保険診療のもとで成り立っています。従って、ほとんどの医療機器の価格も診療報酬制度に左右されてしまいます。

このような背景から、医療機器のすべてに保険償還価格が付いていると誤解されているケースも見受けられますが、実際には、個別の医療機器ごとに国が保険償還価格を決めている医療機器もあれば、そうでない医療機器もあります。たとえば、CTやMRIのような大型の診断機器や血圧計や心電計のようなスモール

ＭＥ機器とよばれるような検査機器などには保険償還価格はつけられていません。一方、ペースメーカやステント、人工関節などの体内に埋め込むようなディスポ的要素のある治療機器には個別の保険償還価格が設定されており、それらは特定保険医療材料と呼ばれています。

このように少し難しく見える医療保険制度と医療機器の価格の関係ですが、正しい理解をしていくためには、次の2点を理解する必要があります。1つ目は、もともと診療報酬制度は医療機器メーカのために出来ているものではないということです。2つ目は、医療機器は医療の中で使われる道具であるということです。どちらも当たり前のことですが、意外にもこの2点を正しく理解していることが少なく、これが医療保険制度と医療機器に関する混乱を招いているようです。とはいえ、この2点が示す結論はシンプルであり、「技術料が基本であり、医療機器の価格はその関係の中で考えるものである」ということです。

以下、まず保険診療の流れを概観し、次いで技術料とは何かを解説し、続けて直接に価格が付けられる医療機器である特定保険医療材料について解説していきます。

## 1　国民皆保険制度における保険診療

### 医療保険制度の特徴

わが国の医療保険制度の特徴は、「国民皆保険制度」、「現物給付」、「フリーアクセス」の3点に集約されます。国民皆保険制度とは、すべての国民が何らかの公的医療保険に加入していることで、現物給付制度とは、医療行為（現物）が先に行われ、費用は保険者から医療機関へ事後に支払われること、フリーアクセスとは、自らの意思により、自由に医療機関を選ぶことができるというものです。また、わが国の医療保険は、サラリーマン等の被用者を対象とした被用者保険制度（健康保険（健保）、共済保険（共済）、船員保険（船保）等と、自営業者等を対象とした国民健康保険制度とに大きく二分されます。高齢者については、後期高齢者医療制度が適用となります。

## 保険診療の流れと療養担当規則

前述のとおり、医療保険制度の枠内で行う医療を保険診療と言います。この場合、患者はまず病院や診療所（保険医療機関）で診療（療養の給付）を受け、かかった費用の一部を窓口で支払います。保険医療機関はかかった費用の残りを審査支払機関（社会保険診療報酬支払基金（支払基金）と国民健康保険団体連合会（国保連））に請求し、支払い（診療報酬）を受けるということになります。診療報酬は、保険者（健保組合等）が被保険者から集めた保険料などから審査支払機関を通じて保険医療機関に支払うものです（図２参照）。

保険診療として診療報酬が支払われるには、①保険医が、②保険医療機関において、③健康保険法、医師法、医療法、医薬品医療機器法等の各種関係法令の規定を遵守し、④「療養担当規則」の規定を遵守し、⑤医学的に妥当適切な診療を行い、⑥診療報酬点数表に定められたとおりに請求を行っていること――の条件

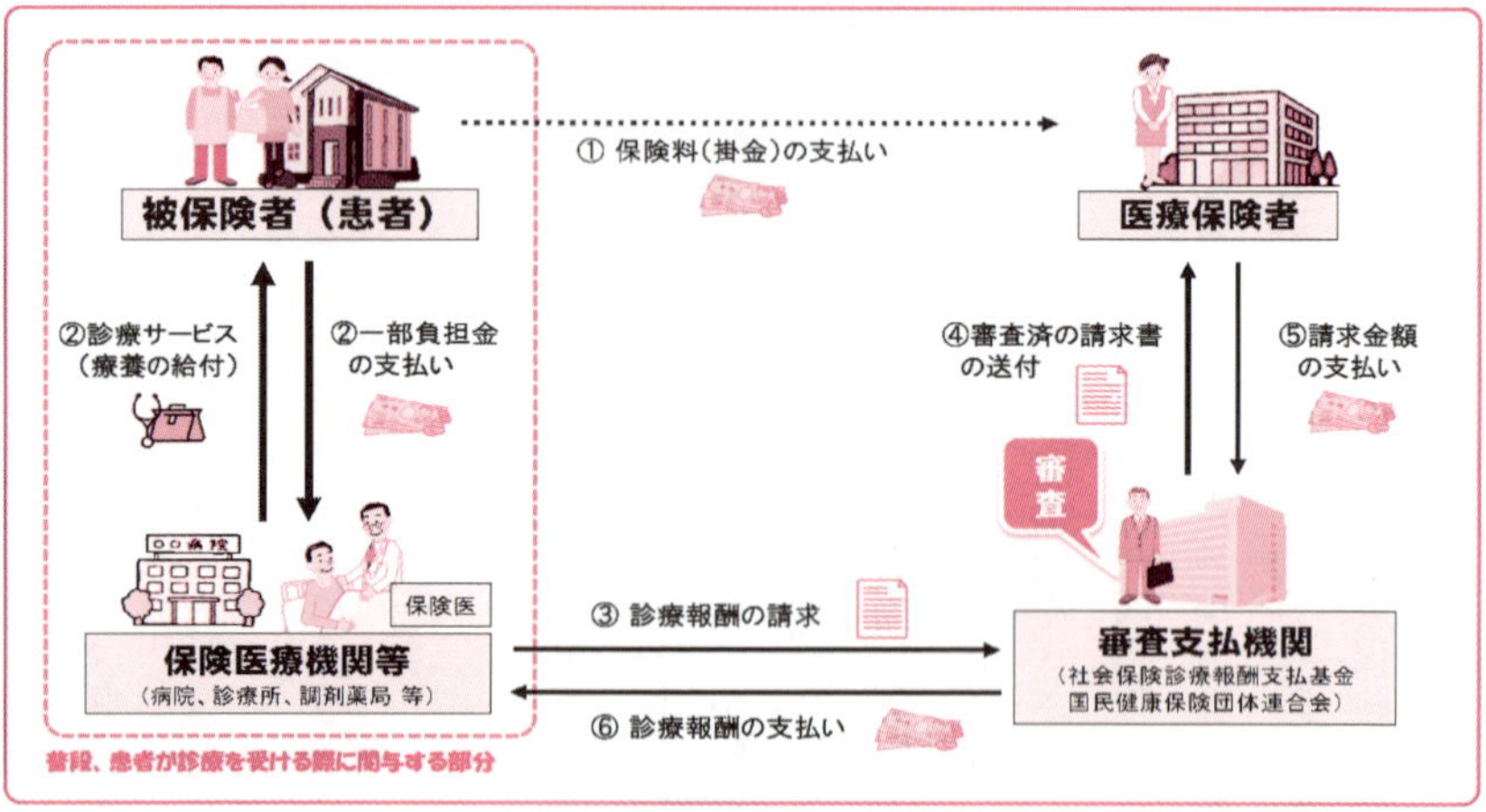


図２　保険診療の流れ
出典：厚生労働省ホームページ

を満たさなければならないこととなっています。つまり、勝手に様々な医療機器や医薬品を用いた手術を行ったとしても診療報酬が支払われることはなく、決められたルールのもとで行った診療に対して、診療報酬が支払われることになっています。

このルールとは「療養担当規則」に示されているものですが、「療養担当規則」とは、健康保険法等において、保険診療を行う上で保険医療機関と保険医が遵守すべき事項として定められた厚生労働省令であり、正式には「保険医療機関及び保険医療養担当規則」といいます。「療担規則」又は単に「療担」とも呼ばれます。この「療養担当規則」において、保険医療機関の療養担当や療養の給付の担当範囲などの原則論が決められています。その中で、保険医療機関が担当する療養の給付の範囲は、①診察、②薬剤又は治療材料の支給、③処置、手術その他の治療、④居宅における療養上の管理及びその療養に伴う世話その他の看護、⑤病院又は診療所への入院及びその療養に伴う世話その他の看護、とされています。

## 診療の具体的方針

また、保険医療機関は、「懇切丁寧に療養の給付を担当しなければならない」とされ、保険医療機関が担当する療養の給付は、「患者の療養上妥当適切なものでなければならない」とされています。診療の具体的方針としては、

- 診察を行う場合は、患者の服薬状況及び薬剤服用歴を確認しなければならない。
- 往診は、診療上必要があると認められる場合に行う。
- 各種の検査は、診療上必要があると認められる場合に行う。
- 手術、リハビリテーションは、必要があると認められる場合に行う。
- 処置は、必要の程度において行う。
- 入院の指示は、療養上必要があると認められる場合に行う。
- 投薬は、必要があると認められる場合に行

う。

・同一の投薬は、みだりに反復せず、症状の経過に応じて投薬の内容を変更する等の考慮をしなければならない。
・注射は、経口投与をすることができないとき、又は経口投与によっては治療の効果を期待することができないとき等に行う。
・投薬・注射を行うに当たっては、後発医薬品の使用を考慮する。
・輸血又は電解質若しくは血液代用剤の補液は、必要があると認められる場合に行う。

などとされており、不要な診療となるものが行われないようにしています。

一方、もっと明確に禁止されている事項としては、

・保険医は、医学的評価が十分に確立されていない、特殊な療法又は新しい療法等（新しい医療材料含む）については、厚生労働大臣の定めるもののほか行ってはならない。ただし特殊な療法から先進医療（高度医療を含む。）や患者申出療養は例外。
・各種の検査は、研究の目的をもって行ってはならない。
・健康診断は、療養の給付の対象として行ってはならない。

などがあります。

## 2　技術料とは

### 保険点数（診療報酬点数）

以上見てきたように「療養担当規則」においては保険診療における原則的ルールが示されていますが、日進月歩の医療技術に関する技術料（個別の点数やその留意事項など）については、技術進歩に対応するため、厚生労働大臣が中央社会保険医療協議会（中医協）に諮問し、答申を受け決定するという仕組みになっています。この技術料の決定は、2年に一度改定していく

ことになっており、技術料を示した診療報酬点数表やその実施に伴う留意事項などの詳細ルールは別途告示や通知により示されます。

たとえば平成28年度診療報酬改定においては、診療報酬点数は、平成28年厚生労働省告示「診療報酬の算定方法の一部を改正する件」により、実施に伴う留意事項については、平成28年3月4日通知「診療報酬の算定方法の一部改正に伴う実施上の留意事項について」により、医科、歯科、調剤に区分され示されています。この通知の中の最初に通則が示されており、そこでは、次のように記されています。

「1人の患者について療養の給付に要する費用は、第1章基本診療料及び第2章特掲診療料又は第3章介護老人保健施設入所者に係る診療料の規定に基づき算定された点数の総計に10円を乗じて得た額とする」

「基本診療料は、簡単な検査（編注：血圧測定検査等）の費用、簡単な処置の費用等（入院の場合には皮内、皮下及び筋肉内注射及び静脈内注射の注射手技料等）を含んでいる」

「特掲診療料は、特に規定する場合を除き、当該医療技術に伴い必要不可欠な衛生材料等の費用を含んでいる」

## 1点10円

つまりこれは、一人の患者の診療報酬は、血圧測定検査の費用等を含む基本診療料と処置等の特掲診療料の合計点数を10倍した金額となることを説明しているわけです。たとえば、先に見たとおり「両心室ペースメーカー移植術」の3万1510点は、31万5100円という金額になるということです。

特掲診療料には、①医学管理等（B）、②在宅医療（C）、③検査（D）、④画像診断（E）、⑤投薬（F）、⑥注射（G）、⑦リハビリテーション（H）、⑧精神科専門療法（I）、⑨処置（J）、⑩手術（K）、⑪麻酔（L）、⑫放射線治療（M）、⑬病理診断（N）があり、それぞれにさらに細かな診療報酬点数及びその留意事項が定められています。たとえば④画像診断の中には、「E202 磁気共鳴コンピューター断層撮影（MRI

撮影）（一連につき）　1・5テスラ以上3テスラ未満の機器による場合」として1330点が、⑩手術の中には、「K598　両心室ペースメーカー移植術」として3万1510点が決められています。つまり1・5テスラのMRI装置で撮影を行った場合は1万3300円が、両心室ペースメーカの移植術を行った場合は31万5100円が、その3割が患者から、残りの7割が審査支払い機関から保険医療機関に支払われることとなります。

## 技術料

診療報酬点数表では個々の診療行為の点数が決まっていますが、診療行為には、診察する、検査する、投薬する、処置するなどいろいろな行為があり、原則としてこのような一つ一つの診療行為の点数を積み上げていく「出来高払い方式」が採用されています。たとえば、急性心筋梗塞で薬剤溶出ステントを埋め込む場合は、日数分の入院基本料、手術関係費用、薬剤料、検査料と積み上げていって、その合計が急性心筋梗塞における経皮的冠動脈ステント留置術を行った場合の費用となるわけです（表1）。一方、最近では複数の診療行為をまとめていくらとする「定額払い方式（包括払い方式）」も導入されてきています。

一般的にはこのように個別の診療行為ごとに点数が定められているものを総称して「技術料」と呼んでいます。技術料は患者や審査支払機関から医療機関に支払われるもので医業収入の源泉とも考えられます。

一方、前述のとおり「特掲診療料は、特に規定する場合を除き、当該医療技術に伴い必要不可欠な衛生材料等の費用を含んでいる」とされています。すなわち、診療上の医療技術に必要な医療機器が含まれているものとされています。しかしながら、ペースメーカやステント、人工関節などの体内に埋め込むような消耗品的要素のある治療機器などには個別の保険償還価格が決められていて、特定保険医療材料と呼ばれるとも冒頭で述べました。この関係はどうなっているのかという点については次項で述べたいと思います。

表1　急性心筋梗塞における経皮的冠動脈ステント留置術の費用イメージ

| | | |
|---|---|---|
| 基本診療料 | 入院関係 | 入院基本料×入院日数など |
| 特掲診療料 | 手術関係 | 経皮的冠動脈ステント留置術（343,800円）<br>※K549 経皮的冠動脈ステント留置術　1 急性心筋梗塞に対するもの 34,380点<br>薬剤溶出ステント（226,000円）×本数<br>※特定保険医療材料　130 心臓手術用カテーテル　(3) 冠動脈用ステントセット　③ 再狭窄抑制型 |
| | 医薬品 | 各種銘柄 |
| | 検査 | FFR（冠動脈血流予備能測定検査）、IVUS（血管内超音波検査）、OCT（血管内光断層撮影） |

## 3　保険医療材料とは

前項で述べたとおり、医療機器の保険償還では技術料が基本となっており、その医療技術に必要な医療機器は既に個別の技術料に含まれているとされています。しかしながら、医療機器は多種多様で、技術も高度化してくることから一律に技術料の中だけで評価することが困難な面もあります。そこで中医協では、平成5年9月、「特定保険医療材料の評価に関する建議書（以下「中医協建議書」という）」をまとめ、この中で医療機器（治療材料）の診療報酬上の評価ルールを建議しました。これに基づき、その後いくつかの小さな制度変更などを伴いながら現行の保険償還制度が運用されています。

ここでは中医協建議書をもとに「保険医療材料」の診療報酬上の評価について説明します。

## 3・1　評価の対象とする医療材料の範囲

評価の対象とする治療材料は、医薬品医療機器法の承認を取得し、さらに保険導入の対象となる医療機器とされています。具体的には医科診療報酬関係、歯科診療報酬関係、調剤報酬関係の医療材料などに加えて、技術料の加算または技術料に包括して評価されている治療材料をいい、これを「保険医療材料」と称します。

## 3・2　保険医療材料の評価の原則

保険医療材料については大きく考え方を、(1)技術料に平均的に包括して評価すべき保険医療材料、(2)特定の技術料に一体として包括して評価すべき保険医療材料、(3)技術料の加算として評価すべき保険医療材料、(4)価格設定をすべき保険医療材料（特定保険医療材料）の4つに分けています。

### (1)　技術料に平均的に包括して評価すべき保険医療材料：A1（包括）

チューブ、縫合糸、伸縮性包帯、皮膚欠損用一次的緊急被覆材、静脈採血の注射針、一部のカテーテルなど価格が安価であり、使用頻度も高く、技術料と別に算定することが煩雑な保険医療材料については、技術料にその費用を平均的に包括して評価します。なお、技術料の評価にあたっては、包括する保険医療材料の費用を含めて評価することになっています。即ち、使用頻度が高く汎用的に使用され廉価な材料であるものはその使用目的・用途も広いことから、診療における標準的医療機器のようなものと位置づけられ、個別の医療機器ごとに保険償還価格が設定されないものとなっています。

### (2)　特定の技術料に一体として包括して評価すべき保険医療材料：A2（特定包括）

眼内レンズ挿入術に使われる眼内レンズ、腹腔鏡下胆嚢摘除術に使われる腹腔鏡や腹腔鏡のポート、脳波計など、技術料と保険医療材料との関係が一体的であって密接不可分の関係にあるものについては、技術料にその保険医療材料を含めて評価します（表2）。この区分のものは、(1)と位置づけは異なり、どのような診療においても使用するわけでなく、価格が廉価ではないこともあり、技術料の評価（算定）をする際にはその医療機器の使用実態等を考慮した評価が行われます。このように技術料に含めて評価することから、(1)と同様に個別の医療機器ごとに保険償還価格が設定されないものとなっています。

## (3) 技術料の加算として評価すべき保険医療材料：A2（特定包括）

悪性腫瘍手術などにおける自動吻合器、自動縫合器、超音波凝固切開装置など、その保険医療材料を使用する医療技術が一部の技術に限定されている場合、及び酸素濃縮装置、酸素ボンベなど医療機関の医療機器を、在宅医療を行っている患者に貸し出す場合などについては、その保険医療材料の費用を技術料の加算として評価します（表3）。この区分のものは、(1)及び(2)と同様に個別の医療機器ごとに保険償還価格は設定されませんが、(2)よりも使用が限定的であることから、1つの診療行為ごとに本来の技術料に加えて別途加算点が加わることになります。

なお、(2)及び(3)のA2（特定包括）についても2年に一度その内容が改定されるものとなっています。そのため、A2（特定包括）に該当するのかなどの確認などについては、適宜関連する通知から調べる必要があります。平成28年度診療報酬改定において該当するA2（特定包括）は、平成28年3月4日付け保医発0304第9号通知「特定診療報酬算定医療機器の定義等について」及び平成28年3月4日付け保医発0304第7号通知「特定保険医療材料の材料価格算定に関する留意事項について」を参照することにより知ることができます。

## (4) 価格設定をすべき保険医療材料：B（個別評価）

上記(1)から(3)までの評価方法に適合しないもの、す

表2　A2（特定包括）；特定の技術料に一体として包括評価する事例

| 特掲診療料 | 特定診療報酬算定医療機器の区分 | 薬事承認上の位置づけ（一般的名称） | その他の条件 | 対応する診療報酬項目 |
|---|---|---|---|---|
| 検査（D） | 脳波計 | 脳波計<br>胎児脳波モニタ<br>長時間脳波用データレコーダ<br>脳波モニタ<br>テレメトリー式脳波計<br>テレメトリー式脳波送信機<br>テレメトリー式脳波受信機<br>長時間脳波解析装置<br>脳波モジュール<br>麻酔深度モニタ<br>睡眠評価装置<br>脳波スペクトル分析装置 | 脳波の導出及び記録が可能なもの | D 235 脳波検査　600点（平成28年度診療報酬点数） |
| 画像診断（E） | MRI装置 | 超電導磁石式乳房用MR装置<br>常電導磁石式乳房用MR装置<br>永久磁石式頭部・四肢用MR装置<br>永久磁石式全身用MR装置<br>常電導磁石式全身用MR装置<br>超電導磁石式全身用MR装置<br>常電導磁石式頭部・四肢用MR装置<br>超電導磁石式頭部・四肢用MR装置<br>永久磁石式乳房用MR装置<br>超電導磁石式循環器用MR装置<br>常電導磁石式循環器用MR装置<br>永久磁石式循環器用MR装置<br>MR組合せ型ポジトロンCT装置 | 断層像の描出が可能なもの | E 202 磁気共鳴コンピューター断層撮影（MRI撮影）　1　3テスラ以上の機器による場合　イ共同利用施設において行われる場合1,620点、ロその他の場合1,600点、2　1.5テスラ以上3テスラ未満の機器による場合　1,330点、3　1又は2以外の場合　900点（平成28年度診療報酬点数） |
| 手術（K） | 前房レンズ<br>後房レンズ<br>ヘパリン使用後房レンズ<br>挿入器付後房レンズ | 前房レンズ<br>後房レンズ<br>ヘパリン使用後房レンズ<br>挿入器付後房レンズ | 白内障に対する手術後の無水晶体眼の視力補正が可能なもの | K 282 水晶体再建術　1　眼内レンズを挿入する場合　1　眼内レンズを挿入する場合　イ）縫着レンズを挿入するもの 17,440点、ロ）その他のもの　12,100点（平成28年度診療報酬点数） |

表3　A2（特定包括）；技術料の加算の事例

| 特掲診療料 | 特定診療報酬算定医療機器の区分 | 薬事承認上の位置づけ（一般的名称） | その他の条件 | 対応する診療報酬項目 |
|---|---|---|---|---|
| 在宅医療（C） | 酸素供給装置（I） | 酸素濃縮装置<br>能動型機器接続用酸素濃縮器 | 酸素濃縮装置であるもの | C 158 酸素濃縮装置加算 4,000点（平成28年度診療報酬点数） |
| 手術（K） | 超音波手術器 | 超音波手術器 | 超音波により組織の凝固、切開又は破砕が可能なもの | K 931 超音波凝固切開装置等加算　3,000点（平成28年度診療報酬点数） |

なわち関連技術料と比較してその価格が相対的に高額であるもの（例：人工心臓弁）、又は市場規模の大きいもの（例：PTCAカテーテル、ペースメーカ）については、技術料とは別に価格評価が行われます。このような医療機器を「特定保険医療材料」といいます。即ち、この区分のものは(1)〜(3)とは異なり、技術料とは別に保険償還価格を設定するものです。

次項4でこの特定保険医療材料について解説します。

## 4　特定保険医療材料の価格

特定保険医療材料は、前述のとおり技術料とは別に保険償還価格を設定しているもので、技術料と同様に2年ごとに価格が改定されるものです。

製品あたりの価格もあれば、単位あたりの価格もあり、数円から二千万円弱までのものまで幅広く存在します。たとえば、歯冠用加熱重合レジンは1mLのもので4円、補助人工心臓セットのうち植込型（非拍動流型）で軸流型のものは1860万円となっています。

ただし、特定保険医療材料は技術料と別に医療機器そのものに保険償還価格が設定されるものとなっていますが、個々の製品・商品やブランドの「銘柄」ごとに価格がつくというわけではありません。医療機器としての特性・機能が類似した医療機器群を1つのグループとしてまとめ、それらを「機能区分」と呼ぶこととし、その医療機器の「機能区分」ごとに価格が設定される制度になっています。次項でこの機能区分とは何かを説明します。

なお、この特定保険医療材料全体の市場規模は現在約1兆円程度と言われています。日本の医療機器市場全体が約2・8兆円と言われていますので、約3分の1が特定保険医療材料と言えます。

## 4・1 機能区分と保険償還価格

これまで個別の医療機器ごとに保険償還価格がつくと説明してきましたが、医薬品が個別の「銘柄」別に価格設定がされるのに対し、特定保険医療材料は個別の「銘柄」別に価格設定が行われているわけではありません。特定保険医療材料の場合は、その構造、使用目的、医療上の効能及び効果等からみて類似していると認められるものを1つの群として「機能区分」を定め、その機能区分ごとに保険償還価格が設定されます。たとえば、プラスチックカニューレ型静脈内留置針（標準型）の場合、A社が銘柄①を、B社が銘柄②を、C社が銘柄③を製造販売していたとしても、銘柄に関係なく1つの機能区分として保険償還価格はたとえば90円となります（図3）。

一方、同じプラスチックカニューレ型静脈内留置針であっても、それに針刺し事故防止機構が付加されたものであれば、構造が異なり医療上の有益性もあることから、別の機能区分として保険償還価格はたとえば108円となります。ただしここでもA社が銘柄イを、B社が銘柄ロを、C社が銘柄ハを製造販売していたとしても、各社の製品は同じ機能区分であることからすべて同じ保険償還価格となります（図3）。

この保険償還価格は「基準材料価格」と呼ばれ、厚生労働大臣が告示で定めるものです。

## 4・2 新しい特定保険医療材料の保険償還価格

特定保険医療材料の保険償還価格は、機能区分ごとに定められる保険償還価格（基準材料価格）となりますが、新しい製品の保険償還価格は、その製品の新規性の程度により、従来の機能区分の価格となるものとそうでないものに分かれます。

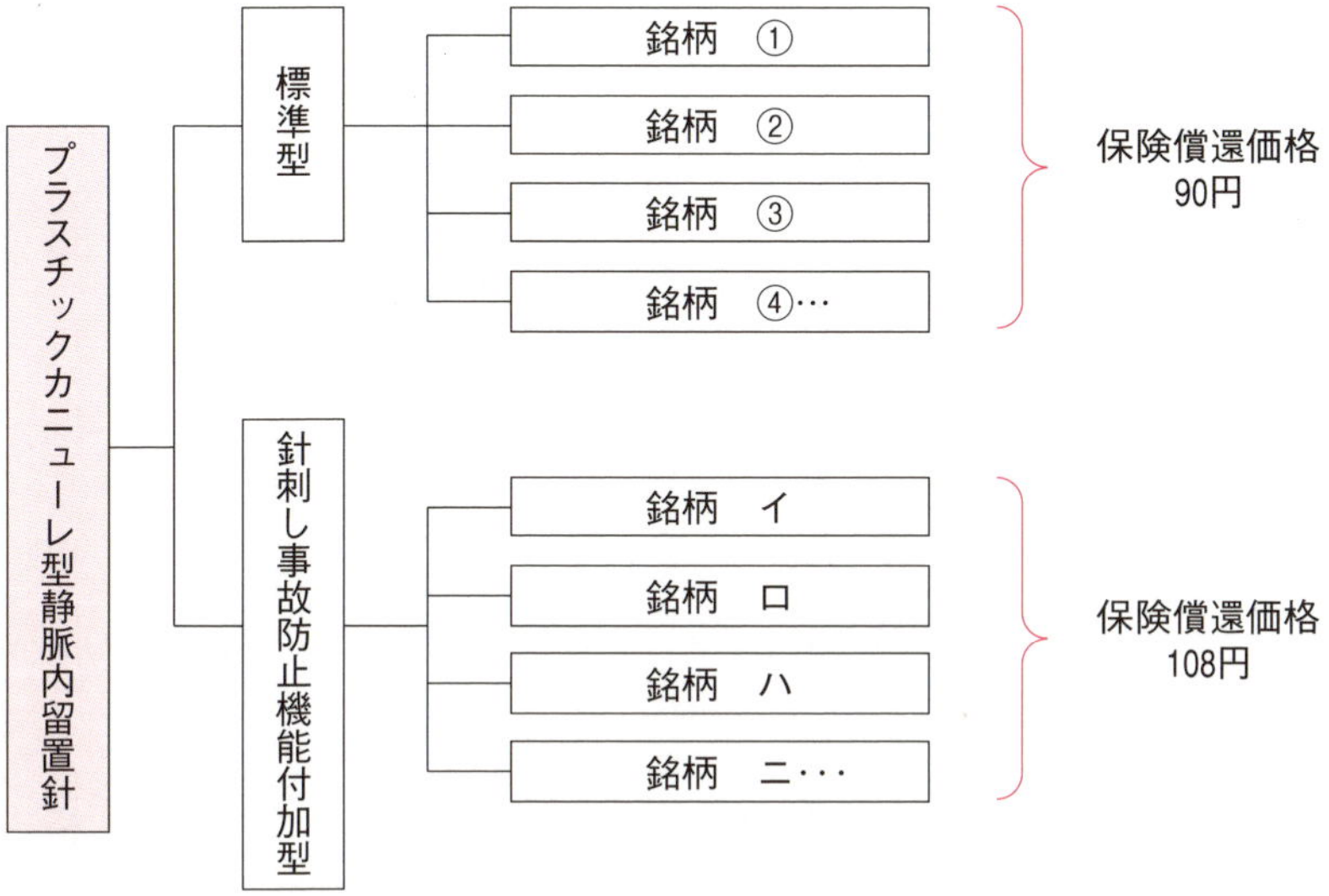


図３　特定保険医療材料・機能区分別評価のイメージ

## (1) 新規性の低い医療機器（既存の機能区分があるもの）

ある会社が「新しい医療機器」を開発した場合、従来から市場に存在する医療機器と比較して新規性の程度が低く、その構造、使用目的、医療上の効能・効果等の観点から類似性が最も高い医療機器の存在する既存の機能区分があれば、その材料価格が、「新しい医療機器」の材料価格となります。

このような場合、厚生労働省に保険適用希望書を提出してから概ね1～2ヶ月程度で保険適用されることとなり、通知によりその旨公表されます。この通知は毎月発出されており、これにより医療機関などはある製品が保険適用となったことを知ることができます。

## (2) 新規性の高い医療機器（新規の機能区分の設定が必要なもの）：C区分

### C区分とB区分その他

ある会社が新しい医療機器を開発した場合、従来から市場に存在する医療機器と比較して新規性が高く、類似性のある機能区分が存在しない場合があります。
このような場合は、既存の機能区分の価格が適用されることにはならず、新たな機能区分を新設する必要が生じるので、会社は厚生労働省に「C区分」と呼ばれる区分での保険適用希望書を提出します。これに対し、新たな機能区分を新設することのない従来からある機能区分の申請については、B区分と呼ばれる申請を行うこととなります。このB区分とは前述の「3・2(4) 価格設定をすべき保険医療材料：B（個別評価）」で説明したものを指します。このほか保険適用の区分には、同様に前述した「3・2(2) 特定の技術料に一体として包括して評価すべき保険医療材料：A2（特定包括）」や「3・2(3) 技術料の加算として評価すべき保険医療材料：A2（特定包括）」のA2区分などもあります。

## C1とC2

C区分は2つに分けられ、それぞれC1（新機能）、C2（新機能・新技術）と呼ばれています。C1（新機能）は、新たな機能区分が必要なもので、それを扱う医療技術は既に技術料（診療報酬）で評価されているものです。たとえば、特殊加工の施してある人工関節などです。もう一方のC2（新機能・新技術）は、新たな機能区分が必要なもので、それを扱う医療技術もまだ技術料（診療報酬）で評価されていないものです。たとえば、保険適用申請当時のカプセル内視鏡などです。

厚生労働省にC区分の保険適用希望書を提出した場合、はじめに厚生労働省の担当課から製品の概要や対象疾患の基本情報と既存の治療方法、新しく提案した価格の根拠、臨床上の有用性、安全性、効率性、普及性、社会的妥当性、倫理的問題の有無、市場規模などがヒアリングされます。次に中医協の保険医療材料専門組織により、新しい機能区分を設定することの妥当性などが議論されます。最後に中医協総会で議論がなされ、了承が得られれば新しい機能区分、即ち新しい価格が設定されることになります（図4）。

新しい価格の具体的算出方法については次項で説明します。

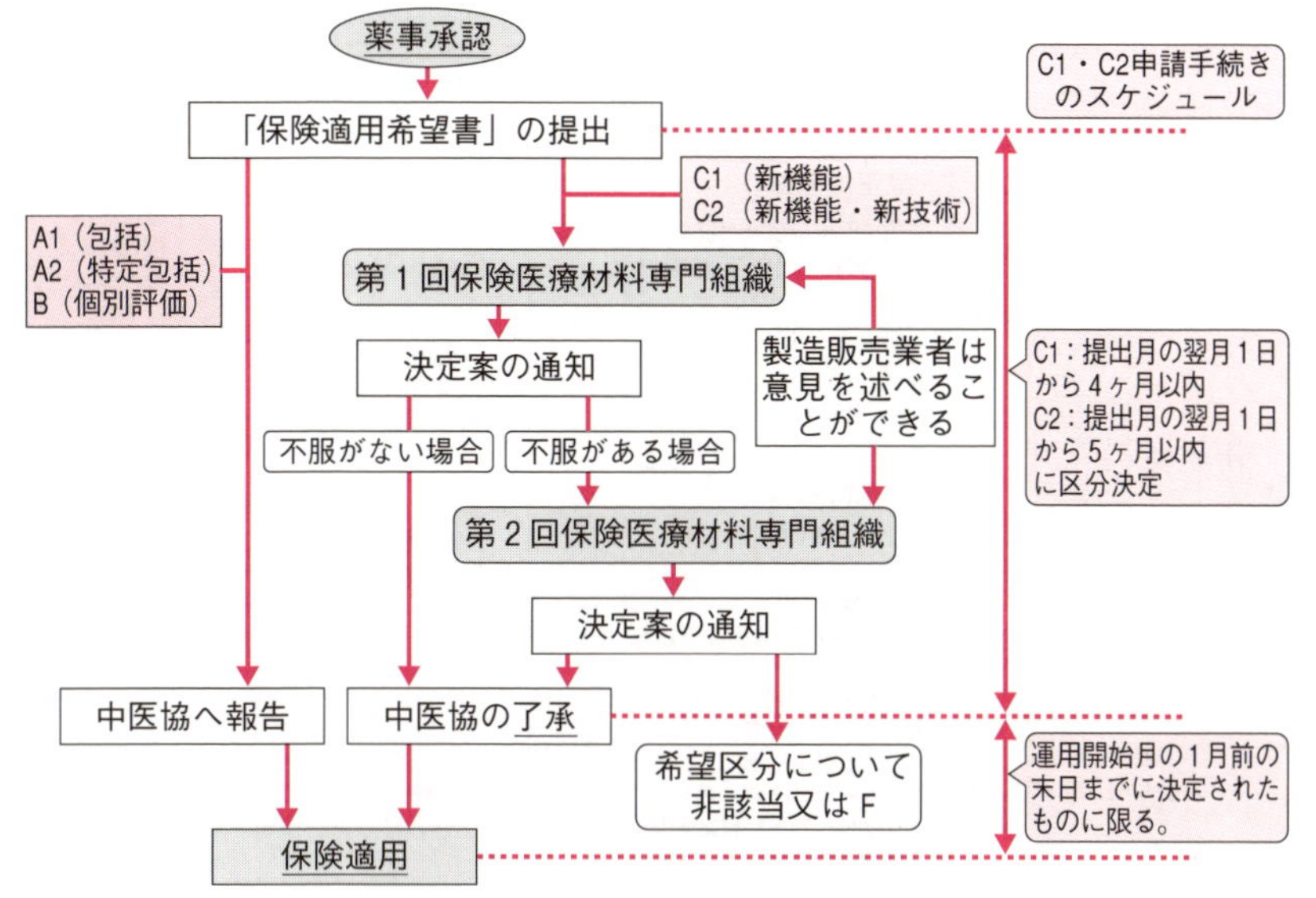


図4　新規医療材料の区分決定の流れ

出典：中医協資料

## (3) 新規機能区分（C1・C2）の基準材料価格の算定方法

### 類似機能区分比較方式と原価計算方式

新しい機能区分の基準材料価格の算定は、原則として、その構造、使用目的、医療上の効能・効果等の観点から類似性が最も高い既存機能区分の材料価格を、新しい機能区分の材料価格とします。また、機能の内容により補正加算が加わる場合もあります。このような新規機能区分の価格設定の仕方を「類似機能区分比較方式」と呼びます（図5）。

一方、類似機能区分がない場合は、製造（輸入）原価に販売費及び一般管理費、営業利益、流通経費並びに消費税及び地方消費税相当額を加えた額を新しい機能区分の材料価格とします。このような価格設定の仕方を「原価計算方式」と呼びます（図5）。ただし、新しい機能区分の基準材料価格の算定は、類似機能区分比較方式を原則とするとされているので、原価計算方式は特例的な扱いと言えます。

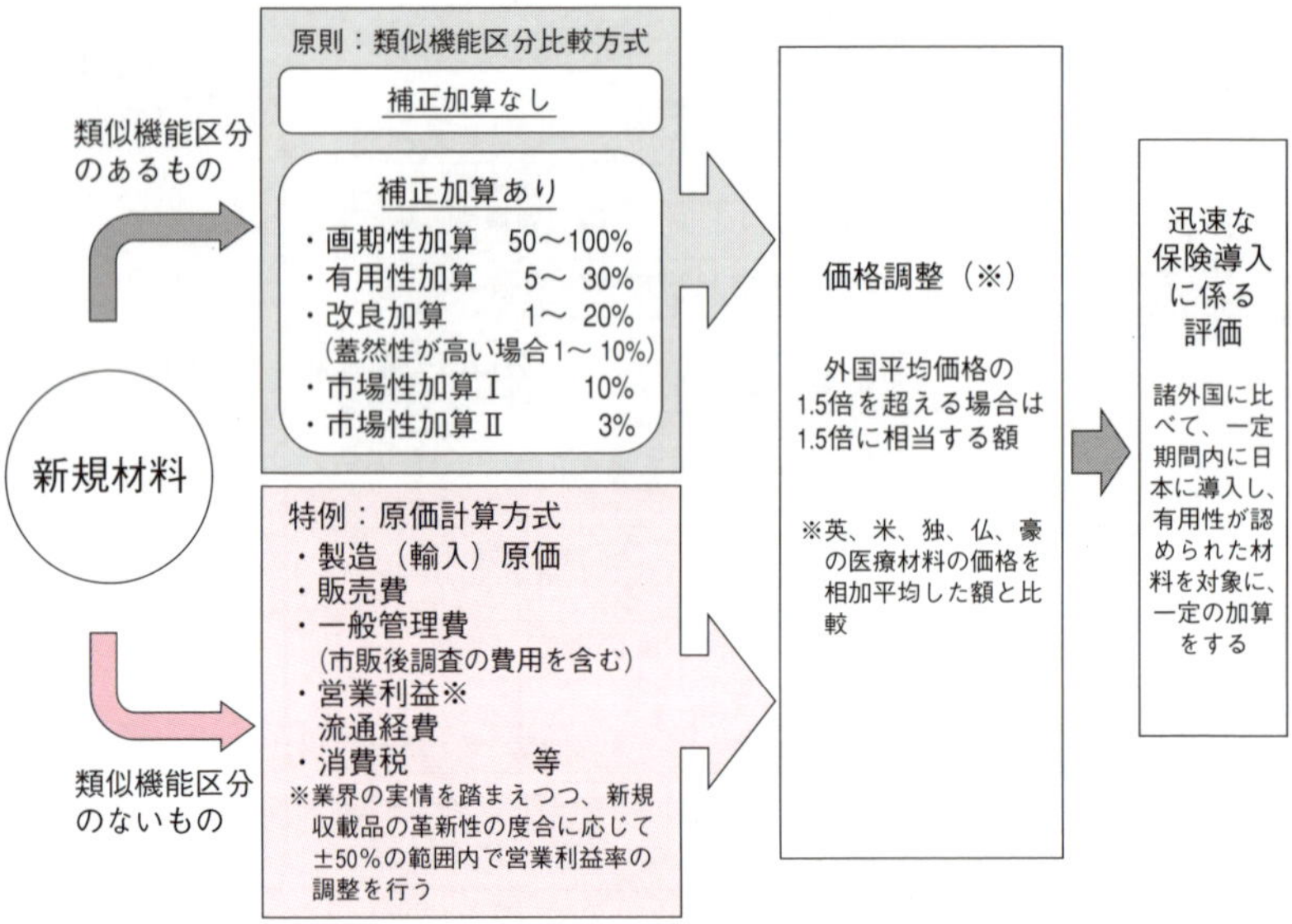


図５　新規機能区分の基準材料価格の算定方法

出典：中医協資料

## 類似機能区分比較方式における補正加算

類似機能区分比較方式における補正加算には、画期性加算、有用性加算、改良加算、市場性加算（Ⅰ）及び市場性加算（Ⅱ）があり、類似機能区分の価格に対し、要件を満たしている加算を加えて、外国製品の場合は価格調整等を行い新しい価格が設定されます。厚生労働省通知から補正加算の説明を以下に引用します。

【画期性加算】５０～１００％

次の要件を全て満たす新規収載品の属する新規機能区分

イ　臨床上有用な新規の機序を有する医療機器であること。

ロ　類似機能区分に属する既収載品に比して、高い有効性又は安全性を有することが、客観的に示されていること。

ハ　当該新規収載品により、当該新規収載品の対象となる疾病又は負傷の治療方法の改善が客観的に示されていること。

【有用性加算】 5～30％

画期性加算の3つの要件のうちいずれか1つを満たす新規収載品の属する新規機能区分

【改良加算】 1～20％（高い蓋然性が示されている場合1～10％）

次のいずれかの要件を満たす新規収載品の属する新規機能区分。なお、客観的に示されているとは、臨床的な知見が示されていることをいう。ただし、臨床的な効果が直接的に示されていない場合であって、臨床的な有用性が高い蓋然性をもって示されている場合の加算率は1～10％とする。

イ　構造等における工夫により、類似機能区分に属する既収載品に比して、職業感染リスクの低減など医療従事者への高い安全性を有することが、客観的に示されていること。

ロ　類似機能区分に属する既収載品に比して、当該新規収載品の使用後における廃棄処分等が環境に及ぼす影響が小さいことが、客観的に示されていること。

ハ　構造等における工夫により、類似機能区分に属する既収載品に比して、患者にとって低侵襲な治療や合併症の発生が減少するなど、より安全かつ有効な治療をできることが、客観的に示されていること。

ニ　小型化、軽量化、設計等の工夫により、それまで類似機能区分に属する既収載品に比して、小児等への適応の拡大が客観的に示されていること。

ホ　構造等の工夫により、類似機能区分に属する既収載品に比して、より安全かつ簡易な手技が可能となること等が、客観的に示されていること。

ヘ　構造等の工夫により、類似機能区分に属する既収載品に比して、形状の保持が可能になるといった耐久性の向上や長期使用が可能となることが、客観的に示されていること。

ト　構造等の工夫により、類似機能区分に属する既収載品に比して、操作性等が向上し、患者にとって在宅での療養が安全かつ容易であることが、客観的に示されていること。

チ　人その他生物（植物を除く。）に由来するものを原料又は材料（以下、生物由来原料等）として用いた類似機能区分に属する既収載品に比して、全ての生物由来原料等を除いた場合で、かつ、同等の機能を有することが客観的に示されていること。

【市場性加算（Ⅰ）】10%

希少疾病用医療機器として指定された新規収載品の属する新規機能区分

【市場性加算（Ⅱ）】1～5%

類似機能区分に属する既収載品に比して、当該新規収載品の推計対象患者数が少ないと認められる新規収載品の属する新規機能区分

**非常に少ないC区分**

なお、C区分の保険適用希望書が提出され、新しい機能区分が新設されるのは、年間の保険適用医療機器全体の1～2%程度であり、非常に少ないものです。

また、機能区分比較方式における最近の実効加算率は平均5%程度であり、10%などの高い加算が付く新たな特定保険医療材料は非常に稀です。ですから、開発に対する投資や開発の期間はどの程度を要するのか、希望する加算はどの程度か、最終的な保険適用の見込みはどの程度あるのかなどを開発の初期から検討しておくことが大事となるでしょう。

## 4・3　保険償還価格と販売価格と価格改定

### (1)　医療機器の販売価格と診療報酬の関係

前述のとおり、企業側が医療機器（特定保険医療材料）をいくらで売るのかは、特定保険医療材料の保険償還価格（基準材料価格）によらず自由です。企業側が経営上問題ないのであれば（あるいは問題あっても）保険償還価格の10分の1で売ってもかまいませんし、医療機関が購入するかどうかを別とすれば保険償還価格の10倍で売ることも可能です。ただし、現実的には国が特定保険医療材料の保険償還価格を定めている以上、保険償還価格を超える価格で購入すれば医療機関

が費用の持ち出しをすることになるため、保険償還価格以下の価格でなければ医療機関が購入する可能性は低くなります。そのため、特定保険医療材料の保険償還価格の動向はいつも気にしておくことが必要となります。

なお、特定保険医療材料以外のMRI装置のように保険償還価格がつかないものも原則的には自由な価格で販売することが可能ですが、関連する技術料が「E202磁気共鳴コンピューター断層撮影（MRI撮影）（一連につき）　1・5テスラ以上3テスラ未満の機器による場合　1330点」（平成28年度診療報酬点数）となっている以上、これを全く無視した価格設定を行うことには無理があります。この技術料の意味するところは、1回の撮影あたり1万3300円が医療機関の医業収入となることを示しています。医療機関はこの1回の撮影で得られる収入の中から医師及び診療放射線技師の人件費、MRI装置の購入費用、保守費用などの必要経費を捻出することとなるため、購入したMRI装置で1日あたり何回撮像を行うことができるのか、また何年使用できるのかが医療機関にとっては気になるところとなります。そのような関係から技術料が何点に設定されているのかが、特定保険医療材料以外の医療機器の価格や保守費用にも間接的に影響を及ぼすこととなります。そのため、特定保険医療材料以外の保険償還価格がつかない医療機器であっても診療報酬との関係をよく知っておく必要があります。

## (2) 保険償還価格の改定
### 実際の取引価格との差額

これまで特定保険医療材料の保険償還価格（基準材料価格）以下で取引されることが一般的であることを述べてきました。その中で、わかりやすく考えるために企業側が経営上問題ないのであれば保険償還価格の10分の1の価格で売ってもかまわないと説明してきました。

保険償還価格と実際の販売価格（購入価格）の差は一般的に「差益」と呼ばれています。特定保険医療材料の保険償還価格はそのままの額が医療機関に支払われますが、医療機関が企業から特定保険医療材料を購入する際の価格は普通保険償還価格より低いものとなっています。差益とはその差額が医療機関の収益になることを表現した言葉です。

わが国では医療は営利事業と位置づけられておらず、また税金や保険料が元となっている診療報酬としては「差益」が発生することは好ましくありません。従って、「差益」を排除するための仕組みが必要となってきます。

### 材料価格調査

そのため、国（厚生労働省）は2年に一度、特定保険医療材料を販売する医療機器販売業者を対象に材料価格調査を行い、その調査結果をもとにして基準材料価格の改定を行っています。この材料価格調査とは、機能区分に属するすべての既収載の医療機器の保険医療機関等における平均的購入価格を調べるものです。具体的には、機能区分内の全銘柄について、医療機関に実際に販売している価格と数量を調査し、加重平均を算出し、その値にRゾーンと言われる一定幅（4％）を加えて新たな基準材料価格を算出します。この基準材料価格の改定方式は、市場実勢価格加重平均値一定幅方式と呼ばれています。たとえば、基準材料価格100円の特定保険医療材料価格があったとし、A社から80円で100個、B社から90円で60個、C社から70円で200個販売していたとすると、加重平均76円となり、そこに4％を加えた79円が次の新しい基準材料価格となります。

### 材料価格改定の影響

機能区分別評価及び市場実勢価格加重平均値一定幅方式により基準材料価格を改定するという現行制度は、価格競争を促進する効果があるといわれています。そして価格競争が促進されることから、2年に一度の改定による次の保険償還価格は今の保険償還価格を下回ってしまうケースが多いようです。医療機器の保険償還価格全般の傾向として低下することが知られており、10年で元の保険償還価格の約75％の保険償還価格になるという調査結果もあります。特定保険医療材料については、販売における過度な価格競争が将来の保険償還価格を引き下げていくことに繋がりますし、機能区分別評価であることから他社の販売戦略が自社製品の（所属する機能区分の）保険償還価格に影響することにもなります。

## 5　保険適用に関する相談窓口

少し複雑に見える医療保険制度と医療機器の価格ですが、厚生労働省医政局経済課医療機器政策室で、企業向けに医療機器の保険適用に関する無料の事前相談会が行われています。30分程度の短い時間となりますが、相談したい企業側が、製品の概要、薬事承認又は認証の時期、対象疾患の基本情報と既存の治療方法、既存の手技料があるか、類似品は保険上どのように評価されているか、（既収載品と比較して）有用性を示すエビデンスがあるかなどを示しながら、保険適用の可能性などについて保険適用希望書を提出する前に相談ができる制度です。

# 第5章 PL法

PL法やPL制度は何のためにあるのでしょうか？　それは事業を始める上で、あるいは事業を遂行する上での障害になるものだと受け止められてはいないでしょうか？　とくにアメリカのPL訴訟はそのようなものとして印象付けられているかもしれません。しかし、アメリカは新しい事業が次々と起こされる国であり、多くの日本企業がアメリカ市場で成功を収めてきました。PL法は第一義的には製品の被害者を救済するためのものですが、究極的にはメーカーなどに安全な製品作りを促すものであり、安全な製品は良い製品であります。したがってそれは「世の中の役に立つ製品を作る」という事業の使命となんら矛盾するものではありません。PL法のことを正しく理解して、それを積極的にビジネスに活用することが求められているのです。この章ではそうした観点からPL法とPL対策、そしてPL保険についての解説を行っていきます。

## 1　PL法とは

### (1)　民法とPL法
#### PLは民事上の責任

自動車で事故を起こしたとき、運転者が負う法律上の責任には3種類のものがあります。刑事上の責任、行政上の責任、民事上の責任です。同様に医療機器のメーカーなどが製品事故に関して負う法律上の責任にもその3つのものがあります。医薬品医療機器法などの法律に違反することによって生じるのが刑事上の責任と行政上の責任です。それらは国が法律や規則に違反した者を罰するものです。それに対して民事上の責任とは、事故の被害者を救済するためのものです。PL法とは、その民事上の責任、すなわち製品の事故によって消費者などが被った身体や財産の損害に対して製品のメーカーなどが負う損害賠償の責任を定めたものです。

## 過失責任と無過失責任

一般に我が国でPL法といわれるのは、1994年に民法の特別法として制定された製造物責任法のことです。民法とPL法は、たとえば自動車事故に関して民法とその特別法である自動車損害賠償保障法があるのと同様の関係にあります。民法とPL法の違いは、前者が「過失責任」であるのに対して、後者は「無過失責任」であることです。

民法の過失責任主義とは「過失なければ責任なし」と言われるように、過失の有無が責任の有無の基準になっているということです。

それに対してPL法では、過失の有無ではなく、欠陥であるかどうかによって責任の有無が決せられます。過失とは「通常の注意義務を欠く」ことであり、製品事故の被害者がメーカーの側に注意義務の欠如があったことを証明するのは容易なことではありませんでした。そのため被害者保護の観点から被害者側の証明責任を軽減することにしたのが無過失責任のPL法です。過失の有無というやや抽象的なものから、製品に欠陥があるかどうかというより具体的なものへと、責任の基準を変更したのです。

民法とPL法、それぞれの該当する条文を掲げると次のとおりです。

民法

（民法第709条）故意または過失により他人の権利を侵害したる者はこれにより生じたる損害を賠償する責めに任ずる。

**PL法**

（製造物責任法第3条）　製造業者等は、その製造、加工、輸入又は前条第3項第二号若しくは第三号の氏名等を表示した製造物であって、その引き渡したものの欠陥により他人の生命、身体又は財産を侵害したときは、これによって生じた損害を賠償する責めに任ずる。ただし、その損害が当該製造物についてのみ生じたときは、この限りではない。

## (2)　PL法と医薬品医療機器法

### PL法の考え方は世界共通

世界で初めてPL法を導入したのはアメリカのカリフォルニア州です。1963年にカリフォルニア州の最高裁判所が下した判決において、製品メーカーに厳格責任と呼ばれる無過失責任の製造物責任（PL）を課したのがその始まりです。厳格責任はその後ほとんどの州が採用するところとなりました。1975年にはECのPL指令が採択されて、1970年代の末から1980年代にかけて欧州諸国でもPL法が次々と制定されました。アジアでも中国、韓国などがPL法を取り入れています。このようにPL法は世界的な潮流であり、その考え方は世界共通です。

### 少ない日本のPL訴訟数

我が国では1970年代に立法化の検討がなされたことはありますが、その時には実現に至りませんでした。その後、消費者問題が再び国民的な関心を集める中で、日本のPL法は1994年6月20日に成立し、1995年7月1日から施行されています。その当時は米国のような訴訟状況になることを危惧する向きもありましたが、PL法が施行された後もPL訴訟はそれほど多いとはいえない状況です。たとえば国民生活センターが2006年7月1日までに提訴を確認したPL訴訟は68件でした。国民生活センターが把握していない事件があるかもしれませんが、当初心配された濫訴というには余りに少ない数字です。

PL法があるにもかかわらず、PL訴訟はそれほど増加していないというのは、「裁判所の敷居が高い」という我が国に固有の社会風土や司法制度によるものです。たとえば「弁護士が近くにいない」、「弁護士費用がかかる」、「裁判に時間と費用がかかる」、「欠陥を証明してくれる専門家がいない」などの事情があるからです。ＰＬ法は世界共通であっても、ＰＬ訴訟の多い少ないは国ごとに異なるということです。

## 多い相談件数

我が国ではＰＬ訴訟が少ないからＰＬの問題はないということではありません。国民生活センター及び全国の消費生活センターなどで受け付けた製品関連事故にかかわる相談件数、そして独立行政法人製品評価技術基盤機構（ＮＩＴＥ）の事故情報収集制度に基づく事故件数とも、この間増加の一途をたどっています。ちなみにＮＩＴＥの調べによると、製品事故は１９９５年度の１０５１件から２００５年度には２４１３件と10年間で2倍以上に増えています。また国民生活センターが２００９年10月21日に発表した資料によると、生命・身体に被害が及んだ相談の件数は２００７年度が５４０２件、２００８年度が５３５２件でした。２００７年度の５４０２件のうち医療機器は２３９件であり、化粧品、健康食品、調理食品、家具・寝具に次ぐ第5位でした。

なお医療機器の相談件数が５４０２件中２３９件で、その多さは第5位であるという事実はどう評価すべきなのでしょうか？　販売個数あるいは製品の使用頻度が異なるので、第1位の化粧品や健康食品と単純な比較はできません。少なくはないが多すぎるということもないということはいえるでしょう。

## 製品安全のための事前規制

ＰＬ法とは対の関係をなす消費生活用製品安全法は１９７３年に制定されており、２００７年5月14日からは製品事故の報告義務を定めた改正消費生活用製品安全法が施行されています。そして２００９年には消費者庁が設置されました。国の消費者行政は従来の消費者保護のための政策から消費者の自立を促すような政策へと転換してきており、消費者の製品安全に対する要求や期待のレベルは確実に高まっています。

医療機器に関しては、一般の製品の消費生活用製品安全法に当たるものが医薬品医療機器法であり、医薬品医療機器法が製品安全のための事前の規制、ＰＬ法が被害者救済のための事後の規制という関係にあります。ＰＬ法の目的は「被害者救済」と述べましたが、ＰＬ法には不法な行為を抑止する効果もあり、医薬品医療機器法とＰＬ法が一体となって製品安全を促進することとなっています。

## コラム
## 訴訟社会アメリカ

「訴訟社会アメリカ」と呼ばれるほどアメリカで訴訟が多いのは何故でしょうか？　いくつかの理由を挙げてみましょう。まず「弁護士社会アメリカ」と呼ばれるほど弁護士が多いことです。アメリカには全世界の７割の弁護士がいると言われます。訴訟が多いから弁護士が多いのか、弁護士が多いから訴訟が多いのか「鶏と卵」の関係といえます。

保険が発達しているのも同様です。アメリカの損害保険は日本の７倍の規模があります。保険があるから訴訟が多いのか、訴訟が多いから保険が普及するのか、訴訟と保険は切っても切れない関係にあります。公的な医療保険がないことも理由の１つです。その他、裁判を起こしやすい司法制度も大きな要因です。お金がなくても弁護士に依頼することができるという「成功報酬制度」があること、裁判を起こすのにたいしたお金はかからないこと、根拠薄弱な訴訟を提起してもペナルティはないこと、などです。

日米の司法制度比較

| 訴訟提起に関する制度 | 日本 | 米国 |
| --- | --- | --- |
| 弁護士人口 | 約４万人 | 約134万人 |
| 弁護士費用 | 着手金など必要 | 成功報酬制度（着手金不要） |
| 提訴手数料 | 訴額にリンク | 一律100ドル前後 |
| 訴訟費用敗訴者負担 | あり | なし |

## 2　ＰＬ法の概要

我が国のＰＬ法は本則６条文と附則２条文からなる簡潔な法律ですので、一通りその条文を見てみましょう。

### (1)　製造物の範囲（第２条第１項）

製造物の範囲は「製造または加工された動産」です。未加工の農林水畜産物、不動産など一部の製品を除く、すべての製品が対象となります。未加工の農林水畜産物はＥＣ指令では、「含めてもよい」とのオプション条項でしたが、ほとんどの国は我が国同様、対象外としています。

「動産」とは不動産以外のすべての有体物です。電気、熱、ソフトウェア、サービスなどは有体物ではないので対象とはなりません。「製造」とは原材料に手を加えて新たな製品を作り出すことであり、「加工」とは原材料の本質は維持しながら新しい属性を付加し価値を加えることであります。それゆえ加熱、味付け、粉引き、搾汁などは「製造又は加工」であり、切断、冷蔵、冷凍、乾燥などは「未加工」に当たるとされます。

### (2)　欠陥の概念（第２条第２項）

欠陥とは「製造物の特性、通常予見される使用形態、引き渡した時期その他の事情を考慮して、通常有すべき安全性を欠いていること」です。

この規定の意味は、欠陥とは「通常有すべき安全性を欠いていること」ですが、その際、以下の点を考慮する必要があるということです。

①　製造物の特性→たとえばナイフはナイフであることによって欠陥とはなりません。欠陥かどうかは相対的なものであり、その判断基準の１つとしては「危険効用基準」があるということです（4(2)参照）。

②　通常予見される使用形態→予見が不可能な誤用によって危険となる場合は欠陥ではありません。

いわゆる「誤用（misuse）の抗弁」のことです。

③　引き渡した時期→製造業者が引き渡した時点で欠陥でないものは欠陥ではないということです。

### (3) 責任主体（第2条第3項・第4条第2号）

責任を負うべき当事者は「製造業者」、「輸入業者」、「表示製造者」、「加工業者」であり、「販売業者」は含まれません。

### (4) 期間の制限（第5条）

損害賠償の請求権の時効は、被害者が損害及び賠償義務者を知ったときから3年、また製造物を引き渡した時から10年です。後者は民法上の時効とは別に設けられたものであり「法定責任期間（statute of repose）」と呼ばれるものです。

ただし「身体に蓄積した場合に人の健康を害することとなる損害」（蓄積損害）と「一定の潜伏期間が経過した後に症状が現れる損害」（遅発損害）については「損害が生じた時」から10年となります。

### (5) 開発危険の抗弁（第4条第1号）

製造物を引き渡した時における科学又は技術に関する知見によっては、製造物に欠陥があることを認識することができなかったことを証明したときは責任を免れます。この「開発危険の抗弁」もＥＣ指令におけるオプション条項の1つでしたが、多くの国ではこの抗弁を採用しています。

### (6) 部品・原材料供給者の抗弁（第4条第2号）

米国には体内埋め込み型医療機器へ部品・原材料を供給した製造業者をＰＬ訴訟から守るためのＢＡＡ法（Biomaterials Access Assurance Act of 1998）という法律があります。我が国のＰＬ法でも、当該製造物が他の製造物の部品または原材料として使用された場合で、その欠陥が他の製造物の製造業者が行った設計に関する指示に従ったことにより生じ、かつその欠陥が生じたことにつき過失がなかった場合には、当該製造物の製造業者は製造物責任を免れるとされています。

## (7) 欠陥の推定規定なし

製品を通常の方法で使用していたにもかかわらず事故が発生し、他に事故の原因と考えられる事情がない場合には、製品に欠陥があったと推定する規定ですが、本法では採用されませんでした。たとえば火災事故で製品が焼失している場合など、被害者側がその製品に欠陥があったことを証明するのは困難ですが、他に火災の原因となるような事情がない場合には製品の欠陥があったと推定するといったようなことです。

## (8) 民法の適用（第6条）

「過失相殺」、「損害賠償の範囲」など本法に規定のないものについては民法の規定が適用されます。また本法に基づく請求の他に、不法行為、債務不履行など民法に基づく請求も可能です。

### コラム BAA法と部材供給企業の事例

BAA法により、部材供給企業が保護された米国の事例を紹介します。ただし、部材供給企業であれば必ず保護されるというわけではありません。部材供給企業が当該インプラント製品の製造業者や販売業者である場合、仕様を満たさない原材料または部品を供給した場合は免責にはなりません。また、部材供給企業が、製品の設計や製造に関して重要な役割を果たしていたり、製造業者や販売業者と密接な所有関係あるいは管理関係にあったりする場合は、損害賠償責任が求められる可能性もあるようです。

**BAA法が初めて適用された事例**

BAA法が初めて適用されたのは、法が成立した翌年の1999年です。人工股関節のメーカーに対するPL訴訟の中で、部材供給企業4社が被告として追加されました。この時、部材供給企業4社は、BAA法による免責を主張し、裁判所も同法により部材供給企業は訴訟の対象にはならないとして、原告の訴えを退けました。

### 人工股関節の部品製造企業を訴えた事例

２００８年に、整形インプラントのメーカーと同社に部品の一部を提供した企業に対する損害賠償の訴訟が提起されました。これに対して裁判所は、ＢＡＡ法に従い、被告である部品製造企業は、インプラントの製造者でも販売者でもなく、メーカーとの契約に基づく要件や仕様を満たした部品を提供したに過ぎず、原告の損害に対しては責任を負わせることはできないと判断しました。

### 部材供給企業に対する訴訟は不当であるとみなされた事例

２０１３年に、被告である医療機器メーカーが、ＢＡＡ法を理由に部材供給企業を被告に加えることは不当であるとして、部材供給企業への訴訟の取下げを連邦裁判所に主張し、部材供給企業も同時に免責を求める申し立てを行いました。裁判所は、両者の主張を認め、部材供給企業は免責となりました。医療機器メーカーは、他の多くの訴訟事案においてもＢＡＡ法による部材供給企業の免責を申し立てており、裁判所はそれらの主張を容認しています。

## 3　医療機器の事故例

ＰＬ法に基づく訴訟は２００９年9月30日までに国民生活センターが提訴を把握したもので１１９件あります。そのうち医療機器のＰＬ訴訟は3件であり、１件は被告側が勝訴しているので、製造物責任があるとされたのは2件です。１１９件中の2件ですので、裁判例をみる限り、一般に考えられているほど危険ではないといえるでしょう。医療機器の3件および介護用ベッドの事件をもとに、それらがどのような事故で、どのようにＰＬ法上の責任が問われたかをみてみましょう。

なお消費者庁が２０１７年3月30日付でとりまとめた「ＰＬ法関連訴訟一覧（訴訟関係）」と「ＰＬ法関連訴訟一覧（和解関係）」によると、前者の訴訟は３８１件、後者の訴訟は71件でした。そのうち前者には「高密度焦点式超音波前立腺治療装置尿道直腸瘻発生事件」（東京地裁、平24(ワ)１１３０８号）で被告の医療機器製作販売会社が勝訴した事件が、後者には「縫合糸断裂死亡事件」（神戸地裁、平成10年7月22日提訴）と「骨折固定髄内針折損事件」（津地裁、平成14年2月22日提訴）で、それぞれ4962万円と273万円の和解となった事件があります。

## (1) 都立豊島病院乳児死亡事件

### 事件の概要

平成13年3月24日、生後3ケ月の乳児の気管切開部位に装着した被告A社の気管切開チューブに被告B社のジャクソンリース回路を接続したところ、接続部が閉塞して換気不全に陥り死亡した。B社のジャクソンリース回路はT字型構造の円筒部分の内側に、新鮮ガス取り入れ口から患者側の開口部に向かって新鮮ガス供給パイプが長く伸びているという特徴があった。A社の気管切開チューブは、呼吸回路との接続部の内径が同種製品のうちで最も狭い構造になっていた。そのためジャクソンリース回路の新鮮ガス供給パイプが呼吸補助用具の接続部の内側にはまり込んで閉塞をきたしたものである。B社とA社の製品が関係しているものも含めて同種の事故は他にも数件おきていた。それについては専門誌や学会などで紹介や注意喚起等もなされていた。

### 東京地裁の判決

平成15年3月20日、東京地方裁判所が下した判決は以下のとおりである。ジャクソンリース回路の構造自体には合理的な理由があり、気管切開チューブの設計についても、合理的な目的があり、国内で販売されていた16種類のジャクソンリース回路のうち11種類の製品とは閉塞を起こす危険がないことからいずれの製品にも設計上の責任はない。しかしジャクソンリース回路の外箱に貼付された注意書は、換気不全が起こりうる組合せにつき気管切開チューブが含まれるか判然としないし、換気不全のメカニズムについての記載がないので指示・警告としては不十分であるとした。またA社は気管切開チューブを販売するに当たり、閉塞を起こす危険のあるジャクソンリース回路との組合せをしないよう指示・警告をしなかったとした。その結果、

B社、A社とも、指示・警告上の欠陥に対する製造物責任があるとされた。
損害額は、①死亡慰謝料2000万円、②逸失利益2242万9842円、③葬儀関係費用120万円、④弁護士費用500万円の合計4862万9842円。B社、A社の他、医師の過失による東京都の使用者責任も認められたので、被告三者の不真正連帯債務である。

**教訓**

本件の教訓は、医療機器の安全性に関しては、実際の使用実態を前提とした検討が必要であること、製造・販売業者としては使用実態や事故などに関する情報入手が不可欠であり、そのために専門誌や学会報告などの情報源も活用しなければならないということです。また指示・警告については、指示・警告に従わない結果はどうなるのか、事故発生のメカニズムまで示す必要があるということです。

## (2) 脳血管内カテーテル破裂事件

**事件の概要**

平成9年12月16日、原告は大学病院で脳動静脈奇形(AVM)のため、大腿動脈から内頸動脈まで基幹となるカテーテルを挿入し、内頸動脈から患部までは、この親カテーテル内を通った超極細の子カテーテル(本件製品)のみを挿入した上、子カテーテルを通してAVMに塞栓物質を注入し、AVMを縮小させる脳血管内手術を受けた。この手術において医師が手指の感覚により、加圧を調整しながら、塞栓物質を注入しているときに、本件カテーテルが破裂して塞栓物質が脳内に流入して脳梗塞が生じ、左片麻痺の後遺症害を負った。原告は本件カテーテルを輸入した被告会社には、製造物責任に基づき、被告大学には、医師らに過失があったとして、使用者責任に基づき、総額1億5834万円余の損害賠償を請求した。

**東京地裁の判決**

平成15年9月19日、東京地方裁判所は、本件カテーテルは、手術者が経験上体得した通常予想される使用形態を越えて過剰な加圧でもしない限り、破損しないような強度を備えているべきであり、医師があえて過剰な加圧をしたと認めることはできないこと、本件製品の破裂実験の結果等を総合し、破裂した箇所は、上記の強度を備えていなかったと推認されるとして、本件カテーテルには欠陥が存在していたと判示した。

認容された損害額は、①治療関係費１０６万２１２２円、②休業損害１８４万７７７５円、③逸失利益８１５１万８９７６円、④入院慰謝料３００万円、⑤後遺障害慰謝料１８５０万円、⑥弁護士費用１１００万円の合計１億１６９２万８８７３円である。

**争点**

本件では医療過誤責任と製造物責任が同時に主張された点に特徴があり、医師のミスによるものか、製品の欠陥によるものかが争点となった。裁判所は医師側の証言を信憑性があるものとし、被告会社側の過剰な加圧があったとの証明や、テクニカルミスが原因とする第三者の意見書を退けて、製品に欠陥があったと認めた。

どの程度の加圧であるべきかという医療水準が確立されているわけではないこと、圧力を計測する方法はなく、手指の感覚によらざるを得ないこと、だからこそ、通常の使用形態では破損されないように製作されるべきものであるというのがポイントです。メーカーがＦＤＡ（米食品医薬品局）に虚偽の申請をしていたこと、別件事故がいくつかあったことなどが影響したのかもしれません。

### (3) 骨接合プレート折損事件

**事件の概要**

原告は糖尿病のある高齢者であり、平成12年7月17日、自宅階段で転倒し、左上腕骨を骨折した。三角巾及びバストバンドによる外固定で骨折治療を行ったが、骨癒合が起こらず偽関節の状態となった。そのため転院して平成12年10月31日、骨移植と被告が輸入販売したプレートを装着して内固定をする骨接合手術を受けた。その後左腕が動かなくなり、平成13年1月10

日、プレートが中央部付近において真二つに折損していることが判明した。原告はプレートの破断面を走査型電子顕微鏡及びX線マイクロアナライザーで観察した結果、材料内部に異物が認められること、鋳造欠陥である巣が認められることから金属疲労が生じたものであるとの専門家の意見書を提出して、被告に製造上の欠陥に対する製造物責任ありと主張した。さらにプレートがどのような場合に破損するかについての情報を提供しておらず、警告上の欠陥に対する製造物責任ありと主張した。

### 神戸地裁の判決

平成15年11月27日、神戸地方裁判所は、上記意見書はプレートを骨格の代替物と誤解していること、鍛造品であるのに鋳造品であるとしていること、その他に事実誤認があるとして、同意見書を全面的に信用することはできず、プレートに強度上の問題があったとは認められない。事故は左腕を固定せずに日常生活上の動作を行なっていたことに起因するものであり、「通常予見される使用形態」にしたがったものではないから、「通常有すべき安全性を欠いていた」とは認められないとした。またプレートは外科的手術によって骨折部位に直接装着して使用される医療機器であって、医師の高度の専門知識に基づいて処方されるものであり、一般の薬局で販売されるものではないから、医師に対して、必要な使用上の注意、警告を与えれば十分であり、警告上の欠陥による製造物責任を認めることはできないとした。

原告側が敗訴した事件ですが、事故例としては参考になります。警告上の欠陥に関する判断も常識的なものといえるでしょう。

## (4) 介護用ベッド死亡事件

### 事件の概要

平成13年11月16日、90歳の女性が肺繊維症で入院し、平成13年12月2日、呼吸器の疾患が直接の死因となって死亡した。女性は平成12年3月28日、要介護5の認定を受けてギャッチベッドの使用を前提とする居宅介護を受けていた。ギャッチベッドとは在宅ケアベッドの一種で、背上げと膝上げの角度を調整することができるベッドである。女性は平成12年6月14日から平成13年11月16日まで問題のギャチベッドを使用していた。原告は次のように主張した――ギャッチベッドの背上げをすると女性の胸部と腹部が圧迫されて、血圧が上昇し酸素飽和度が低下するという症状が現れた。そのギャッチベッドは、背上げ、膝上げの支点位置が、人体が本来曲がるべき位置と一致・適合していないなど、背上げ時及び膝上げ時に利用者の胸部及び腹部を圧迫する構造になっている。それは利用者の呼吸器、循環器に悪影響を及ぼすものであるから、設計上、通常有すべき安全性を欠いている。ギャッチベッドはごく短時間の使用を予定したものであり、身体の柔軟性を失った高齢者や自分では体位を変えられない重度の障害者が在宅で長時間使用するのには適さないものであり、その旨の説明義務を怠った。

## 京都地裁の判決

原告は被験者を使った実験や他のギャッチベッドとの比較をした理学療法士の意見書と医師の意見書を提出して欠陥を主張したが、平成19年2月13日、京都地方裁判所は、それらの意見書は誤った事実を前提にするものであり、比較が適切ではないなどの問題点があるので採用することはできない、本件ベッドが、従来型より、利用者の腹部及び胸部を圧迫する構造になっていて、設計上、通常有すべき安全性を欠くものとは認められない。使用上の説明がなかったとの主張についても、そもそも「身体の柔軟性を失った者や障害者には適さない」との前提を欠くので、その主張を採用することはできないと判示した。

この判決で注目されるのは、第1に、他のギャッチベッドとの比較が適切ではない理由として「後により優れた品質のギャッチベッドが開発されたからといって、過去に遡って本件ベッドに欠陥があったことにはならない」と指摘している点です。第2に、「ギャッチベッドで背上げを行なえば、多かれ少なかれ利用者の胸部及び腹部に対する圧迫が生じることは避けられないから、同時期に製造・販売されていた同種のギャッチベッドと比較して、看過しがたい程度に、胸部及び腹部に対する圧迫が生じることを主張立証する必要がある」としていることです。第3に「我が国において、ギャッチベッドが自宅介護用として広く使用され、介護にあたる家族等が介護により負わなければならない負担を、ギャッチベッドを使用することにより軽減できているという現実をふまえると、自分で自由に体位を変えることのできない者を自宅で介護するにあたりギャッチベッドを使用することが適切でないとまでいうことは相当ではない」としていることです。

## 4 欠陥とは

### (1) 「安全性」と「危険な状態」

欠陥とは日本のPL法では、前述したように「通常有すべき安全性を欠いている」ことです。米国では製品が「不合理なまでに危険な状態にある」ことです。文言は違いますがその意味するところには相通じるものがあり、その他の国の場合も同様です。製品の欠陥とは、製品の不良や不具合そのものではなく、その不良や不具合によって製品が安全ではない状態、あるいは危険な状態になっているということです。まれに、不良や不具合ではないが、製品の存在自体が危険であり、したがって欠陥であるとされることもあります。

### (2) 消費者期待基準と危険効用基準

欠陥であるかどうかを判断する基準としては、「消費者期待基準」と「危険効用基準」という2つのものがあります。消費者期待基準とは、製品の安全性については、消費者の期待する基準があり、それを判断の基準にするということです。一方、危険効用基準とは危険と効用を比較考量して判断するということです。

たとえばナイフは危険なものですが、危険であることによってナイフとしての効用があるわけであり、その点を勘案すればナイフは欠陥ではないということになります。つまりナイフの危険性は不合理なものではないということになります。

あるいは自動車が衝突して車体が変形します。その変形によって乗っていた人が怪我をしたとします。少々の衝突では変形しない戦車のような車体にすることは可能ですが、それでは自動車の効用が失われてしまいます。この場合には、戦車のような車体でないことは欠陥ではないということになります。

このようにある製品が安全であるかどうかは絶対的なものではなく、消費者の期待水準や製品の効用との関係において、相対的なものです。消費者の期待基準が何であるかは一概には言えませんが、効用としては製品の目的、便益、使用方法、加工の方法、コスト、消費者の嗜好などがあり、それらとの関係において安全のレベルを決めればよいということになります。すなわち、「どこまで安全であれば安全か」ということであり、「合理的に可能なレベルまで安全にする」ということです。

### (3) 欠陥の事例

どのようなことで欠陥ありと主張されるのか、実際の訴訟事例からまとめてみると以下のとおりです。製品安全とは何か、あるいは製品安全対策としては何をなすべきか、を考える上でも参考となるものです。

#### ① 安全基準に合致しない

製品の製造は、製品ごとに定められた一定の基準に基づいて行われます。そのうち安全に関するものが安全基準です。その基準には国などが定める公的な基準と、業界や企業が定める民間の基準があります。中でも重要なのは公的な基準です。医療機器については、医薬品医療機器法による規制があるので、市販される製品は公的な安全基準は満たしているのが通常です。したがって何らかの理由により、そうした基準を満足していない場合には、欠陥製品であるということになります。PL法上は、公的基準は満たすべき最低の基準であり、公的基準にさえ合致していれば、欠陥とされることはないということではありません。一般には、公的基準はある程度の余裕をもってクリアしていることが期待されています。

#### ② 安全装置が装備されていない

安全基準で義務付けられる安全装置はもちろんのこ

とですが、それ以外にも何らかの装置がなかったことをもって欠陥と主張されることがあります。メーカー側としては、最高技術水準からして不可能なものであること、その装置があると逆に危険であること、因果関係がないことなどの反論が考えられます。以下のような例があります。

・フォークリフト：後進警報装置や後進警告灯
・オートバイ：クラッシュバー（脚保護バー）
・工作機械：安全カバー、インターロック機構（慣性回転防止装置）
・自動車：エアバッグ
・フォークリフト：乗員拘束装置
・農業機械：ロールオーバー保護装置
・電動工具：クラッチ・システム、慣性回転防止インターロック機構
・ガソリン式チェーンソー：キックバック防止装置

### ③ 予見可能な誤使用に対する安全性の配慮が十分でない

誤使用が予見される場合には、誤使用を招かないような設計になっていなければならない、あるいは警告がなければならないということです。

・使い捨てライターの色：幼児が好むような明るい色のものは欠陥である。
・オートバイのシートの長さ：1人乗りであるのに2人乗りができる長さになっているのは欠陥である。
・自動車のシート：4人乗りであるにもかかわらず5人が座れるようになっているのは欠陥である。

### ④ 事故時の安全性の配慮が十分でない

製品の欠陥とは別の原因によって起きた事故でも、製品の壊れ方によっては欠陥とされることがあります。たとえば運転者の運転ミスによって自動車の衝突事故が発生したとします。事故の原因は運転者の過失ですが、衝突によって生じた車体の変形によって被害が生じたような場合には、車体の変形が欠陥であったかどうかが問題となります。これは2次衝突理論と呼ばれているものであり、事故にあった場合にも然るべき安全性が確保されていないものは欠陥製品であると

いうことになります。以下のような例があります。

・オートバイのガソリンタンクのキャップ：かつて衝突時にライダーの体によってキャップが外れて火災事故が発生したことがあります。そうした危険性を配慮した結果、それ以降は、ガソリンキャップがタンクの面よりも陥没した「埋め込み式」の設計が一般的となりました。

・自動車の内側ドアハンドル：同様に衝突の際に、乗っている人の衣服がハンドルにひっかかってドアが開いてしまうという事故がありました。このように事故の衝撃によってドアが開いてしまい、乗っている人が車外へ放り出されるという危険性に対して、ハンドルをドアの面よりも陥没させる「埋め込み式」の設計が採用されるようになりました。

### ⑤ 米国内とそれ以外で仕様が異なる

同一製品であっても仕向先の国によって仕様が異なる場合があります。そのようなとき、米国ではなぜ欧州向けの製品と違うのか、その違いが欠陥であると主張されることがあります。

### ⑥ 他社製品との比較で劣る

他社製品と比較するというのは原告側の常套手段であり、他社製品のこともよく研究してその違いを説明できるようにしておく必要があります。

### ⑦ 実験を行っていない

製品の開発設計の段階で、安全性を確認するための実験を行っていないと単にそのことをもって欠陥とされるおそれがあります。たとえば自動車のルーフの強度については、静的な実験のみで、動的な実験を行わないのが通常です。ロールオーバーなどの実験は反復性・再現性に乏しいというのがその理由ですが、原告側はそれを安全性軽視の現われと攻撃してくるのです。

### ⑧ 不利な社内文書がある

問題指摘の書き込みがある実験記録や社内の通信記録などがあると、原告側の付け入るところとなります。

⑨　医療機器等の事例

・気管切開チューブとジャクソンリース回路：他社製品と組み合わせて使用する場合の指示・警告に関して、事故発生のメカニズムが具体的に示されていないのは不十分である。

・マイクロカテーテル：どの程度の加圧であるべきかの医療水準は確立されておらず、加圧を測定する方法もないために、手指の感覚に頼らざるをえないのであるから、通常の使用形態のもとで破損するのは欠陥である。

・骨接合プレート：手術後のリハビリ期間中にプレートが折損した事故に関して、プレートに巣や異物の混入があり、そのためプレートが「通常有すべき安全性を欠いていた」との主張に対して、通常の使用形態にしたがわなかったことに問題ありとした事例である。

・介護用ベッド：後に優れた品質の製品が開発されたからといって、その製品が過去に遡って欠陥となるわけではない。設計の優劣を比較するときは、同時期に製造・販売された同種の製品と行う必要がある。製品の利用が適切かどうかは、危険性と有用性の比較により判断されるべきことである。

(4)　欠陥の種類

欠陥には「設計上の欠陥」、「製造上の欠陥」、「指示・警告上の欠陥」という3種類のものがあります。欠陥の事例として紹介したのはいずれも「設計上の欠陥」の例です。

「製造上の欠陥」とは製品が設計や仕様のとおりに製造されていないことであり、欠陥の有無は明らかであるのが普通です。それは他の同一製品とは違っているということであり、他の製品と比べてみれば、あるいは設計図や仕様書によって確認すればわかることです。したがってその原因も製造上のミスであるということになります。

「指示・警告上の欠陥」とは取扱説明書の不備や警告の有り無し、あるいはその適否が問題とされることです。ひところは日本の製品は取扱説明書や警告に改善の余地があるといわれましたが、近年は取扱説明書や警告の重要性もよく認識されるようになり、だいぶよくなってきました。

事故はなぜ起きる?

実際のPL訴訟で多いのは設計上の欠陥と警告の欠陥を争うケースです。製造上の欠陥による事故はあまり見られません。それは日本メーカーの品質管理がそれだけ優れているということです。PL訴訟の大部分は設計上の欠陥を争う事件であり、それは本項「欠陥とは」で前述したように、やや抽象的で広い意味のものであるために、原告側としてもその分主張がしやすいからです。

そもそも製品の事故とはなぜどのようにして発生するのでしょうか。製品の欠陥が原因となる事故はそれほど多くはありません。製品がその製品本来の目的や使用方法に則って適切に使用されている場合には、事故はそう容易には起きません。それでも事故やPL訴訟が多いのは、製品が正しく利用されるとは限らないからです。つまり製品事故のほとんどは、製品を使用する側の不注意や誤った使用方法によるものです。したがってPL訴訟を起こされた製品メーカー側の抗弁としては「欠陥ではない」という点とともに、事故は「製品の誤った使用方法」によるものであるという点があります。これを「誤使用の抗弁」と言います。

そうして製品メーカー側が「誤使用の抗弁」を持ち出すと、原告側は「自分が製品の使用を誤ったのは警告がなかったからである」と切り替えしてくるのです。警告上の欠陥を争うPL訴訟が多いのはそうした理由によるものです。ちなみに医薬品のPL訴訟は、ほとんどの場合に警告上の欠陥を争うケースとなります。医薬品は医薬品医療機器法などに基づく認可を経て販売されています。それでも事故が起きるのは副作用による場合があるからです。そこで問題となるのは、副作用のある製品だったからではなく、副作用についての警告が適切であったかどうかが問われるからです。

## (5) 証拠の優越

PL訴訟で焦点となるのは製品の設計や製造という

技術的な問題ですが、その製品が欠陥であるというときの「欠陥」は法律上の概念であり、PLとは法律と技術の交錯する問題といえます。技術の問題は黒白がはっきりしますが、法律の問題はそうはなりません。製品に設計・製造上の問題があるかどうかを確認するためには、技術面での検査や検討が必要なことはいうまでもありません。しかし、それが欠陥であるかどうかの決定は、最終的には裁判所の判断を待たなければなりません。そして裁判所でその判断をするのは、技術の専門家ではない陪審員や裁判官です。

陪審員や裁判官が欠陥であるかどうかを決めるそのやり方のことを「証拠の優越」と言います。それは原告側と被告側が提出する証拠を比較考量して、どちらがより勝っているかによって責任の有無を決めるということです。現実には、黒か白かがはっきりしている場合よりも、灰色の中でどちらがより黒いかという程度問題になることの方が圧倒的に多いのです。純粋に技術の問題であれば「100%対0%」ですが、法律上の問題ですので「51%対49%」でも黒になるということです。陪審員であれ、裁判官であれ、いずれにしても、それを説得するのが裁判であるという意味では本質的には変わるところはありません。要は責任があるかどうかは微妙な問題であり、最終的には裁判をやってみなければわからないということです。

## 5 PL対策

### (1) PL対策とは

PL対策は製品事故を予防するための「製品安全活動」と、製品事故が発生した際の「事故対策」の2つに分類されます。

#### 製品安全活動

製品安全活動には①出荷前の対策として、製品ハードへの対策（設計・製造問題）と製品ソフトへの対策（取扱説明書や警告ラベルの問題）があり、②出荷後の対策としては輸送・保管・宣伝・広告・保守・整備・リコールなどがあります。このように製品安全活動は販売前、販売時、そして販売後の3つに分類する

PL対策 ─┬─ 製品安全活動
　　　　└─ 事故対策

ことができます。

**事故対策**

事故が発生した後の「事故対策」には、クレーム対策、財政上の対策、業績確保の３つがあります。クレーム対策は被害者との交渉や訴訟対応であり、財政上の対策とはそのためのファンドをどうするかという問題であり、業績確保の対策とはブランドイメージの維持をどうするかといったことです。

**販売後も必要な製品安全活動**

製品安全といえば、安全な製品をつくること、すなわち製品の設計や品質管理のことが思い浮かぶでしょう。たしかに製品安全活動の中心は製品の開発・設計・製造においていかに安全性を配慮するかということです。しかしそれだけではないことも世の中の常識になりつつあるように思われます。たとえば瞬間湯沸器によるガス中毒死の事故に関連して、同メーカーの元社長に刑事責任ありとする判決が出されました。事故は販売店が安全装置のバイパス修理を行っていたことに起因するものですが、製品メーカーにとってそれは予見可能なことであり、何らかの対策を講じるべきであったとされたのです。

また最近はリコールの話題もマスコミをにぎわしていますが、リコールとは製品を販売した後に、不具合や欠陥の可能性などが判明したときに、市場や消費者の手元にある製品の回収・修理などを行うことです。このリコールも製品安全活動の一環であり、メーカーの製品安全活動は販売をした後までも続くものであるということです。

ちなみに米国では１９９０年代から「販売後の警告義務」ということがよくいわれるようになりました。それは出荷・販売の時点では安全であった製品でも、その後の安全基準の改訂などでそれを満足しない製品となってしまった場合には、製品メーカーはそのことを消費者に警告し、レトロフィット（安全装置を事後的に追加すること）などを行う義務があるということです。

なお販売時のPL責任とは、消費者にその製品が実際以上に安全であるかのような誤った印象を与えてしまうこと、あるいは販売店に対する教育・訓練が不十分であることなどです。

### (2) 製品安全活動

我が国企業のPL対策は、製品安全活動とPL保険にその特徴があります。製品安全活動とは、製品安全は企業の社会的責務であるとの認識のもと、消費者に安全な製品を提供するための活動を行うことです。製品安全の概念や手法は米国からもたらされたものですが、我が国の企業にはそれほどの違和感なく導入されました。それには戦後、米国から入った「統計的品質管理（SQC）」を日本的な「全社的品質管理（TQC）」として定着させた経験が関係しています。

TQCの普及を先導したのは日本科学技術連盟（日科技連）ですが、日科技連は米国PLや製品安全の考え方を我が国企業に広めるのにも大きな役割を果たしました。米国PLの浸透に貢献したのは日科技連と損害保険会社であったともいえます。

#### 経営者レベルの製品安全

製品安全活動には①経営者、②統括部門及び③実施部門という3つのレベルのものがあります。経営者レベルの活動とは、製品安全にかかわる経営理念を明らかにし、製品安全活動を経営戦略と一体のものとすること、そして製品安全活動に対する資源配分を決定することなどです。自動車会社のリコール隠し事件あるいは食品中毒事件では、品質管理部門の要員カットがその一因とされましたが、製品安全が経営の問題であることのよい例です。

#### 製品安全の統括部門

製品安全の統括部門は社内横断的に製品安全業務の調整・統括を行うトップの直属部署であり、製品安全委員会やPL委員会などと呼ばれています。トップの経営理念を受けて全社的な製品安全活動を企画立案すること、具体的な施策に関して実施部門を監督・指導すること、重要な製品安全問題に関してトップの決定を仰ぐことなどがその役割です。

### 製品安全の実施部門

製品安全の実施部門は、設計・開発、品質保証、購買、製造、販売、保守サービス部門など多岐にわたりますが、それぞれの業務において全社的な製品安全活動の方針に沿った製品安全の活動を実行すること、すなわち「危険情報の収集」→「危険の予測」→「危険の評価」→「対策の決定」というリスクマネジメントの思考法をそれぞれの業務遂行に組み込んでいくことが求められています。

### 安全設計のための考え方

なお「安全設計」のためには3つのステップがあります。第1は「本質安全設計」です。それは文字通り本質的に安全な設計にするということです。たとえば機械製品について危険な部分は初めから露出されないような設計にするということです。

第2は「安全装置・安全機構の取り付け」です。本質安全設計でも露出がなくならない場合には、それを保護する安全カバーを付ける、あるいはメンテナンスの都合上、その危険な部分に触れざるを得ない場合には、自動的に作動がとまるインターロック機構を装着するということなどです。

第3は「表示・取扱説明書による指示・警告」です。第1、第2のステップによっても除去できない危険性については、表示や取扱説明書によって指示や警告を行うことです。

この3つのほかに、「教育・訓練」という第4のステップを含める場合もあります。

## (3) 事故対策

### 国内のクレーム対応

事故対策とは、製品を販売した後のPL対策です。市場で起きる苦情やクレームあるいは訴訟などにどう対応するかという問題です。日本では1970年代に消費者問題の高まりがあったので、その取組みはかなり高いレベルにあるといえます。現在では多くの企業が、消費者対応の専門的な部署を設けるなどして、市場からの苦情やクレームを処理しています。そこでは、苦情やクレームの処理を単に後ろ向きのトラブル処理としてではなく、「市場の声を聞く」という意味で、マーケティングの問題でもあるとする考え方もとられています。

## 海外のクレーム対応

それに対して米国など海外のクレーム対応については、企業によってその対策のレベルはさまざまです。もちろん米国で製品を販売する企業は、その販売部門の規模に応じた消費者対応部門をもち、PL訴訟に関しても一部の大企業は社員弁護士を起用して自前で処理する体制を整えています。しかしほとんどの企業においては、クレームや訴訟などのPL対応に関しては、保険会社のクレームサービスを利用するというのが一般的です。事故処理サービスは保険の最も重要な機能の一つであり、多くの契約者のPL訴訟を長年にわたり処理している保険会社にそれを任せるというのはもっともなことです。

保険会社に任せるといっても丸投げをしてしまうことではありません。PLは製品の評判やイメージそして企業の信用にかかわることです。それゆえ企業としては、保険に入っているからといって何もしなくてよいというわけではありません。訴訟対応となれば当事者としてやるべきことは多いし、処理方針についてもPL委員会やトップの権限にしている会社が多いのはそのためです。

実際には保険会社と企業が一致協力して処理に当たることになります。米国のPL訴訟であれば、保険会社の役割は、訴訟防御のために米国内の弁護士を起用して、その弁護士と日本企業との間の橋渡し役となることです。「保険会社」、「被保険者」、「防御弁護士」、「エキスパート」からなる訴訟防御チームの一員となることです。そのようにして訴訟の処理は、「弁護士起用」→「調査」→「エキスパート起用」→「ディスカバリ対応」→「事案評価会議」→「方針決定」→「和解交渉」→「トライアル」という流れで進められていきます。

### コラム　エキスパート

エキスパート（expert）とは訴訟のために起用される専門家のことです。ＰＬ訴訟であれば製品の技術や事故解析あるいは医学の専門家などが必要となります。米国で訴訟が多いのはあらゆる分野についてこのエキスパートがいるためです。Ｏ・Ｊ・シンプソンの事件では、靴跡やアイスクリームの溶け方などに関するエキスパートまで登場しました。

### コラム　ディスカバリ

ディスカバリ（discovery）とは開示手続と訳される訴訟手続のことです。訴訟の当事者が裁判所外で互いのもつ情報を開示し合うという手続です。設計図面、実験記録、打合記録など文書の提出を求めるもの、関係者の証言を求めるものなどからなります。原告側の開示要求には時に大変厳しいものがあり、米国では訴訟の費用・労力の八割がこのディスカバリに費やされるといわれます。

### コラム　トライアル

トライアル（trial）とは正式事実審理と訳される法廷審理のことです。米国の訴訟では我が国と違って法廷審理は訴訟手続の最後に連続して集中的に開催されます。法廷審理には陪審員によるものと裁判官によるものとがありますが、通常は陪審員によるものとなり、それが映画や小説によく描かれる陪審裁判のことです。

## 6　ＰＬ保険

### (1)　ＰＬ保険の種類

#### 国内ＰＬ保険と海外ＰＬ保険

ＰＬ保険には国内用のＰＬ保険（国内ＰＬ保険）と海外用のＰＬ保険（海外ＰＬ保険）という2種類のものがあります。ＰＬ保険のことは正式には「生産物賠償責任保険」と言います。海外ＰＬ保険は英文約款で旧大蔵省の認可を得たものであり、国内ＰＬ保険（和文約款）を英訳したものではありません。我が国の海外ＰＬ保険は米国のＰＬ保険をもとに作られたものです。国内ＰＬ保険も同様に米国のＰＬ保険をモデルとして作成されたものです。したがって、いくつかの重要な点を除き、両者の内容でそう大きく異なる点はありません。米国では企業一般賠償責任保険（Commercial General Liability Insurance）という一般賠償責任保険の一部としての保険ですが、我が国ではその一部のみを単体として抜き出して海外ＰＬ保険としています。海外ＰＬ保険は米国向け製品に関しては１９６０年代から始まり、今ではほとんどの製品に付保されています。

#### 国内ＰＬ保険と海外ＰＬ保険との違い

海外ＰＬ保険は「被保険者が製造・輸出した製品が原因で、消費者その他第三者に身体の障害または財物の損壊が発生し、被保険者が被害者から損害賠償の請求を受けた場合に、被保険者に代わって訴訟対応を行い、法律上の損害賠償金と訴訟対応のための費用を支払う」という保険です。保険金の支払い対象となる事故は、被保険者の製品が原因となって発生する身体障害（Bodily Injury）もしくは財物損壊（Property Damage）の事故であり、保険期間中に被害者から被保険者に対して損害賠償請求が提起されたものです。

国内ＰＬ保険が海外ＰＬ保険と異なるのは、前記の傍線部分です。国内ＰＬ保険では「保険会社が被保険者に代わって訴訟対応を行う」という、いわゆる「示談代行」のサービスはありません。

また前記の「保険期間中に損害賠償請求の提起」が

なされることを条件とする保険を「賠償請求ベース(claims made basis)」の引受けと言いますが、国内PL保険の場合には、それ以外に、「保険期間中に損害事故が発生」することを条件とする「事故発生ベース(occurrence basis)」の引受けもよくあります。

身体障害、財物損壊というのはそれぞれBodily InjuryとProperty Damageに対応する保険用語(訳語)です。約款にはそれぞれの用語に関する定義がありますが、単なる精神的な損害は身体障害には当たらず、製品自体の損害は財物損壊ではないので保険の対象とはなりません。第三者の財物に損害が生じていることが必要なので、製品の不具合に対する修理費や製品の交換などにかかわる費用は保険の対象外となります。

保険金が支払われるのは、法律上の損害賠償責任がある場合、つまり製品欠陥の責任がある場合です。この欠陥責任があるかどうかはすでに述べたとおり、裁判所の判決を待たないと決まらないことがあります。それでは保険金として支払われるのは裁判所が決定した判決金のみかということになりますが、責任の黒白がつかないまま和解で解決する場合の和解金も保険金となります。

この保険の適用は被保険者に対して損害賠償の請求がなされたときから開始されます。したがって和解金や判決金の前に訴訟対応のために要する費用(争訟費用と言います)がまず保険金として支払われることになります。争訟費用とは弁護士費用やそのほかの調査費用などです。保険適用の条件となるのは損害賠償の請求であり、その請求の根拠は問われません。いかに見当はずれの、根拠薄弱な請求であっても、それが保険適用の妨げとなることはありません。

### (2) 権利保護機能

#### 損失補填機能

損害保険の機能は、不測の事故や事件によって生じる経済的な損失を補填することであり、それを「損失補填機能」と言います。海外PL保険についていえば、海外で弁護士や調査人などを起用するということで、まず費用の損失が発生します。次いで和解金や判決金などを支払う場合には、賠償金の支払いによる損失が生じます。それらの損失を保険金で埋め合わせるというのが「損失補填機能」です。

### 権利保護機能

損害保険一般についてはこの損失補填機能のみですが、ＰＬ保険などについては、損失補填機能に加えて「権利保護機能」があり、その権利保護機能が保険の重要な利点になっているというのが賠償責任保険の大きな特徴です。

権利保護機能とは被保険者のために訴訟を防御することであり、被保険者である加害者の権利を保護するための保険であるということです。

ＰＬ保険の効用としては被害者への支払いを補償してくれるという点もありますが、それと同時に、「責任はない」と主張する権利を保護してくれるという権利保護機能があり、順序としてはむしろ権利保護機能の方が先にくる場合がほとんどです。つまり「すみません」といって賠償金を支払う前に、「責任はない」ということを主張するための保険といえます。

### ＰＬ保険の効用

米国やオーストラリアあるいは中国などの外国で、ある日突然、ＰＬ訴訟や損害賠償請求のクレームが提起されたとします。どうしたらいいか途方にくれるかもしれません。そんなとき海外ＰＬ保険に加入していれば、とりあえず保険会社が弁護士を起用してくれる、あるいは被害者との交渉の窓口になってくれる、そういったことが海外ＰＬ保険の効用であり、海外ＰＬ保険に加入する企業が多いのもそうした理由からです。

国内ＰＬ保険では前述した「示談代行のサービス」はありませんので、保険会社が代わって対応してくれるということに

保険の機能 ─┬─ 損失補填機能
　　　　　　└─ 権利保護機能

保険金 ─┬─ 賠償金（治療費、休業補償費、慰謝料、逸失利益、修理費など）
　　　　└─ 争訟費用（弁護士費用・裁判費用・調査費用など）

はなりません。しかしどのように対応したらよいか、弁護士は誰を起用したらよいかなどのアドバイスは得られるので、国内ＰＬ保険の場合にも、事故対策における ＰＬ保険の役割には大きなものがあるといえます。

### ⑶　ＰＬ保険への加入

ＰＬ保険に加入する際には、①被保険者、②保険期間、③保険適用地域、④対象製品、⑤填補限度額、⑥保険料、⑦免責条項などについての取り決めが行われます。

#### ①　被保険者

被保険者とは「保険金を請求することができる者」のことです。通常は保険契約を申し込む「保険契約者」と同一人です。被保険者には製品メーカーのみならず、販売業者なども含めることも可能です。被保険者と保険契約者が異なる場合の例としては後述のＰＬ団体保険があります。

争訟費用の保険金は被保険者に支払われることもありますが、賠償金の保険金は被害者に直接支払われるのが普通です。

#### ②　保険期間

保険期間は通常は1年間であり、その間に損害賠償の請求がなされることが保険適用の条件となっているものです。これは「損害賠償の請求」がなされることをもって保険事故とし、その保険事故日（損害賠償請求日）が保険期間中でなければならないということです。前述の「賠償請求ベース」の引受けです。それとは別に、事故の発生を保険事故とする引受け方式もあり、その場合には事故の発生日が保険期間中でなければならないということです。それが前述の「事故発生ベース」の引受けです。海外ＰＬ保険の場合には、賠償請求ベースの引受けが原則です。

#### ③　保険適用地域

保険適用地域とは保険の適用される地域を訴訟や請求のなされる地域によって限定するものです。通常は製品が輸出・販売される国を対象地域とすることになります。訴訟や請求も製品の輸出・販売先の国でなされるだろうとのことからです。国内と海外の別の他、海外については米国・カナダに限定する場合、欧州のみとする場合、あるいは日本以外の全世界とする場合などがあります。

### ④ 対象製品

製品を限定する場合と「全製品（all products）」とする場合がありますが、後者の方が一般的です。

### ⑤ 填補限度額

保険会社が支払う保険金の限度額のことです。填補限度額は身体障害と財物損壊の別に定める場合と、両者を合体して一本の填補限度額とする場合があり、後者が一般的です。また填補限度額は賠償金のみの限度額とする場合と、争訟費用までも含めた限度額とする場合があります。前者を「費用外枠」、後者を「費用内枠」の引受けと言います。

費用外枠の場合は、争訟費用の限度額はなく、賠償金の支払いで填補限度額が費消されるまで支払いがなされます。「費用内枠」の引受けの方が多いようです。

たとえば身体障害・財物損壊共通で、費用内枠、100万ドルの填補限度額であるとします。50万ドルの訴訟費用をかけた後で示談金80万ドルの和解が成立します。合計130万ドルの損失ですが、保険金として支払われるのは100万ドルが限度であり、30万ドルは被保険者の自己負担となります。

### ⑥ 保険料

保険料は危険度に見合うものでなければなりません。それは危険なものほど保険料は高くなるということです。危険度とは「事故はどの程度の頻度で起きるか」と「その場合の支払額はどの程度か」ということからなっています。したがって保険料は、「保険料＝事故発生確率×保険金額」であるということになります。保険金額とは保険会社が支払う保険金の上限額であり、それを填補限度額とも言います。事故発生確率が同じであれば、保険料は填補限度額に比例する、つまり填補限度額が2倍であれば保険料も2倍になるという関係にあります。もう1つ保険料に関係するのは売上高です。それは売上高が大きいほど危険度も高まるからです。さらに保険契約者の側からすれば、売上高が立たないと保険料コストを賦課する先がないということになります。それゆえ保険料は売上高をベースにするものともいえます。このように保険料は事故発生確率と填補限度額と売上高によって決まるものなので、一概にどの程度かを言うことはできません。

## ⑦ 免責条項

保険とは保険事故が生じたときに保険金を支払うものです。したがってどういう保険事故に対してどういう保険金が支払われるかがあらかじめ決められています。海外ＰＬ保険の場合には、これまで見てきたように、保険適用地域で、対象製品によって、保険期間中に保険事故が発生して、法律上の損害賠償責任が生じれば、賠償金と争訟費用を保険金として支払うというものです。このように一定の条件を満たした場合には、保険金を支払うというのが保険会社の責任です。

免責とはそうした基本的な条件は満足していても、なおかつ一定の条件に該当する場合には、保険会社は保険金支払いの責任を免れるということです。その一定の条件を保険約款に定めたのが免責あるいは免責条項です。いくつかの免責条項を例示すると以下のとおりです。

・保険契約者または被保険者の故意によって生じた事故
・戦争・変乱、労働争議など暴動や地震、洪水、津波など天災に起因する事故
・契約によって加重された責任
・故意または重大な過失による法令違反
・製造、販売した製品自体の修理・取替費用や行なった仕事の目的物自体を補修する費用
・製品のリコール費用
・製品の効能が発揮できなかったことに起因する損害賠償責任
・汚染事故にかかわる損害賠償責任
・アスベストの損害にかかわる損害賠償責任
・懲罰的損害賠償

## コラム 懲罰的損害賠償

懲罰的損害賠償（懲罰賠償）とは、加害者の悪意性が強い場合に、それを懲罰する目的で、通常の損害賠償（填補的損害賠償）に加えて課されるものです。填補的損害賠償の額は損害額に応じたものですが、懲罰賠償は損害額のいかんにかかわらず、どれだけの金額であれば加害者が痛みをおぼえる金額となるか、という観点から算出されるので、しばしば被害の程度とは不釣合いな巨額なものとなります。たとえば自動車のＰＬ訴訟で６０００億円、タバコのＰＬ訴訟で3兆４４００億円などという天文学的な数字の評決が出されています。これらは上訴で減額されたり、和解になったりで、そのままの金額が支払われることは通常はありませんが、企業に脅威を与えるには十分すぎるほどの評決額です。

## コラム リコール費用保険と瑕疵保証責任保険

リコールの費用や製品の瑕疵に起因する保証責任、すなわち製品の修理や交換などにかかわる費用の損害はＰＬ保険ではカバーされませんが、そのかわりにそれぞれの損害を対象とする別の保険があり、それをリコール費用保険および瑕疵保証責任保険と言います。

### (4) 団体ＰＬ保険

保険料は売上高がベースとなるので、売上の規模からして単独ではＰＬ保険への加入が難しい企業もあります。そうした中小および中堅企業のために設けられたのが団体ＰＬ保険の制度です。多数の企業からなる団体が一括してＰＬ保険に入ることによって、個々の企業の売上高すなわち保険料は少額でもよいということになります。

団体ＰＬ保険には3種類のものがあります。第1は工業会の単位で加入する団体PL保険です。日本印刷産業機械工業会、日本船用工業会、日本鍛圧機械工業会、日本産業機械工業会などの工業会が会員企業のために窓口となって加入するものです。

第2は、日本商工会議所、全国商工会連合会、全国中小企業団体中央会の3団体（商工3団体）が共同で加入する中小企業PL保険制度です。保険契約者は商工3団体がつくる「中小企業製造物責任制度対策協議会」です。

第3は、中堅企業PL保険制度です。これは全国商工会議所PL団体保険と呼ばれるもので、中小企業PL保険制度の対象とならない中堅企業のために、「日本商工会議所製品安全対策協議会」が保険契約者となって損害保険会社グループとの間で契約する団体PL保険です。

いずれの制度にも填補限度額による3ないし4つの加入タイプがあり、工業会団体PL保険は、填補限度額が1億円、2億円、3億円の3タイプ、中小業PL保険は、5000万円、1億円、2億円、3億円の4タイプ、全国商工会議所PL団体保険は、2億円、3億円、5億円の3タイプとなっています。なお、全国商工会議所中小企業海外PL保険では、自動車、自転車、航空機など25種の製品は対象外としており、その中には医療用機械器具も含まれます。

対象外の場合はもちろん、団体保険の対象となる製品であっても、団体保険ではないPL保険に加入している例はたくさんあります。団体保険は単独ではPL保険に入りにくい企業のためのものであり、基本は個別に加入するPL保険です。仮に単独で契約する場合の保険料が300万円として、同様の保険に30社が団体で加入する場合には1社当たりの保険料は10万円となります。しかし保険料が安くなった分、その保険は30社で共有しなければならない、すなわち他社の事故でその保険が使われてしまい自社の事故が起きたときにはもう保険がないということもありえることとなります。

## コラム
## 医療機器のグローバルＰＬ保険制度

これは、一般社団法人日本医療機器テクノロジー協会（ＭＴＪＡＰＡＮ）とその会員企業のために、東京海上日動火災保険株式会社が開発した団体保険です。会員企業の海外展開の支援や、医療機器への部材・原材料供給の活性化を図ることを目的とするものです。

この保険の基本契約は、「海外ＰＬ保険」「海外リコール保険」「国内ＰＬ保険」という3つの保険の組み合わせからなり、その他にオプション契約として「国内リコール保険」を追加することができます。保険の対象となる製品には、間接輸出品やグレーマーケット製品も含まれます。「間接輸出品」とは、部品・原材料メーカーである被保険者が国内の完成品メーカーに販売した生産物（部品・原材料）が当該完成品メーカーの製造した完成品に組み込まれて輸出されるもののことです。また「グレーマーケット製品」とは、被保険者が知らないまま、第三者によって輸出される製品のことです。

この保険は、ＭＴＪＡＰＡＮ正会員である製造販売業者・製造業者以外にも、医療機器に部材供給をしている準会員の加入も可能なので、新規参入の異分野企業の皆様にも活用していただくことができます。このＰＬ保険は、団体（ＭＴＪＡＰＡＮ）向けのものではありますが、保険契約はＭＴＪＡＰＡＮ会員企業（含む準会員）と東京海上日動火災保険との間で締結されます。保険料は契約者企業の売上高に応じたものとなりますが、売上高への乗数となる保険料率は、団体制度のメリットが享受できるものとなっています。

# 第6章 医療機器参入に関する支援制度

世界の医療機器産業は、リーマンショックなどの景気変動に大きな影響を受けることなく成長を続けています。将来に向けて、世界的な人口の高齢化や経済成長そして科学技術の発展によって、健康長寿産業の成長が続くとの期待が膨らんでいます。

国は、医療機器を日本の経済再生に向けた戦略的分野の一つに位置付けています。国の後押しに加え、医療機器産業は多品種少量生産を特徴とし、大規模な設備投資が不要であること、さらに付加価値の高い事業が可能であることなどを背景に、自動車や半導体をはじめとした異分野産業や中小のものづくり企業からの新規参入が活発になっています。

しかし、医療機器産業には、医薬品医療機器法による様々な規制があります。また、法律の規制対象外である部品や部材の供給においても、医療機器特有の遵守事項があります。これらが異分野産業からの参入障壁になっているといわれています。

本章では、医療機器産業への参入を支援するために、国や地方自治体等が行っている制度そして民間の取り組みなどについて紹介し、これらを活用するにあたっての様々な窓口を紹介します。

## 1 政府による医療機器産業の振興

２０１３年１月25日の第３回日本経済再生本部会合で総理は、「健康・医療分野の規制改革を推進し、健康を維持して長生きしたいとの国民ニーズに応えるとともに、世界にわが国の医療関連産業が展開して国富の拡大につながるように大胆な改革を推進すること」を指示しました。それを受け、同年6月の日本再興戦略で、医療健康市場の拡大目標が示されました。その後、医薬品や医療機器、再生医療に関して規制の見直しや産業振興策が矢継ぎ早に打たれています。その中で医療機器産業の位置づけをより明確にしたのが、2013年11月の薬事法改正です。この改正では、医療機器の特性を踏まえ、医療機器の承認、許可に係る規定を医薬品の規定から独立させ、法律の名称も「医薬品、医療機器等の品質、有効性及び安全性の確保等に関する法律」（通称「医薬品医療機器法」）としました。そして2014年6月には、議員立法により「国民が受ける医療の質の向上のための医療機器の研究開発及び普及の促進に関する法律」（平成26年法律第99号：通称「医療機器促進法」）が制定され、これに基づいて、2016年5月に医療機器基本計画（図1）が閣議決定されています。

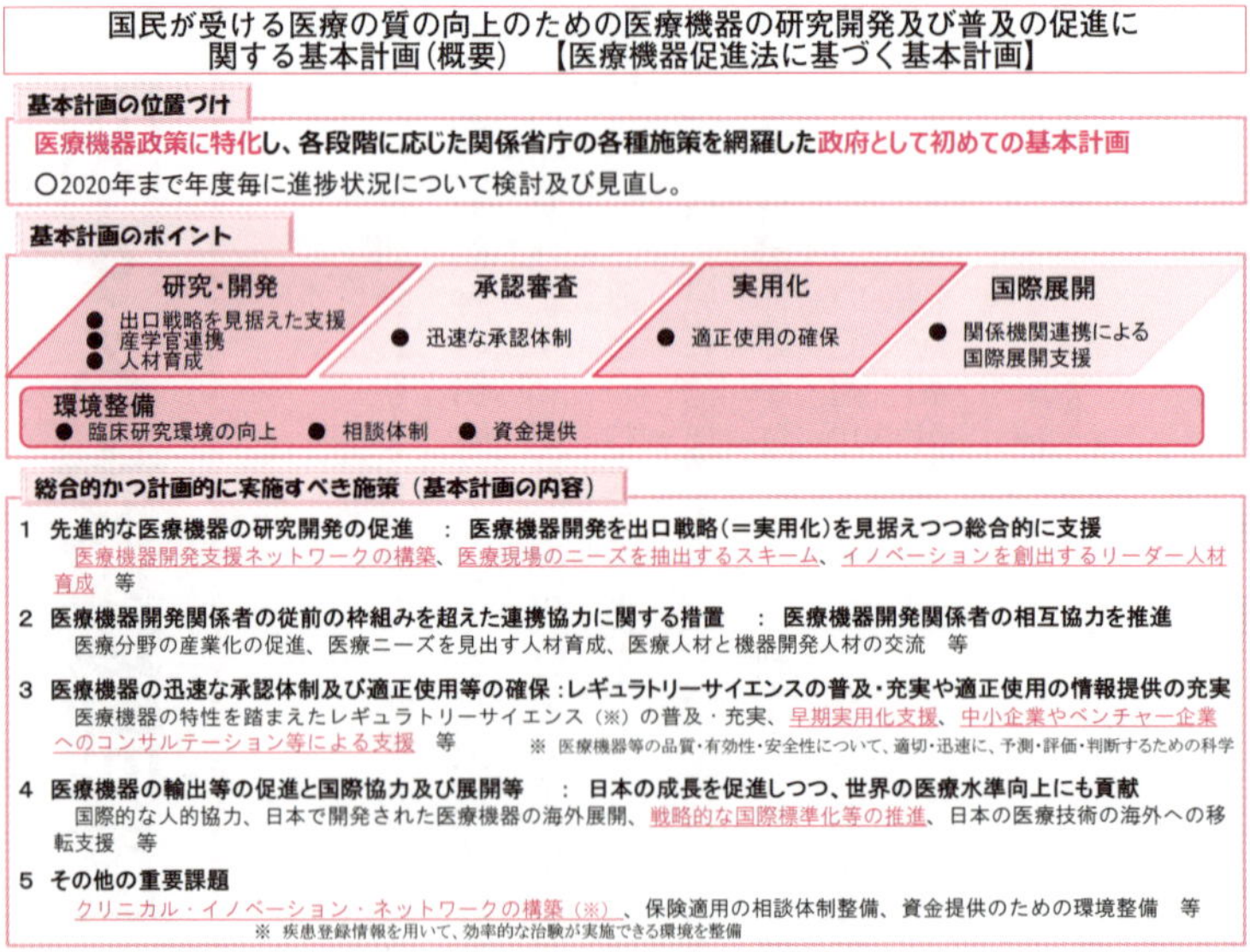

国民が受ける医療の質の向上のための医療機器の研究開発及び普及の促進に関する基本計画（概要）　【医療機器促進法に基づく基本計画】
基本計画の位置づけ
医療機器政策に特化し、各段階に応じた関係省庁の各種施策を網羅した政府として初めての基本計画
○2020年まで年度毎に進捗状況について検討及び見直し。
基本計画のポイント
研究・開発
● 出口戦略を見据えた支援
● 産学官連携
● 人材育成
承認審査
● 迅速な承認体制
実用化
● 適正使用の確保
国際展開
● 関係機関連携による国際展開支援
環境整備
● 臨床研究環境の向上　● 相談体制　● 資金提供
総合的かつ計画的に実施すべき施策（基本計画の内容）
1 先進的な医療機器の研究開発の促進　：医療機器開発を出口戦略（＝実用化）を見据えつつ総合的に支援
医療機器開発支援ネットワークの構築、医療現場のニーズを抽出するスキーム、イノベーションを創出するリーダー人材育成　等
2 医療機器開発関係者の従前の枠組みを超えた連携協力に関する措置　：医療機器開発関係者の相互協力を推進
医療分野の産業化の促進、医療ニーズを見出す人材育成、医療人材と機器開発人材の交流　等
3 医療機器の迅速な承認体制及び適正使用等の確保：レギュラトリーサイエンスの普及・充実や適正使用の情報提供の充実
医療機器の特性を踏まえたレギュラトリーサイエンス（※）の普及・充実、早期実用化支援、中小企業やベンチャー企業へのコンサルテーション等による支援　等
※ 医療機器等の品質・有効性・安全性について、適切・迅速に、予測・評価・判断するための科学
4 医療機器の輸出等の促進と国際協力及び展開等　：日本の成長を促進しつつ、世界の医療水準向上にも貢献
国際的な人的協力、日本で開発された医療機器の海外展開、戦略的な国際標準化等の推進、日本の医療技術の海外への移転支援　等
5 その他の重要課題
クリニカル・イノベーション・ネットワークの構築（※）、保険適用の相談体制整備、資金提供のための環境整備　等
※ 疾患登録情報を用いて、効率的な治験が実施できる環境を整備

図1　医療機器基本計画概要

出典：厚生労働省HP

表1　医療機器産業振興に関連する施策

○2013年６月　日本再興戦略（医療健康市場の拡大）
　①健康寿命の延伸：１年（対2010年）
　②健康増進・予防、生活支援関連産業の市場拡大：10兆円（2020年目標）
　③医療機器の市場規模拡大：3.2兆円（2020年目標）
　④国内市場における輸入品の依存度：30％（2030年目標）
　⑤医療機器輸出：１兆円／年（2020年目標）
　⑥革新的医療機器の実用化：５件
○2013年11月　医薬品医療機器法公布（2014年11月施行）
○2014年３月　PMDA新中期計画
　医療機器の承認プロセスを迅速化
○2014年６月　医療機器促進法施行
○2015年４月　日本医療研究開発機構（AMED）発足
○2016年５月　医療機器基本計画公表
○2016年６月　日本再興戦略改訂2016

表1は2013年以降の医療機器産業振興に係る主な施策です。これらによって、産官学が連携して世界に先駆けた医療機器イノベーションを起こし、それらを迅速に実用化すること、そして世界に展開することで日本の経済成長を図ろうとする取り組みが進められています。

## 2　医療機器産業の支援策

### (1)　国による支援策

表2に「日本再興戦略　改訂2016」〈抜粋〉（平成28（2016）年6月2日閣議決定）を示しました。この中から、医療機器への参入に大きな役割を担っている「医療機器開発支援ネットワーク」（図2）について紹介します。これは、2014年10月に、医療機器開発に係る関係省庁（内閣官房（健康・医療戦略室）、文部科学省、厚生労働省、経済産業省）や独立行政法人医薬品医療機器総合機構（PMDA《ピーエムディーエー》）などの関連機関、地域支援機関が連携し、開発の初期から

表2　日本再興戦略改訂2016〈抜粋〉（平成28年6月2日閣議決定）

**日本発の優れた医薬品・医療機器等の開発・事業化、グローバル市場獲得・国際貢献**

① 国立研究開発法人日本医療研究開発機構（AMED）において、基礎研究から実用化まで切れ目ない研究管理・支援を一体的に行うことにより、日本発の革新的な医薬品・医療機器等の創出に向けた研究開発を推進する。

② 医療現場のニーズに合った優れた医療機器等の開発・事業化に向けて、民間資金も活用しつつ、異業種からの参入、製品コンセプトづくり、知財戦略、人材育成、販路開拓等を支援するとともに、医療現場と医療機器の開発事業者、異業種参入事業者、地域支援機関等のネットワーク（医療機器開発支援ネットワーク）を強化する。

③ 日本発の医療・介護及び医療機器等のグローバル市場での普及のため、相手国・地域のニーズに合った性能・価格水準の医療機器開発を推進する。また、医療機器等に係る実用的な評価法を世界に先駆けて提案し、規制で用いられる基準として受け入れられるよう、国際標準化を推進する。

実用化に至るまで、切れ目ない支援を提供することを目的に立ち上げられたものです。国立研究開発法人日本医療研究開発機構（AMED《エイメド》）を事務局として、事務局サポート機関と74の地域支援機関に「ワンストップ窓口」を設置し、次の支援を実施しています。

① 各種情報提供

　医療機器の開発事業化に関して参考となる調査報告書・公的文書・書籍や、関連する公募情報、セミナー・人材育成プログラム等を紹介。

② 専門支援機関等の紹介

　専門支援機関（＝医療機器開発に必要な特定の専門分野に秀でた人材を有しており、組織として特定の地域に限らない機関。主に国立や独立行政法人の研究機関や機構等）が実施している取組みを紹介。

③ 専門家による助言（伴走コンサル）

　医療機器の開発・事業化に関して、必要に応じて専門支援機関等に所属する専門家・コンサルタントが相談に応じる。

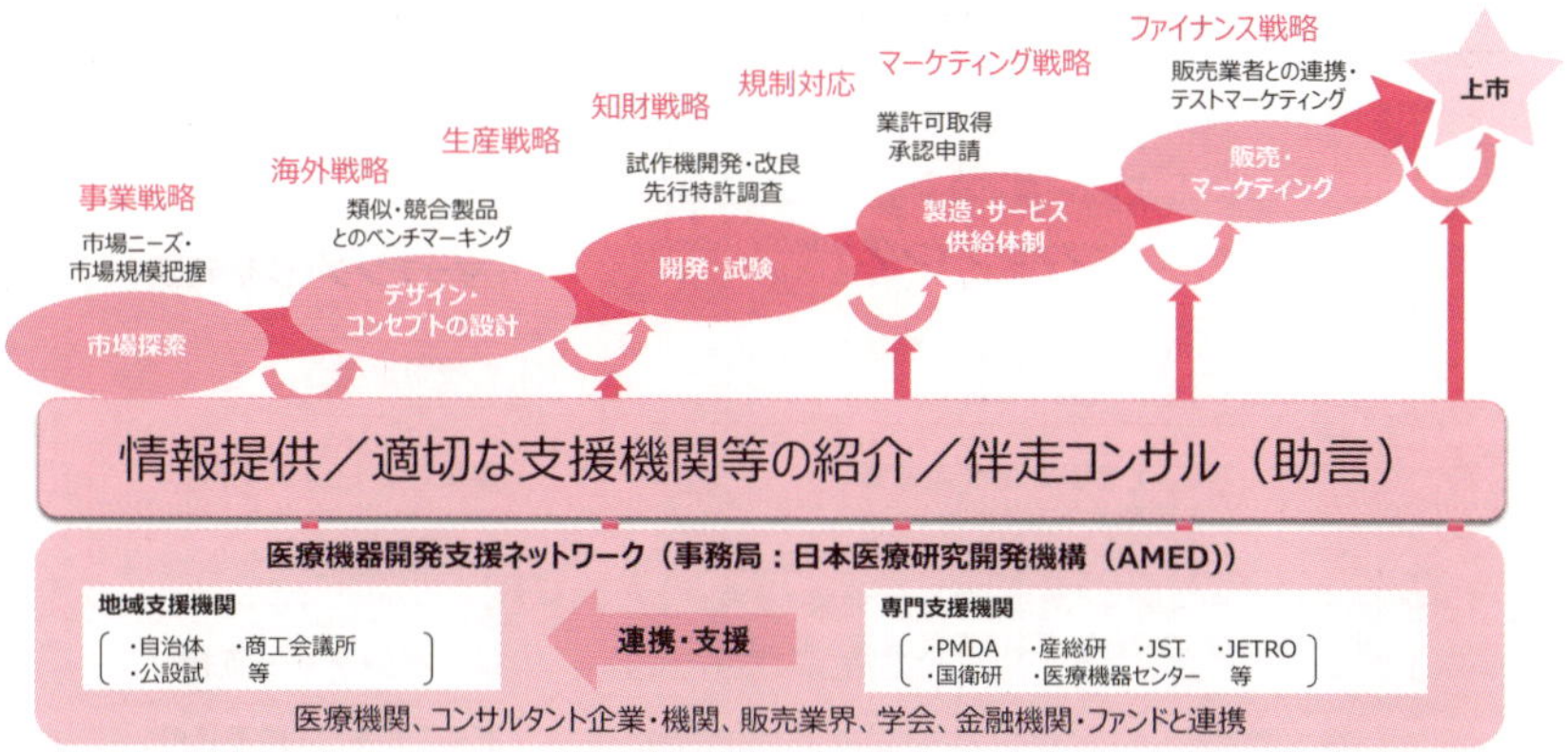


関係各省や関連機関、企業、地域支援機関等が連携し、開発初期段階から事業化に至るまでの様々な課題に対して支援を行います。これによって技術力のある企業・ベンチャー・大学等による医療機器の開発・事業化を促進します。

専門支援機関等に関する問い合わせ先

医療機器開発支援ネットワーク事務局サポート機関
（東京都千代田区永田町２－10－３　三菱総合研究所内　（AMEDより委託）
TEL：03-6705-6181　E-mail：kikinet@mri.co.jp　URL：http://www.med-device.jp/

図２　医療機器開発支援ネットワーク

出典：医療機器開発支援ハンドブック　平成29年１月　内閣官房（健康・医療戦略室）、文部科学省、厚生労働省、経済産業省

図３は、「医療機器開発支援ネットワーク」において、医療機器の開発・事業化ステージごとに利用できる支援メニューと専門支援機関および地域支援機関です。省庁やその関連機関から日本医師会を含む、まさにオールジャパンによる支援体制となっています。支援の内容も、医療ニーズの探索や産学・企業連携、知的財産戦略、開発から事業化までの支援、国内外販路開拓そして資金供給まで網羅されています。各支援機関とその問い合わせ先電話番号やメールアドレス等を表３、４に掲載します。

これに加えて、２０１６年7月に厚生労働省は「医療のイノベーションを担うベンチャー企業の振興に関する懇談会」報告書を公表しました。今後も、医療機器開発に関連した施策が整備されていくことが期待されます。

＜専門支援機関等が提供する支援メニュー（俯瞰図）＞

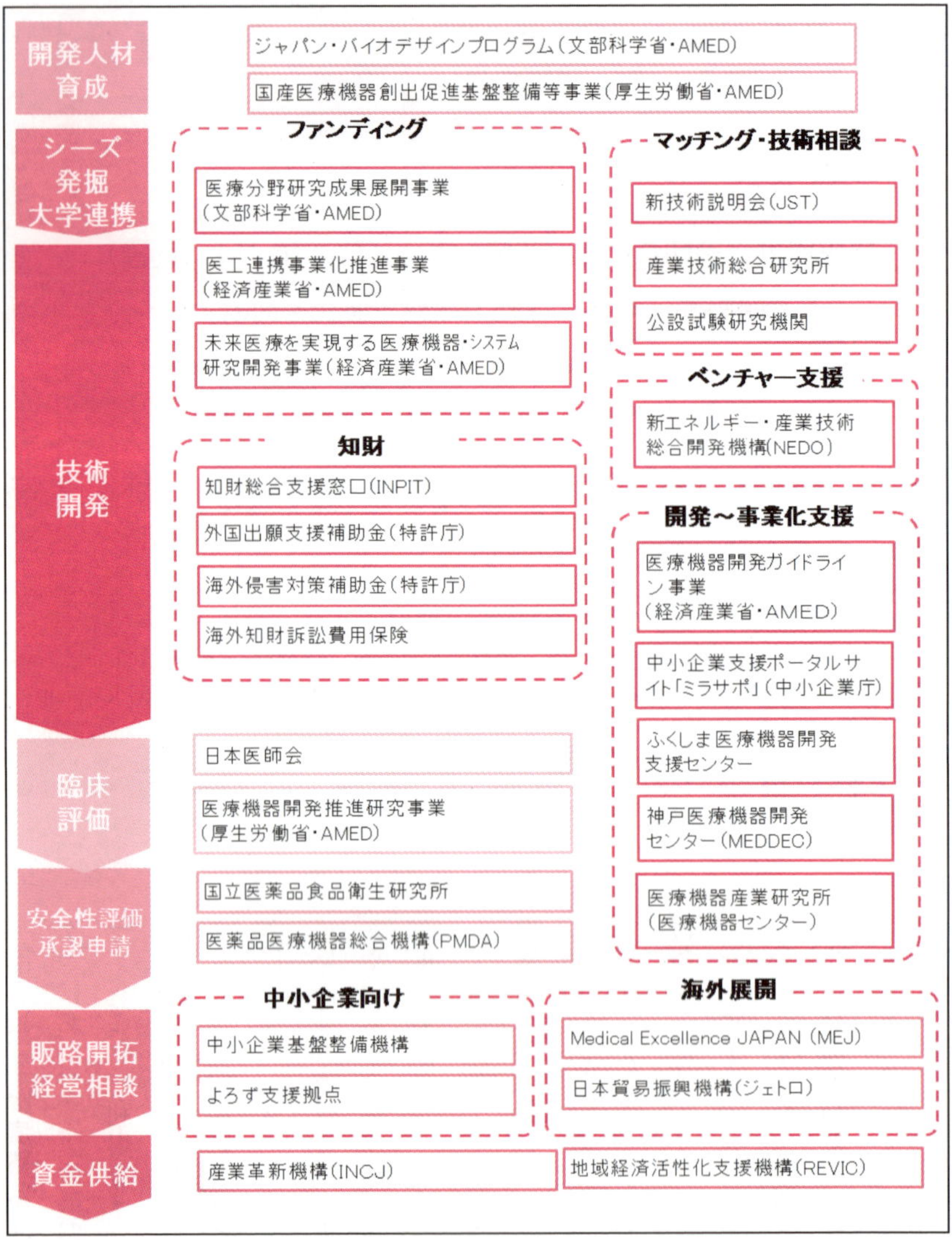
開発人材育成
ジャパン・バイオデザインプログラム（文部科学省・AMED）
国産医療機器創出促進基盤整備等事業（厚生労働省・AMED）
シーズ発掘 大学連携
技術開発
ファンディング
医療分野研究成果展開事業（文部科学省・AMED）
医工連携事業化推進事業（経済産業省・AMED）
未来医療を実現する医療機器・システム研究開発事業（経済産業省・AMED）
マッチング・技術相談
新技術説明会（JST）
産業技術総合研究所
公設試験研究機関
ベンチャー支援
新エネルギー・産業技術総合開発機構（NEDO）
知財
知財総合支援窓口（INPIT）
外国出願支援補助金（特許庁）
海外侵害対策補助金（特許庁）
海外知財訴訟費用保険
開発～事業化支援
医療機器開発ガイドライン事業（経済産業省・AMED）
中小企業支援ポータルサイト「ミラサポ」（中小企業庁）
ふくしま医療機器開発支援センター
神戸医療機器開発センター（MEDDEC）
医療機器産業研究所（医療機器センター）
臨床評価
日本医師会
医療機器開発推進研究事業（厚生労働省・AMED）
安全性評価 承認申請
国立医薬品食品衛生研究所
医薬品医療機器総合機構（PMDA）
販路開拓 経営相談
中小企業向け
中小企業基盤整備機構
よろず支援拠点
海外展開
Medical Excellence JAPAN（MEJ）
日本貿易振興機構（ジェトロ）
資金供給
産業革新機構（INCJ）
地域経済活性化支援機構（REVIC）

図3　医療機器開発支援ネットワーク支援機関
出典：医療機器開発支援ハンドブック

## (2) 地域による支援策

自治体や公益財団法人等が中心となり、医療機器分野による地域産業振興への取り組みも盛んに行われています。異分野産業からの新規参入を検討する際には、まずこうした地域支援機関の窓口に相談するのが良いでしょう。また、これらの機関では、相談業務の他に医療機器に関連した研究会や講演会等も行っています。そうした催しに積極的に参加し、情報収集や医療機器メーカーとのマッチングの場として活用することをお勧めします。

地域の支援機関には、表4の他に表5に掲載した機関があります。

## (3) 医療機器の部材供給に関するガイドブック

部材の供給を通じて医療機器分野に参入する方法もあります。一般に部材の供給は、医療機器を製造販売するのとは異なり、医薬品医療機器法の規制対象にはなりません。しかしながら、生命に直結する医療機器への供給ということで、製造物責任法（ＰＬ法）による訴訟の対象になることを懸念する企業もいます。そこで国は、我が国の優れた技術を医療機器開発に活用し国際競争力のある医療機器開発につなげることを目的として、医療機器への部材供給に関して、部材供給企業と医療機器メーカーの双方が留意すべき事項などについて記載した「医療機器の部材供給に関するガイドブック」を制作（２０１6年1月改訂）しています。

詳細は「医療機器の部材供給に関するガイドブック（改訂版）」で検索してご覧いただくとして、主な留意事項を見ると、医療機器メーカーについては、「医薬品医療機器法によって、医療機器の品質や安全性等を担保することが求められており、医療機器に対する一義的な責任を負っている」ことから、製品に利用する部材についても「適切な材料評価や安全担保、品質管理を行うこと」などが記載されています。一方、部材供給企業については、「供給する部材の決められたスペックや性能を満たしたものを製造、供給する必要がある」ことや原材料の変更等に注意することなどが記載されています。

## 3 医療機器業界団体の活動

医療機器は種類が多いために、分野別や業態別に業界団体が形成されています。ここでは、これら業界団体の団体である一般社団法人日本医療機器産業連合会（略称：医機連）の概要を通じて、業界団体の活動について紹介します。

医機連は、保健・医療用の用具、機器、器材、用品等の開発、生産、流通に携わる事業者団体の参加のもと、1984年2月に設立され、各団体に係わる内外の共通問題についての調査・研究を行い、その対策を講じ、業界の公正な意見をとりまとめ、その実現を図り、業界の発展と国民の健康福祉の増進に寄与する活動をしています。医機連は現在21団体（企業約4280社）で構成されています。加盟団体を表6に示します。

医機連の主な事業活動は表7に示す通りです。医機連は、医療機器・医療技術のイノベーションと安定供給を通じて、日本をはじめとして世界に優れた医療機器テクノロジーを提供し、もって国民福祉の向上と医療機器産業の発展への寄与を目的としています。

医機連加盟の各団体では、これらの活動に加え、それぞれの事業分野における豊富な情報に基づき、規制・規格、医療保険などの行政対応やマッチング事業、流通改善などについて幅広い活動を行っています。団体の掲げる主要製品群や事業に関心のある方は、それぞれの団体にコンタクトすることをお勧めします。また、これらの団体は、行政の窓口としても機能しています。製造販売業や製造業を取得したら、迅速かつ確実な行政対応、医療安全対応ができるよう、取扱い製品が関連する団体への加入をお勧めします。

## 4 民間団体による支援

### (1) 医工連携推進機構

ここまで国、地域の支援策や医療機器業界団体の役割について説明してきましたが、新たに参入を望む皆さんには、さらに詳しい情報を入手したい、もっと基礎的なことが知りたいといった要望があるかと思います。そのような方は、本参入のためのガイドブックを編集した「特定非営利活動法人医工連携推進機構」にお問い合わせください。

医工連携推進機構は、医療従事者及び工学従事者の連携を深めること（医工連携）で医療機器、医療サービスの高度化を目指しているNPO法人です。その活動内容は、以下の通りです。

・医療機器クラスターの交流活動の支援
・連携を進めるための制度的問題の調査・研究
・開発される医療機器の開発の促進
・大学等の医工連携研究成果の普及
・医工連携コーディネータ協議会などの事務局　など

また、次の方々のサポートも行っています。

・コーディネータやコンサルタントをお探しの方
・規制関連の情報収集をしたい方
・医工連携の成果を広く普及したい方
・イベントをお考えの企業、自治体の方
・成功事例をお知りになりたい方
・新規参入企業やベンチャーの方

医工連携推進機構が事務局を務めている「医工連携コーディネータ協議会」には、医学・工学のアカデミア、医療機器企業経営者や社員、元社員、技術士、弁理士、規制・規格をはじめその他経営のコンサルタントなど様々な専門家が170名登録されており、事務局を介して皆様の相談に応じられる体制を構築しています。

事務局の連絡先は、次の通りです。

東京都港区赤坂2－17－62ヒルトップ赤坂3階
特定非営利活動法人医工連携推進機構
TEL：03-5570-1027
E-mail：npoikouren@dori.jp
URL：http://www.dori.jp/npo/index.htm

## (2) 医療機器アイデアボックス（医療機器開発支援ネットワーク）

前述の医療機器支援ネットワークのポータルサイトに設置された「アイデアボックス」には、医師等の医療従事者が日頃感じている課題やニーズが、市場情報とともに、開発を目指す企業に提示されています。これにより医療現場での要望を掘り起こして開発に繋げてゆくことができます。

〈問い合わせ先〉
医療機器開発支援ネットワーク（事務局サポート機関＝株式会社三菱総合研究所）
東京都千代田区永田町2－10－3
TEL：03-6705-6181
E-mail：kikinet@mri.co.jp
URL：http://www.med-device.jp/

## (3) 日本医療機器テクノロジー協会

一般社団法人日本医療機器テクノロジー協会（略称：MT《エムティー》JAPAN《ジャパン》）は、医機連の構成団体の1つです。医療機器メーカー（医療機器製造販売業許可取得企業）とものづくり企業とのマッチングを実施。ものづくり企業の技術（シーズ）を協会のマッチングサイトに登録して医療機器メーカーとのマッチング機会を提供しています。また、医療機器メーカーのニーズとのマッチング会も年1回開催しています。

〈問い合わせ先〉
一般社団法人日本医療機器テクノロジー協会
東京都千代田区麹町3－10－3神浦麹町ビル3階
TEL：03-5212-3721
E-mail：info@mtjapan.or.jp
URL：https://www.mtjapan.or.jp

## (4) 日本医療機器協会

商工組合日本医療機器協会（略称：JMIA《ジェイミア》）は、医機連の構成団体の1つです。全国各地の地域支援機関との共催で医療機器メーカー（主として東京本郷在の医療機器メーカー）と全国のものづくり企業とを結ぶ展示・商談会（通称：本郷展示会）を開催しています。医療機器メーカーの要望をベースに商談が行われて、既存製品の改良や新製品の開発に繋がっています。

〈問い合わせ先〉
商工組合日本医療機器協会
東京都文京区本郷3－39－15医科器械会館1階
TEL：03-3811-6761
E-mail：info@jmia.or.jp
URL：http://jmia.or.jp/

### (5) 次世代医療システム産業化フォーラム

大阪商工会議所が2003年に医工連携、事業化支援を目指してスタートしたフォーラム。年間7回の例会で医師、研究者から40件以上の医療現場ニーズを発表し、関心ある企業に発表者との面談の場を用意しています。また、販路を持つ医療機器メーカーとのマッチング会（逆見本市）も実施しています。

〈問い合わせ先〉
大阪商工会議所　ライフサイエンス振興担当
大阪市中央区本町橋2－8
TEL：06-6944-6484
URL：http://www.osaka.cci.or.jp/mdf/

### (6) 日本医工ものづくりコモンズ

一般社団法人日本医工ものづくりコモンズでは、数多くのセミナー、シンポジウム、マッチング会を開催しています。その代表例は以下の通りです。

＊クラスター研究会：主要大学病院でのニーズ発表とマッチング。一部、東京都医工連携ＨＵＢ機構との共催。

＊本郷展示会：全国のものづくり企業と医療機器メーカーを結ぶ展示・商談会。日本医療機器協会と共催。

＊サロン：サロン形式の会合。臨床医から課題を提示してもらってものづくり企業と双方向で討議しながら開発に繋げてゆく。

加えて、いくつかの主要な医学会において、ものづくり企業が自社の技術を臨床医の方々に開示して臨床ニーズとのマッチングを目指す場を提供・形成しています。その代表例は以下の通りです。

＊日本関節鏡・膝・スポーツ整形外科学会（6月）

＊日本心血管インターベンション治療学会（7月）

＊日本内視鏡外科学会（12月）

〈問い合わせ先〉
一般社団法人日本医工ものづくりコモンズ
東京都千代田区霞が関1－4－2
大同生命霞ヶ関ビル18階
日本コンベンションサービス株式会社内
URL：http://www.ikou-commons.com

## 5　医療機器関係の展示会

医療機器は、医療ニーズを基に絶えず進化をしています。革新的な医療機器の開発はもちろん、既存製品の改良改善も行われており、そこには様々な要素技術が採用されています。

医療機器メーカーには、医療系の学会等で最先端の研究や医療技術を勉強し、医療ニーズを把握し機器の将来像を描き、あわせて競合の開発動向を把握し、将来に向けた開発戦略を構築することが求められます。

一方、医療機器メーカーとして新規参入を目指す企業、部材や技術供給者として新規参入を目指す企業にも、医療機器の開発動向や市場の動きを知ることなどが求められます。その中で、部材や技術供給を目指す企業にとっては、自社の技術が医療機器のどこにビジネスチャンスを求めることができるのかを探ること、医療機器メーカーのニーズを知ること、担当者とのマッチングの機会を得ることが重要課題です。

そこで活用したいのが、国内外で行われている数多くの学会、展示会、見本市などです。医療機器メーカーや部材供給として新規参入を目指す企業双方が交流できる展示会を有効に活用していただきたいと思います。情報収集、自社技術の展示やマッチングを行うときの参考として活用できる主な展示会を以下にまとめました。

## (1) 医療機器展示会（国内）

### ① 国際モダンホスピタルショウ

会期：7月中旬
会場：東京ビッグサイト
主催：一般社団法人日本病院会
出展者数：約350社
来場者数：約8万人

医療機器を中心にシステム、サービスまでを含む病院で使用される機器・サービスの総合展示会。この種の展示会としては最も長い歴史がある。

### ② メディカルショージャパン&ビジネスエクスポ

会期：6月末
会場：パシフィコ横浜
主催：一般社団法人日本医療機器学会

日本医療機器学会に併設された展示会。医師等の医療者や医療機器メーカーのみならず理工学研究者を含む幅広い会員が参加する学会に併設されている。同時並行で企業のプレゼンテーションも行われている。

### ③ 国際福祉機器展（HCR）

会期：9月末
会場：東京ビッグサイト
主催：一般財団法人保健福祉広報協会
出展者数：約550社
来場者数：約12万人

介護機器、福祉機器に特化した日本最大の展示会。大手企業のみならず中小企業を含めて多くの出展社があり、一般の方々にも開放されていることから施設従事者、要介護者とその家族の方々などたくさんの来場者がある。

### ④ HOSPEX Japan

会期：11月末
会場：東京ビッグサイト
主催：一般社団法人日本医療福祉設備協会、一般社団法人日本能率協会

出展者数：約350社
来場者数：約2万5000人

ホスペックスジャパンは、病院等医療施設の建築設計、設備設計を中心とした展示会であって、単品としての医療機器の展示は少ない。ただし、電子カルテ等病院のシステム化に用いられる機器は展示されている。

## (2) 医療機器展示会（海外）

海外での医療機器展示会は先進国、発展途上国で数多く開催されているが、主催者から見て大きく2つの流れがある。

### ① Messe Dusseldorf GmbH系列

世界最大の医療機器専門の見本市としてMEDICA／COMPAMEDがある（詳細後述）。これを主催しているメッセ・デュッセルドルフ社（Messe Dusseldorf GmbH、本社ドイツ）が、その系列企業を通じて世界各地で医療機器展示会・見本市を開催している。それらの都市は、デュッセルドルフ、シンガポール、バンコク、デリー・ムンバイ、蘇州、サンクトペテルブルグ、モスクワ、サンパウロ、ヒューストン等である。

### ② Informa Life Sciences Exhibitions系列

＊Arab Health（Dubai）
＊Asia Health Exhibition（Singapore）

インフォルマ・ライフサイエンシズ・エキシビション社（Informa Life Sciences Exhibitions、本社英国及びアラブ首長国連邦）が主催する展示会である。アラブ・ヘルス（Arab Health）は、中東地域最大規模のヘルスケア産業の総合見本市。2017年は中東をはじめ世界中の医療機器、技術、サービス提供企業が出展し、医療関係者約9万7000人が来場した（JETROウェブサイトによる）。アジア・ヘルス（Asia Health Exhibition）は、アジアで有数なヘルスケア展示会である（同）。

### (3) 医療機器技術展示会・見本市（国内）

#### ① MEDTEC JAPAN

会期：4月中旬
会場：東京ビッグサイト
主催：UBMジャパン株式会社
出展者数：約550社
来場者数：約3万5000人

メドテックジャパンでは、医療機器に利用できる技術・素材・加工方法等が広範囲に展示される。医療機器技術の展示会としてはアジア最大で、日本で一番歴史が古い。医療機器メーカーから研究開発部門を中心に多数の来場者があり、活発な商談が行われる。

#### ② MEDIX（医療機器開発・製造展）

会期：6月中旬
会場：東京ビッグサイト
主催：リードエクジビションジャパン株式会社

メディックスは、伝統ある「機械要素技術展」の一部としてスタートした。このため来場者、出展社の数は圧倒的に多い。機械要素技術展の一部であるために医療機器技術以外にも機械加工分野の幅広い技術が展示されている。

#### ③ MEDIX関西（関西医療機器開発・製造展）

会期：2月中旬
会場：インテックス大阪
主催：リードエクジビションジャパン株式会社

「メディカルジャパン」という総称の中でいくつかのヘルスケア関連の展示会が開催されていて「MEDIX関西」はその中で医療機器技術に絞った展示会。

#### ④ メディカルクリエーションふくしま

会期：10月後半
会場：ビッグパレットふくしま（福島県郡山市）
主催：メディカルクリエーションふくしま実行委員会

医療機器開発の先進地である福島県で2004年にスタートした。東日本大震災からの復興事業として医療機器産業が位置づけられたこともあって単なる展示会だけでなく技術交流、新技術開発の場としても位置づけられている。

### ⑤ メディカルメッセ

会期：12月初旬
会場：吹上ホール（名古屋）
主催：愛知県、名古屋市、名古屋商工会議所他

２０１３年からスタートした比較的新しい展示会。愛知県・名古屋市・名古屋商工会議所などが中心となって、展示会のみならずニーズとシーズのマッチングを通して新しい医療機器の開発・創出を目指している。

## (4) 医療機器技術展示会・見本市（海外）

### ① MEDICA／COMPAMED

会期：11月末
会場：ドイツ・デュッセルドルフ見本市会場
主催：メッセ・デュッセルドルフ社（Messe Dusseldorf GmbH）
出展者数：約５０００社（70カ国）
来場者数：約13万人（１４０カ国）

世界最大の医療機器専門の見本市。全ての医療機器が19のパビリオンに分かれて展示されていて、世界中からの来訪者であふれている。展示することが目的ではなく、商談を進めてゆくことが目的の見本市。

メディカ（ＭＥＤＩＣＡ）は完成された医療機器の見本市で、17の商品群ごとのパビリオンで展示されている。一方同時開催されているコンパメッド（ＣＯＭＰＡＭＥＤ）は医療機器に利用できる技術、部品、素材などの見本市で、先端技術が２つのパビリオンで展示されている。日本からの企業は単独で、あるいは自治体やＪＥＴＲＯの支援を受けて参加している。

### ② MD&M West

会期：2月初旬
会場：米国アナハイム　コンベンションセン

ター

主催：UBMアメリカ（UBM Americas）

来場者数：約2万2000人

主催者のUBM社は日本でメドテック（MEDTEC）を開催しているが、同時にドイツ、アイルランド、中国でも同じMEDTECを開催している。そのほか米国内でMD&Mの名称でアナハイム以外にニューヨーク（6月中旬）、ミネアポリス（11月初旬）、オーランド（11月中旬）でも開催している。日本からはJETRO《ジェトロ》の支援を受けて数社がアナハイムで展示している。

## 6　その他の問い合わせ先

医療機器産業への参入を検討するときに役立つ様々な窓口を紹介しました。最後に中小企業基盤整備機構の各種相談事項の窓口（表8）、地方自治体の許認可担当部署の連絡先（表9）を掲載します。

なお、相談に際しては、その内容について、このガイドブックでもう一度確認をしたり、ガイドブックで紹介されている支援機関等のホームページから情報を集めるなどして、整理しておくと、スムーズに相談ができると思います（なお、表にはホームページアドレスを掲載していないので検索してご覧ください）。

皆様の成功が我が国の医療機器産業の発展につながると期待しています。ご活躍を祈念いたします。

表３　医療機器開発支援ネットワークの主な支援機関

| 支援機関名称 | 部署名 | 連絡窓口TEL<br>メール問い合わせ |
|---|---|---|
| 国立研究開発法人 日本医療研究開発機構（AMED） | 産学連携部医療機器研究課 | 03-6870-2213<br>amed-sentan@amed.go.jp<br>ikou_nw@amed.go.jp |
| | 産学連携部産学連携課 | 03-6870-2214<br>sangaku-i@amed.go.jp |
| 国立研究開発法人 科学技術振興機構（JST） | 産学連携連展開部<br>産学連携プロモーショングループ | 03-5214-7519<br>scett@jst.go.jp |
| 国立研究開発法人 産業技術総合研究所 | 医療機器開発支援ネットワーク事務局 | 029-861-7547<br>med-device@aist.go.jp |
| 国立医薬品食品衛生研究所 | 医療機器部 | 03-3700-1141<br>iryokiki@nihs.go.jp |
| 独立行政法人 医薬品医療機器総合機構　(PMDA) | 審査マネジメント部イノベーション実用化支援・戦略相談課 | 03-3506-9562<br>yakujisenryaku@pmda.go.jp |
| (公財)医療機器センター | 附属　医療機器産業研究所 | 03-3813-8553<br>mdsi@jaame.or.jp |
| (公財)日本医師会 | 日医総研　医療機器開発支援窓口 | 03-3942-6475<br>suppordesk@jmamdc.med.or.jp |
| ふくしま医療機器開発支援センター | | 024-954-3504<br>center@fmdipa.or.jp |
| 神戸医療機器開発センター(MEDDEC) | IM室 | 078-306-1162<br>kobelab@meddec.jp |

出典（表３～５）：医療機器開発支援ハンドブック　平成29年１月

表4　地域支援機関等の問い合わせ先

| 地域支援機関名称<br>部署名 | 都道府県 | 市町村住所<br>連絡窓口TEL<br>メール問い合わせ |
|---|---|---|
| **地方独立行政法人 北海道立総合研究機構**<br>産業技術研究本部ものづくり支援センター連携推進グループ | 北海道 | 札幌市北区北19条西11丁目<br>011-747-2357<br>iri-renkei@ml.hro.or.jp |
| **青森県**<br>商工労働部新産業創造課 | 青森県 | 青森市長島1-1-1<br>017-734-9420<br>sozoka@pref.aomori.lg.jp |
| **(公財)いわて産業振興センター**<br>ものづくり振興グループ取引支援チーム | 岩手県 | 盛岡市北飯岡2-4-26<br>019-631-3822<br>torihiki@joho-iwate.or.jp |
| **宮城県**<br>経済商工観光部　新産業振興課 | 宮城県 | 仙台市青葉区本町3-8-1<br>022-211-2715<br>shinsank@pref.miyagi.jp |
| **(株)インテリジェント・コスモス研究機構**<br>産学官連携インキュベーション事業部 | 宮城県 | 仙台市青葉区南吉成6-6-3<br>022-343-0431<br>inomata@icr-eq.co.jp |
| **秋田県**<br>産業労働部地域産業振興課 | 秋田県 | 秋田市山王3-1-1<br>018-860-2246<br>induprom@pref.akita.lg.jp |
| **(公財)あきた企業活性化センター**<br>設備貸与・研究開発資金担当 | 秋田県 | 秋田市山王3-1-1<br>018-860-5702<br>joho-info@bic-akita.or.jp |
| **(公財)山形県産業技術振興機構**<br>振興部プロジェクト推進課 | 山形県 | 山形市松栄2-2-1　山形県高度技術研究開発センター内<br>023-647-3163<br>info@ypoint.jp |
| **(一社)ふくしま医療機器産業推進機構**<br>総務企画部 | 福島県 | 郡山市富田町字満水田27番8　ふくしま医療援器開発支援センター内<br>024-954-4011<br>jimukyoku@fmdipa.or.jp |
| **(株)つくば研究支援センター**<br>研究支援部 | 茨城県 | つくば市干現2-1-6<br>029-858-6000<br>medic-support@tsukuba-tci.cojp |
| **(公財)栃木県産業振興センター**<br>産業振興部ものづくり産業振興グループ | 栃木県 | 宇都宮市ゆいの杜1-5-40<br>028-670-2601<br>monozukuri@tochigi-iin.or.jp |
| **(公財)群馬県産業支援機構**<br>工業支援課 | 群馬県 | 前橋市大渡町1-10-7<br>027-255-6500<br>torihiki@g-inf.or.jp |

| 地域支援機関名称<br>部署名 | 都道府県 | 市町村住所<br>連絡窓口TEL<br>メール問い合わせ |
|---|---|---|
| **特定非営利活動法人 北関東産官学研究会** | 群馬県 | 桐生市織姫町2-5<br>0277-46-1060<br>hagiwara@hikalo.jp |
| **(公財)埼玉県産業振興公社**<br>新産業振興部　先端産業振興グループ | 埼玉県 | さいたま市中央区上落合3-2-2　新都心ビジネス交流プラザ３階<br>048-711-6870<br>sentan@saitama-j.or.jp |
| **(公財)さいたま市産業創造財団**<br>支援・金融課 | 埼玉県 | さいたま市中央区下落合5-4-3<br>048-851-6652<br>iryou@sozo-saitama.or.jp |
| **医療イノベーション埼玉ネットワーク** | 埼玉県 | さいたま市浦和区高砂3-15-1<br>048-830-3735<br>a3760-03@pref.saitama.lg.jp |
| **(公財)千葉県産業振興センター**<br>東葛テクノプラザ　連携推進課 | 千葉県 | 柏市柏の葉5-4-6<br>04-7133-0139<br>cmn@ttp.or.jp |
| **(公財)大田区産業振興協会（大田区医工連携振興センター）**<br>医工連携支援室　医工連携担当 | 東京都 | 大田区南蒲田1-20-20<br>03-3733-6294<br>sangaku@pio-ota.jp |
| **東京都医工連携HUB機構** | 東京都 | 中央区日本橋本町２丁目3-11　日本橋ライフサイエンスビルディング603号室　東京都医工連携イノベーションセンター<br>03-5201-7321<br>info@ikou-hub.tokyo |
| **(一社)首都圏産業活性化協会**<br>産学連携・研究開発部 | 東京都 | 八王子市旭町9-1　八王子スクエアビル11階<br>042-570-3481<br>t-mori@tamaweb.or.jp |
| **(公財)横浜企業経営支援財団**<br>経営支援部　技術支援課 | 神奈川県 | 横浜市中区太田町2-23　横浜メディア・ビジネスセンター７F<br>045-225-3733<br>gijyutsu@idec.or.jp |
| **(公財)神奈川科学技術アカデミー**<br>医療機器相談窓口 | 神奈川県 | 川崎市高津区坂戸3-2-1　かながわサイエンスパーク内<br>044-819-2035<br>ikou@newkast.or.jp |
| **(公財)川崎市産業振興財団**<br>新産業振興課 | 神奈川県 | 川崎市幸区堀川町66-20<br>044-548-4113<br>liaison@kawasaki-net.ne.jp |

| 地域支援機関名称<br>部署名 | 都道府県 | 市町村住所<br>連絡窓口TEL<br>メール問い合わせ |
|---|---|---|
| **(株)さがみはら産業創造センター**<br>事業創造部 | 神奈川県 | 相模原市緑区西橋本5-4-21<br>042-770-9119<br>－ |
| **(公財)にいがた産業創造機構**<br>産業創造グループ産学連携チーム | 新潟県 | 新潟市中央区万代島5-1<br>025-246-0068<br>sangaku@nico.or.jp |
| **(公財)新潟市産業振興財団**<br>ビジネス支援センター | 新潟県 | 新潟市中央区西堀通６番町866　NEXT21 12階<br>025-226-0550<br>info@niigata-ipc.or.jp |
| **(公財)富山県新世紀産業機構**<br>産学官連携推進センター | 富山県 | 富山市高田529<br>076-444-5636<br>－ |
| **(一財)北陸産業活性化センター**<br>北陸ライフサイエンスクラスター推進室本部 | 石川県 | 金沢市片町2-2-15<br>076-210-7400<br>hlsc@hiac.or.jp |
| **(一財)北陸産業活性化センター**<br>北陸ライフサイエンスクラスター推進室　富山ブランチ | 富山県 | 富山市高田529<br>076-444-5653<br>hlsc@hiac.or.jp |
| **(一財)北陸産業活性化センター**<br>北陸ライフサイエンスクラスター推進室　福井ブランチ | 福井県 | 福井市川合鷲塚町61<br>0776-55-1555<br>hlsc@hiac.or.jp |
| **(公財)石川県産業創出支援機構**<br>プロジェクト推進部技術開発支援課 | 石川県 | 金沢市鞍月2-20<br>076-267-6291<br>project@isico.or.jp |
| **(公財)ふくい産業支援センター**<br>ふくい医療産業創出研究会 | 福井県 | 福井市川合鷲塚町61字北稲田10<br>0776-55-1555<br>fukui-iryo@fklab.fukui.fukui.jp |
| **(公財)やまなし産業支援機構**<br>新産業創造部　新事業創造課 | 山梨県 | 甲府市大津町2192-8　アイメッセ山梨３階<br>055-243-1888<br>Sinjigyo@yiso.or.jp |
| **(公財)長野県テクノ財団**<br>メディカル産業支援室 | 長野県 | 長野市若里1-18-1　長野県工業技術総合センター３F<br>026-226-8101<br>techno@tech.or.jp |
| **(公財)岐阜県研究開発財団**<br>医工連携推進室 | 岐阜県 | 各務原市テクノプラザ1-1<br>058-379-2212<br>human11@gikenzai.or.jp |

| 地域支援機関名称<br>部署名 | 都道府県 | 市町村住所<br>連絡窓口TEL<br>メール問い合わせ |
|---|---|---|
| **(公財)静岡産業振興協会（静岡市産学交流センター）**<br>静岡市産学交流センター支援担当 | 静岡県 | 静岡市葵区御幸町3-21　ペガサートビル６・７階<br>054-275-1655<br>info@b-nest.jp |
| **浜松商工会議所**<br>工業振興課 | 静岡県 | 浜松市中区東伊場2-7-1<br>053-452-1116<br>kogyo@hamamatsu-cci.or.jp |
| **はままつ次世代光・健康医療産業創出拠点（通称：はままつ医工連携拠点）**<br>拠点事務局 | 静岡県 | 浜松市東区半田山1-20-1　浜松医科大学産学官連携推進部<br>053-435-2438<br>ikollabo@hama-med.ac.jp |
| **(公財)静岡県産業振興財団ファルマバレーセンター**<br>事業推進部 | 静岡県 | 駿東郡長泉町下長窪1002-1<br>055-980-6333<br>mail@fuji-pvc.jp |
| **メディカル・デバイス産業振興協議会(名古屋商工会議所)**<br>名古屋商工会議所産業振興部モノづくり・新産業グループ | 愛知県 | 名古屋市中区栄2-10-19<br>052-223-8603<br>medical-device@nagoya-cci.or.jp |
| **三重県**<br>健康福祉部ライフイノベーション課 | 三重県 | 津市広明町13<br>059-224-3351<br>life@pref.mie.jp |
| **(公財)三重県産業支援センター**<br>産業振興課 | 三重県 | 津市栄町１丁目891（三重県合同ビル５階）<br>059-228-3171<br>iryou@miesc.or.jp |
| **(公財)滋賀県産業支援プラザ**<br>連携推進部　医工連携課 | 滋賀県 | 大津市打出浜2-1　コラボしが21　２階<br>077-511-1414<br>iko@shigaplaza.or.jp |
| **(公財)京都産業21**<br>イノベーション推進部　新産業創出グループ | 京都府 | 京都市下京区中堂寺南町134<br>075-315-8563<br>life@ki21.jp |
| **(公財)京都高度技術研究所**<br>京都市ライフイノベーション創出支援センター | 京都府 | 京都市下京区中堂寺南町134<br>075-950-0880<br>ikouyaku@astem.or.jp |
| **大阪商工会議所（次世代医療システム産業化フォーラム）**<br>経済産業部　ライフサイエンス振興担当 | 大阪府 | 大阪市中央区本町橋2-8<br>06-6944-6484<br>bio@osaka.cci.or.jp |

| 地域支援機関名称<br>部署名 | 都道府県 | 市町村住所<br>連絡窓口TEL<br>メール問い合わせ |
|---|---|---|
| **堺市**<br>ものづくり支援課 | 大阪府 | 堺市堺区南瓦町3-1<br>072-228-7534<br>monoshi@city.sakai.lg.jp |
| **(公財)堺市産業振興センター**<br>経営支援課 | 大阪府 | 堺市北区長曽根町183-5<br>072-255-6700<br>keiei_shien@sakai-ipc.jp |
| **関西広域連合**<br>広域産業振興局　ライフサイエンス産業振興課 | 大阪府 | 豊中市新千里東町1-4-2　千里ライフサイエンスセンタービル20F<br>06-6115-8100<br>life-science@sbox.pref.osaka.lg.jp |
| **吹田商工会議所** | 大阪府 | 吹田市泉町2-17-4<br>06-6330-8001<br>suitacci@suita.cci.or.jp |
| **八尾市（八尾市立中小企業サポートセンター）**<br>経済環境部　産業政策課　ものづくり支援室 | 大阪府 | 八尾市清水町１丁目１番６号　八尾商工会議所会館内<br>072-924-3964<br>sangyou5@city.yaoosaka.jp |
| **(公財)新産業創造研究機構**<br>技術移転部門TLOひょうご | 兵庫県 | 神戸市中央区港島中町6-1<br>078-306-6805<br>yoshimura@niro.or.jp |
| **(公財)先端医療振興財団**<br>クラスター推進センター　医療機器等事業化促進プラットフォーム事務局 | 兵庫県 | 神戸市中央区港島南町1-6-5<br>078-306-0719<br>kiki-plat@fbri.org |
| **(公財)奈良県地域産業振興センター**<br>事業化推進課 | 奈良県 | 奈良市柏木町129-1　奈良県産業振興総合センター３階<br>0742-36-8312<br>sangyo@nara-sangyoshinko.or.jp |
| **(公財)わかやま産業振興財団**<br>テクノ振興部 | 和歌山県 | 和歌山市本町二丁目１番地　フォルテワジマ６階<br>073-432-5122<br>iryoukiki@yarukiouendan.jp |
| **(公財)鳥取県産業振興機構（とっとり医療機器関連産業戦略研究会）**<br>新事業推進部次世代産業グループ | 鳥取県 | 鳥取市若葉台南7-5-1<br>0857-52-6705<br>shinjigyo01@toriton.or.jp |
| **(公財)しまね産業振興財団**<br>新事業支援課 | 島根県 | 松江市北陵町１<br>0852-60-5112<br>－ |
| **(公財)岡山県産業振興財団**<br>技術支援部　研究開発支援課 | 岡山県 | 岡山市北区芳賀5301<br>086-286-9651<br>－ |

| 地域支援機関名称<br>部署名 | 都道府県 | 市町村住所<br>連絡窓口TEL<br>メール問い合わせ |
|---|---|---|
| **(公財)ひろしま産業振興機構（ひろしま医療関連産業研究会)**<br>ひろしま医工連携推進センター | 広島県 | 広島市中区千田町3-7-47<br>082-240-7709<br>ikouren@hiwave.or.jp |
| **(公社)中国地方総合研究センター（医の芽ネット)**<br>経済・社会システムユニット | 広島県 | 広島市中区小町4-33<br>082-245-7900<br>crrc@crrc.or.jp |
| **地方独立行政法人 山口県産業技術センター**<br>イノベーション推進センター　医療関連推進チーム | 山口県 | 宇部市あすとぴあ4-1-1<br>0886-53-5061<br>inv_medical@iti-yamaguchior.jp |
| **(公財)とくしま産業振興機構**<br>総合支援部 | 徳島県 | 徳島市南末広町５番8-8<br>088-654-0101<br>jigyouka@our-think.or.jp |
| **(公財)かがわ産業支援財団** | 香川県 | 高松市林町2217-16　FROM香川１F<br>087-840-0338<br>ksp@kagawa-isf.jp |
| **(一財)四国産業・技術振興センター**<br>産業振興部 | 香川県 | 高松市丸ノ内２番５号　ヨンデンビル<br>087-851-7082<br>mori@tri-step.or.jp |
| **(公財)えひめ産業振興財団**<br>産業振興部　産学官連携推進課 | 愛媛県 | 松山市久米窪田町337-1<br>089-960-1294<br>s-info@ehime-iinet.or.jp |
| **(公財)えひめ東予産業創造センター** | 愛媛県 | 新居浜市大生院2151-10<br>0897-66-1111<br>kawamata@ticc-ehime.or.jp |
| **(公財)高知県産業振興センター**<br>産業連携推進部　産業連携課 | 高知県 | 高知市布師田3992番地２　高知県中小企業会館２階<br>088-845-6600<br>info@joho-kochi.or.jp |
| **九州ヘルスケア産業推進協議会(HAMIQ)**<br>HAMIQ事務局 | 福岡県 | 福岡市博多区博多駅東2-13-24<br>092-411-7450<br>hamiq.info@ktec.or.jp |
| **福岡県（ふくおか医療福祉関連機器開発・実証ネットワーク事務局)**<br>商工部新産業振興課 | 福岡県 | 福岡市博多区東公園7-7<br>092-643-3453<br>info@fukuoka-kikinet.jp |
| **(公財)佐賀県地域産業支援センター**<br>研究開発推進課 | 佐賀県 | 佐賀市鍋島町八戸溝114<br>0952-34-4413<br>kenkyuu@mb.infosaga.or.jp |

| 地域支援機関名称<br>部署名 | 都道府県 | 市町村住所<br>連絡窓口TEL<br>メール問い合わせ |
|---|---|---|
| **熊本県**<br>商工観光労働部　産業支援課 | 熊本県 | 熊本市水前寺6-18-1<br>096-333-2321<br>sangyoshien@pref.kumamoto.lg.jp |
| **大分県**<br>商工労働部　産業集積推進室 | 大分県 | 大分市大手町3-1-1<br>097-506-3273<br>a14230@pref.oita.lg.jp |
| **宮崎県**<br>商工観光労働部　産業集積推進室 | 宮崎県 | 宮崎市橘通東2-10-1<br>0985-26-7101<br>sangyoshinko-syuseki@pref.miyazaki.lg.jp |
| **鹿児島県**<br>商工労働水産部　産業立地課 | 鹿児島県 | 鹿児島市鴨池新町10-1<br>099-286-2970<br>gijyutu@pref.kagoshima.lg.jp |
| **(公財)沖縄県産業振興公社**<br>経営支援部経営支援課 | 沖縄県 | 那覇市沖縄県那覇市字小禄1831-1　沖縄産業支援センター４階<br>098-859-6237<br>sup@okinawa-ric.or.jp |

表5　よろず支援拠点連絡先

| 都道府県 | よろず支援拠点機関 | 電話番号 | 住所 |
|---|---|---|---|
| 北海道 | (公財)北海道中小企業総合支援センター | 011-232-2407 | 札幌市中央区北１条西２丁目　北海道経済センタービル９階 |
| 青森県 | (公財)21あおもり産業総合支援センター | 017-721-3787 | 青森市新町2-4-1　青森県共同ビル７階 |
| 岩手県 | (公財)いわて産業振興センター | 019-631-3826 | 盛岡市北飯岡2-4-26　岩手県先端科学技術研究センター２階 |
| 宮城県 | 宮城県商工会連合会 | 022-225-8751 | 仙台市青葉区上杉1-14-2　宮城県商工振興センター２階 |
| 秋田県 | (公財)あきた企業活性化センター | 018-860-5605 | 秋田市山王三丁目1-1 |
| 山形県 | (公財)山形県企業振興公社 | 023-647-0708 | 山形市城南町一丁目１番１号　霞城セントラル13階 |
| 福島県 | (公財)福島県産業振興センター | 024-954-4161 | 郡山市清水台1-3-8　郡山商工会議所会館４階403号室 |
| 茨城県 | (公財)茨城県中小企業振興公社 | 029-224-5339 | 水戸市桜川2-2-35　茨城県産業会館９階 |
| 栃木県 | (公財)栃木県産業振興センター | 028-670-2618 | 宇都宮市ゆいの杜1-5-40 |
| 群馬県 | (公財)群馬県産業支援機構 | 027-255-6631 | 前橋市大渡町1-10-7　群馬県公社総合ビル２階 |
| 埼玉県 | (公財)埼玉県産業振興公社 | 0120-973-248 | さいたま市大宮区桜木町1-7-5　ソニックシテイビル10階 |
| 千葉県 | (公財)千葉県産業振興センター | 043-299-2921 | 千葉市美浜区中瀬2-6-1　WBGマリブイースト23階 |
| 東京都 | (一社)東京都信用金庫協会 | 03-6205-4728 | 港区新橋1-18-6　共栄火災ビル１階 |
| 神奈川県 | (公財)神奈川産業振興センター | 045-633-5071 | 横浜市中区尾上町5-80 |
| 新潟県 | (公財)にいがた産業創造機構 | 025-246-0058 | 新潟市中央区万代島５番１号　万代島ビル10階 |
| 山梨県 | (公財)やまなし産業支援機構 | 055-243-0650 | 甲府市大津町2192-8 |
| 長野県 | (公財)長野県中小企業振興センター | 026-227-5875 | 長野市若里1718-1　長野県工業技術総合センター３階 |
| 静岡県 | 静岡商工会議所 | 054-253-5117 | 静岡市葵区黒金町20-8　静岡商工会議所内 |

| 都道府県 | よろず支援拠点機関 | 電話番号 | 住所 |
|---|---|---|---|
| 愛知県 | (公財)あいち産業振興機構 | 052-715-3188 | 名古屋市中村区名駅四丁目4番38号　愛知県産業労働センター（ウインクあいち）14階 |
| 岐阜県 | (公財)岐阜県産業経済振興センター | 058-277-1088 | 岐阜市薮田南5-14-53　ふれあい福寿会館10階（県民ふれあい会館） |
| 三重県 | (公財)三重県産業支援センター | 059-228-3326 | 津市栄町1丁目891番地　三重県合同ビル5階 |
| 富山県 | (公財)富山県新世紀産業機構 | 076-444-5605 | 富山市高田527　情報ビル1階 |
| 石川県 | (公財)石川県産業創出支援機構 | 076-267-6711 | 金沢市鞍月2丁目20番地　石川県地場産業振興センター新館1階 |
| 福井県 | (公財)ふくい産業支援センター | 0776-67-7402 | 坂井市丸岡町熊堂第3号7番地1-16　ソフトパークふくい福井県産業情報センタービル3階 |
| 滋賀県 | (公財)滋賀県産業支援プラザ | 077-511-1425 | 大津市打出浜2-1　コラボしが212階 |
| 京都府 | (公財)京都産業21 | 075-315-8660 | 京都市下京区中堂寺南町134　京都府産業支援センター内 |
| 大阪府 | (公財)大阪産業振興機構 | 06-6947-4375 | 大阪市中央区本町橋2-5　マイドームおおさか7階 |
| 兵庫県 | (公財)ひょうご産業活性化センター | 078-291-8518 | 神戸市中央区雲井通5丁目3-1　サンパル6階 |
| 奈良県 | (公財)奈良県地域産業振興センター | 0742-81-3840 | 奈良市柏木町129-1　奈良県産業振興総合センター3階 |
| 和歌山県 | (公財)わかやま産業振興財団 | 073-433-3100 | 和歌山市本町二丁目1番地　フォルテ・ワジマ6階 |
| 鳥取県 | 鳥取県商工会連合会 | 0857-30-5780 | 鳥取市湖山町東4丁目100番地 |
| 島根県 | (公財)しまね産業振興財団 | 0852-60-5103 | 松江市北陵町1番地　テクノアークしまね内 |
| 岡山県 | (公財)岡山県産業振興財団 | 086-286-9667 | 岡山市北区芳賀5301　テクノサポート岡山1階 |
| 広島県 | (公財)ひろしま産業振興機構 | 082-240-7706 | 広島市中区千田町3-7-47　広島県情報プラザ |
| 山口県 | (公財)やまぐち産業振興財団 | 083-922-3700 | 山口市熊野町1-10　NPYビル10階 |
| 徳島県 | (公財)とくしま産業振興機構 | 088-654-0103 | 徳島市南末広町5番地8-8　徳島経済産業会館2階 |
| 香川県 | (公財)かがわ産業支援財団 | 087-868-6090 | 高松市林町2217-15　香川産業頭脳化センタービル2階 |

| 都道府県 | よろず支援拠点機関 | 電話番号 | 住所 |
| --- | --- | --- | --- |
| 愛媛県 | (公財)えひめ産業振興財団 | 089-960-1131 | 松山市久米窪田町337-1　テクノプラザ愛媛本館内 |
| 高知県 | (公財)高知県産業振興センター | 088-846-0175 | 高知市布師田3992-2　高知県中小企業会館５F |
| 福岡県 | (公財)福岡県中小企業振興センター | 092-622-7809 | 福岡市博多区吉塚本町９番15号　福岡県中小企業振興センタービル６F |
| 佐賀県 | (公財)佐賀県地域産業支援センター | 0952-34-4433 | 佐賀市鍋島町八戸溝114　(公財)佐賀県地域産業支援センター内 |
| 長崎県 | 長崎県商工会連合会 | 095-828-1462 | 長崎市桜町4-1　長崎商工会館９階 |
| 熊本県 | (公財)くまもと産業支援財団 | 096-286-3355 | 上益城郡益城町田原2081番地10 |
| 大分県 | (公財)大分県産業創造機構 | 097-537-2837 | 大分市東春日町17-20　ソフトパークセンタービル |
| 宮崎県 | (公財)宮崎県産業振興機構 | 0985-74-0786 | 宮崎市佐土原町東上那珂16500番地２ |
| 鹿児島県 | (公財)かごしま産業支援センター | 099-219-3740 | 鹿児島市名山町９番１号　鹿児島県産業会館１F |
| 沖縄県 | (公財)沖縄県産業振興公社 | 098-851-8460 | 那覇市字小禄1831番地１　沖縄産業支援センター４階 |

表６　一般社団法人 日本医療機器産業連合会加盟団体名簿

平成29年６月現在

| 団体名（略称）、HP | 所在地／電話番号 | 主要取扱製品 |
|---|---|---|
| (一社)電子情報技術産業協会(JEITA)<br>http://www.jeita.or.jp/japanese/ | 〒100-0004東京都千代田区大手町1-1-3　大手センタービル<br>Tel. 03-5218-1057 | 生体現象測定記録装置、映像検査装置、医療システム、超音波画像診断装置、他 |
| 日本医用光学機器工業会(日医光)<br>http://www.jmoia.jp | 〒103-0023東京都中央区日本橋本町3-1-11　繊維会館２Ｆ<br>Tel. 03-6225-5474 | 医用内視鏡、眼科機器　眼鏡レンズ、眼鏡機器、他 |
| 商工組合 日本医療機器協会(日医機協)<br>http://jmia.or.jp/ | 〒113-0033東京都文京区本郷3-39-15　医科器械会館１Ｆ<br>Tel. 03-3811-6761 | 診察・診断用機器、ディスポーザブル用品、研究室用機器 医療機器・用具全般コンサル等 |
| (一社)日本医療機器工業会(日医工)<br>http://www.jamdi.org/ | 〒113-0033東京都文京区本郷3-39-15　医科器械会館５Ｆ<br>Tel. 03-3816-5575 | 麻酔器、人工呼吸器、ペースメーカー、手術用メス等処置用機器、手術台等施設用機器、他 |
| (一社)日本医療機器テクノロジー協会（MTJAPAN）<br>http://www.mtjapan.or.jp/jp/mtj/ | 〒102-0083東京都千代田区麹町3-10-3　神浦麹町ビル３Ｆ<br>Tel. 03-5212-3721 | ディスポーザブル製品（注射器・カテーテル等）、人工関節、人工骨・材料、人工腎臓装置、透析器、人工心肺、人工膵臓、人工血管、人工心臓弁　他 |
| (一社)日本医療機器販売業協会(医器販協)<br>http://www.jahid.gr.jp/ | 〒113-0033東京都文京区本郷3-39-17　KOGAビル４Ｆ<br>Tel. 03-5689-7530 | 医療機器・医療用品販売業 |
| (一社)日本医療機器ネットワーク協会（@MD-Net）<br>https://www.md-net.net/ | 〒113-0033東京都文京区本郷1-33-13　日本生命春日町ビル４Ｆ<br>Tel. 03-5615-8230 | 医療機器業界EDI、トレーサビリティー |
| 日本医療用縫合糸協会（日縫協）<br>http://jass.jp.net/ | 〒113-0033東京都文京区本郷3-39-15　商工組合日本医療機器協会内<br>Tel. 03-3811-6761 | 医療用縫合糸、医療用針付縫合糸、医療用縫合針、他 |
| (一社)日本衛生材料工業連合会(日衛連)<br>http://www.jhpia.or.jp/ | 〒105-0013東京都港区浜松町2-8-14　浜松町TSビル９Ｆ<br>Tel. 03-6403-5351 | 医療脱脂綿、医療ガーゼ、生理処理用タンポン、メディカル用ペーパーシーツ、救急絆創膏　他 |
| (一社)日本画像医療システム工業会（JIRA）<br>http://www.jira-net.or.jp/index.htm | 〒112-0004東京都文京区後楽2-2-23　住友不動産飯田橋ビル２号館６Ｆ<br>Tel. 03-3816-3450 | 診断用X線装置、X線CT装置、MR装置、X線フイルム、他 |

| 団体名（略称）、HP | 所在地／電話番号 | 主要取扱製品 |
|---|---|---|
| **(一社) 日本眼科医療機器協会 (眼医器協)**<br>https://www.joia.or.jp/ | 〒102-0074東京都千代田区九段南2-2-5　九段ビル９F<br>Tel. 03-5276-9841 | 眼科用検査器械、眼科用手術器械、他 |
| **(一社) 日本コンタクトレンズ協会 (CL協会)**<br>http://www.jcla.gr.jp/ | 〒113-0033東京都文京区本郷3-15-9　SWTビル８F<br>Tel. 03-5802-5361 | コンタクトレンズ、コンタクトレンズ用ケア用品、他 |
| **日本コンドーム工業会 (コンドーム工)** | 〒113-8710東京都文京区本郷3-27-12　オカモト㈱内<br>Tel. 03-3817-4231 | 男性用及び女性用コンドーム |
| **日本在宅医療福祉協会（日在協）**<br>http://www.jhhc.jp/ | 〒113-8570東京都文京区湯島2-31-20　フクダ電子㈱春木町ビル９F<br>Tel. 03-3818-6047 | 在宅医療用具、介護機器、福祉機器、他 |
| **(一社) 日本歯科商工協会 (歯科商工)**<br>https://www.jdta.org/ | 〒111-0056東京都台東区小島2-16-14　日本歯科器械会館内<br>Tel. 03-3851-0324 | 歯科器械、歯科材料、歯科用薬品（製造、輸入、流通事業） |
| **(一社) 日本分析機器工業会 (分析工)**<br>https://www.jaima.or.jp/ | 〒101-0054東京都千代田区神田錦町1-12-3　第一アマイビル３F<br>Tel. 03-3292-0642 | 臨床化学自動分析装置　血液検査装置、検体検査装置、他 |
| **(一社) 日本ホームヘルス機器協会 (ホームヘルス)**<br>http://www.hapi.or.jp/ | 〒113-0034東京都文京区湯島4-1-11　南山堂ビル５F<br>Tel. 03-5805-6131 | 家庭用低周波治療器　家庭用電位治療器、家庭用吸入器、家庭用マッサージ器、他 |
| **(一社) 日本補聴器工業会 (日補工)**<br>http://www.hochouki.com/ | 〒101-0047東京都千代田区内神田1-7-1　鎌倉橋ビル５F<br>Tel. 03-5283-6244 | 補聴器 |
| **(一社) 日本補聴器販売店協会 (JHIDA)**<br>http://www.jhida.org/ | 〒101-0047東京都千代田区内神田2-11-1　島田ビル６F<br>Tel. 03-3258-5964 | 補聴器の販売業 |
| **日本理学療法機器工業会 (日理機工)**<br>http://nichirikiko.gr.jp/ | 〒113-0033東京都文京区本郷3-13-3　三富ビル４F<br>Tel. 03-3811-8522 | 低周波治療器、温熱療法用機器、マッサージ器、牽引器、他 |
| **(一社) 日本臨床検査薬協会 (臨薬協)**<br>http://www.jacr.or.jp/ | 〒103-0004東京都中央区東日本橋2-24-14　日本橋イーストビル２F<br>Tel. 03-5809-1123 | 体外診断用医薬品（臨床検査薬）、検体検査に用いる機器、研究用試薬、OTC検査薬、他 |

表7　一般社団法人日本医療機器産業連合会の活動

【ビジョン】
医療機器産業のプレゼンスの向上
・最新医療技術の医療従事者及び医療を受ける方々への迅速な提供
・医療機器の更なる安全性確保
・新しい医療機器・技術の開発促進による国際競争力の強化

【主な事業活動】
イ）政府、関係府省、地方自治体、医療機関、学界、国際機関及び関係団体等との連携及び協力
ロ）医療及び医療機器等における諸課題に関する調査、研究及び政策提言
ハ）医療及び医療機器等に関する国際交流及び国際展開の推進
ニ）医療機器等に関する法令、基準、国際規格、規範等の策定への参画と周知徹底
ホ）会議、委員会、研究会、連絡会等を通じた会員間の連携強化
ヘ）医療機器産業及び医療機器テクノロジーに関する情報発信及び広報活動
ト）地域・異業種との交流および連携
チ）講習会、講演会等の実施
リ）機関誌の発行並びに資料等の出版

表8　中小企業基盤整備機構　経営支援等相談窓口

| 事務所 | 担当部署 | 電話番号 |
|---|---|---|
| 北海道支部 | 経営支援課 | 011-210-7471 |
| 東北支部 | 経営支援課 | 022-716-1751 |
| 関東支部 | 経営支援課 | 03-5470-1620 |
| 中部支部 | 経営支援課 | 052-220-0516 |
| 北陸支部 | 経営支援課 | 076-223-5546 |
| 近畿支部 | 経営支援課 | 06-6910-3866 |
| 中国支部 | 経営支援課 | 082-502-6555 |
| 四国支部 | 経営支援課 | 087-811-1752 |
| 九州支部 | 経営支援課 | 092-263-0300 |

## 表9　都道府県庁の薬事関連部署

| 都道府県名 | 担当部・課 | 電話 | 都道府県名 | 担当部・課 | 電話 |
|---|---|---|---|---|---|
| 静　岡 | 健康福祉部生活衛生局薬事課 | 054-221-2414 | 北海道 | 保健福祉部地域医療推進局医務薬務課 | 011-204-5265 |
| 愛　知 | 健康福祉部保健医療局医薬安全課 | 052-954-6303 | 青　森 | 健康福祉部医療薬務課薬務指導グループ | 017-734-9289 |
| 岐　阜 | 健康福祉部薬務水道課 | 058-272-8285 | 宮　城 | 保健福祉部薬務課 | 022-211-2652 |
| 三　重 | 健康福祉部薬務感染症対策課 | 059-224-2330 | 岩　手 | 保健福祉部健康国保課薬務担当 | 019-629-5467 |
| 富　山 | 厚生部くすり政策課 | 076-444-3234 | 秋　田 | 健康福祉部医務薬事課医務薬務班 | 018-860-1403、1407、1411、1414 |
| 石　川 | 石川県健康福祉部薬事衛生課 | 076-225-1442 | 山　形 | 健康福祉部健康福祉企画課薬務担当 | 023-630-2333 |
| 福　井 | 健康福祉部医薬食品衛生課 | 0776-20-0347 | 福　島 | 保健福祉部薬務課 | 024-521-7232 |
| 京　都 | 保健福祉部薬務課 | 075-414-4788 | 茨　城 | 保健福祉部薬務課 | 029-301-3393 |
| 滋　賀 | 健康医療福祉部薬務感染症対策課 | 077-528-3630 | 栃　木 | 保健福祉部薬務課 | 028-623-3120 |
| 奈　良 | 医療政策部薬務課 | 0742-22-8670 | 群　馬 | 健康福祉部薬務課 | 027-226-2661 |
| 大　阪 | 健康医療部薬務課 | 06-6944-7129 | 埼　玉 | 保健医療部薬務課 | 048-830-3640 |
| 兵　庫 | 健康福祉部健康局薬務課 | 078-362-3269 | 千　葉 | 健康福祉部薬務課 | 043-223-2618 |
| 和歌山 | 福祉保健部健康局薬務課 | 073-441-2661 | 東　京 | 福祉保健局健康安全部薬務課 | 03-5320-4511 |
| 鳥　取 | 福祉保健部健康医療局医療指導課 | 0857-26-7203 | 神奈川 | 保健福祉局生活衛生部薬務課 | 045-210-4967 |
| 島　根 | 健康福祉部薬事衛生課薬事・営業指導グループ | 0852-22-5260 | 新　潟 | 福祉保健部医務薬事課 | 025-280-5187 |
| 岡　山 | 保健福祉部医薬安全課 | 086-226-7340 | 長　野 | 健康福祉部薬事管理課 | 026-235-7157 |
| 広　島 | 保健福祉部薬務課 | 082-513-3222 | 山　梨 | 福祉保健部衛生薬務課 | 055-223-1491 |

| 都道府県名 | 担当部・課 | 電話 | 都道府県名 | 担当部・課 | 電話 |
|---|---|---|---|---|---|
| 長　崎 | 福祉保健部薬務行政室 | 095-895-2469 | 山　口 | 保健福祉部薬務課 | 083-933-3020 |
| 熊　本 | 健康福祉部薬務衛生課 | 096-333-2245 | 徳　島 | 保健福祉部薬務課 | 088-621-2234 |
| 大　分 | 福祉保健部薬務室 | 536-1111(代)<br>097-506-2650 | 香　川 | 健康福祉部薬務感染症対策課　薬事指導グループ | 087-832-3299 |
| 宮　崎 | 福祉保健部医療薬務課薬務対策室 | 0985-26-7060 | 愛　媛 | 保健福祉部健康衛生局薬務衛生課 | 089-912-2390 |
| 鹿児島 | 保健福祉部薬務課 | 099-286-2804 | 高　知 | 健康福祉部医事薬務課 | 088-823-9682 |
| 沖　縄 | 保健医療部薬務疾病対策課 | 098-866-2215 | 福　岡 | 保健医療介護部薬務課 | 092-643-3284 |
| | | | 佐　賀 | 健康福祉本部薬務課 | 0952-25-7082 |

## 特定非営利活動法人　医工連携推進機構の概要

【名称】

特定非営利活動法人　医工連携推進機構

Institute for Medicine and Engineering Integration (IMEI)

【目的】

医工連携推進機構は医療従事者及び工学従事者間の連携を深めること（医工連携）で医療機器、医療サービスの高度化を目指しているNPO法人です。

【役員】

理事長　　許　俊鋭

専務理事　笠井　浩

【活動内容】

- 医療機器クラスターの交流活動の支援
- 連携を進めるための制度的問題点の調査・研究
- 開発される医療機器の開発の促進
- 大学等の医工連携研究成果の普及
- 医工連携コーディネータ協議会などの事務局
- 医療の情報化支援に係わる活動

また、次の方々のサポートも行っています。

- コーディネータをお探しの方
- 規制関連の情報収集をしたい方
- 医工連携の成果を広く普及したい方
- イベントをお考えの企業、自治体の方
- 成功事例をお知りになりたい方
- 乗り出そうとする企業やベンチャーの方

【連絡先】

〒107-0052　東京都港区赤坂２-17-62　ヒルトップ赤坂３階

TEL：03-5570-1027　FAX：03-5570-0845

E-mail：npoikouren@dori.jp

URL：http://www.dori.jp/npo/index.htm

## ガイドブック編集委員会　委員リスト

許　俊鋭（きょ　しゅんえい）
特定非営利活動法人医工連携推進機構　理事長
地方独立行政法人東京都健康長寿医療センター　センター長

立石　哲也（たていし　てつや）
特定非営利活動法人医工連携推進機構　前理事長

笠井　浩（かさい　ひろし）
特定非営利活動法人医工連携推進機構　専務理事

榎本　桂子（えのもと　けいこ）
特定非営利活動法人医工連携推進機構　事務局
株式会社ドゥリサーチ研究所　主任研究員

河辺　秀一（かわべ　しゅういち）
株式会社薬事日報社　出版局長

久保田　博南（くぼた　ひろなみ）
特定非営利活動法人医工連携推進機構　理事
ケイ・アンド・ケイジャパン株式会社　代表取締役

小泉　和夫（こいずみ　かずお）
北里大学医療衛生学部　非常勤教員
公益財団法人医療機器センター　前専務理事

後藤　芳一（ごとう　よしかず）
特定非営利活動法人医工連携推進機構　理事
日本福祉大学大学院医療・福祉マネジメント研究科　客員教授

杉野　文俊（すぎの　ふみとし）
専修大学商学部　教授

中野　壮陛（なかの　しょうへい）
公益財団法人医療機器センター　専務理事

西尾　治一（にしお　はるかず）
特定非営利活動法人医工連携推進機構　理事
株式会社ドゥリサーチ研究所　代表取締役

古川　孝（ふるかわ　たかし）
特定非営利活動法人医工連携推進機構　副理事長

三澤　裕（みさわ　ひろし）
特定非営利活動法人医工連携推進機構　監事
一般社団法人日本医療機器テクノロジー協会　専務理事

森尾　康二（もりお　こうじ）
特定非営利活動法人医工連携推進機構　理事
医療・健康ビジネス開発コーディネイター

日本の技術を、
いのちのために。

私たちは、ひとのいのちに向き合う技術の重要性、幅広い可能性を知っていただき、先端医療機器がより多くのいのちを助けられるための活動を展開しています。次の「いのち」を救うために、日本の技術を育てたい。
これは、この運動のシンボルマークとなっています。


# 医療機器への参入のためのガイドブック
# 第2版

2010年10月1日　初版発行
2017年12月1日　第2版第1刷発行

編集　特定非営利活動法人　医工連携推進機構
東京都港区赤坂2-17-62　ヒルトップ赤坂3階
TEL　03（5570）1027
発行　株式会社　薬事日報社
東京都千代田区神田和泉町1番地
TEL　03（3862）2141
印刷　昭和情報プロセス株式会社
表紙デザイン　株式会社クリエイティブ・コンセプト

Printed in Japan　INBN978-4-8408-1411-9　C3047